预防医学综合实习指导

主编 王小恒 张 芳
编委 王小恒 张 芳 马力扬

科学出版社
北京

内容简介

《预防医学综合实习指导》是综合了卫生学、流行病学和医学统计学三个教学模块的内容编撰而成。第一篇为卫生学实习，主要涵盖了健康风险评估、营养与食品安全、环境污染、饮水消毒、职业卫生及突发公共卫生事件等相关内容的实习；第二篇为流行病学实习，主要包括疾病频率测量、描述性研究、病例对照研究、队列研究及筛检试验等内容的实习；第三篇为医学统计学实习，主要涉及医学统计学的基本概念、统计图表、统计描述与统计推断、直线相关与回归等相关内容的实际应用与上机操作。本教材引入了大量典型案例，旨在培养学生理论联系实际的创新思维，提升学生分析问题和解决问题的能力；医学统计学主要采用习题训练的方式，旨在训练学生正确选择和运用统计方法进行数据分析及上机实操的能力。

本教材适用于临床、口腔、护理、医学检验专业的学生。

图书在版编目（CIP）数据

预防医学综合实习指导 / 王小恒，张芳主编. --北京：科学出版社，2025.4. -- ISBN 978-7-03-081235-3

Ⅰ. R1-45

中国国家版本馆 CIP 数据核字第 2025F5A054 号

责任编辑：朱　华 / 责任校对：宁辉彩
责任印制：张　伟 / 封面设计：陈　敬

科学出版社 出版
北京东黄城根北街 16 号
邮政编码：100717
http://www.sciencep.com

天津市新科印刷有限公司印刷
科学出版社发行　各地新华书店经销
*

2025 年 4 月第 一 版　开本：787×1092　1/16
2025 年 4 月第一次印刷　印张：12 3/4
字数：299 000
定价：66.00 元
（如有印装质量问题，我社负责调换）

前　言

当前，随着人类疾病谱的改变及全球范围内各类公共卫生事件的频发，对医学生的预防医学教育提出了全新的要求与挑战。为适应医学人才培养需求，有效推进新医科建设，全面落实"立德树人"的教育根本任务，贯彻"三全育人"教育理念，着力提高医学人才培养质量，西北民族大学医学部对预防医学教学进行了系统改革，将临床专业的预防医学课程改制为卫生学、流行病学和医学统计学三门独立课程，对其他专业的预防医学课程学时占比及教学大纲也进行了重新修订，在教学内容、教学方式、考核评价等方面进行了教学改革。为适应预防医学教学改革需求，提高执业医师考试通过率，医学部组织专家编写了本实验教材。

本教材的编写从实际教学需求出发，本着"创新-综合-实用"的原则，改变传统"验证性"实验教学模式，以案例为载体，以问题为导向，将理论知识、实习实验、社会实践与具体案例相结合，进行综合性一体化实验教学，充分体现了预防医学课程本身所具有的综合性、系统性和实用性特点。教材突出了对学生理论联系实际、分析问题和解决问题能力的培养，以及对知识进行创新和拓展运用能力的培养，注重综合素质以及应对突发公共卫生事件能力的提升。

教材中大部分内容已经过多年教学实践，进行了不断修改和完善，具有较高的创新性、科学性和实用性，可用作高等医学院校的实验教材或案例式授课参考教材，尤其适合非公共卫生专业的预防医学实习教学，也可作为相关专业人员的参考用书。

本教材在编写过程中，参考了多位同仁的著作，在此向他们表示感谢和致敬。由于编者的能力和学术水平有限，不足之处，恳请阅读和使用本教材的广大师生、同仁不吝指正。

王小恒

2024年9月

目 录

第一篇　卫生学实习 ·· 1

实习一　个体健康风险评估 ··· 1

实习二　膳食调查与营养状况评价 ··· 14

实习三　糖尿病患者食谱编制 ··· 23

实习四　食物中毒案例讨论 ·· 33

实习五　大气污染事件案例讨论 ·· 47

实习六　水体污染事件案例讨论 ·· 54

实习七　水质评价与饮用水消毒方法 ·· 67

实习八　土壤污染事件案例讨论 ·· 73

实习九　职业中毒案例讨论 ·· 80

实习十　职业性尘肺病阅片与案例讨论 ··· 90

实习十一　突发公共卫生事件案例讨论 ··· 97

第二篇　流行病学实习 ·· 110

实习一　疾病频率测量 ·· 110

实习二　流行病描述性研究 ·· 112

实习三　病例对照研究 ·· 118

实习四　队列研究 ·· 119

实习五　筛检试验 ·· 120

第三篇　医学统计学实习 ·· 122

实习一　医学统计学基本概念与统计图表 ·· 122

实习二　计量资料（数值变量资料）统计描述 ·· 126

实习三　计量资料（数值变量资料）统计推断 ……………………………………… 131
　　实习四　计数资料统计描述 ………………………………………………………… 136
　　实习五　计数资料统计推断 ………………………………………………………… 140
　　实习六　直线相关与直线回归 ……………………………………………………… 145

参考答案与操作指南 …………………………………………………………………… 149
　　第二篇　流行病学实习 ……………………………………………………………… 149
　　第三篇　医学统计学实习 …………………………………………………………… 159

参考文献 ………………………………………………………………………………… 198

第一篇 卫生学实习

实习一 个体健康风险评估

一、实习目的

掌握健康风险评估的原理和主要步骤；掌握个人健康信息的收集方法；了解危险分数计算的基本原理及方法。

二、实习内容

健康风险评估（health risk assessment，HRA）是一种综合性的健康评估方法，用于描述和评估某一个体未来发生某种特定疾病或由某种特定疾病导致死亡的可能性，是研究致病危险因素和慢性病发病率及死亡率之间数量依存关系及其规律性的一种技术，也是目前慢性病健康管理的核心技术。健康风险评估将个体生活方式、环境等因素转化为可测量的指标，预估个体在一定时间发生某种疾病或死亡的危险，同时估计个体降低危险因素的潜在可能，并将信息反馈给个体。对人群进行健康风险评估，可以更好地帮助评估对象了解自己的真实健康风险，指导其改变或修正不健康的行为，其目的在于估计特定时间内某种疾病发生的可能性，而不在于作出明确的诊断。目前，健康风险评估技术被广泛应用于社会多个领域，主要包括医院、体检中心、社区卫生服务中心、企业以及健康保险行业等。常用的健康风险评估一般以死亡作为考量的终点，随着技术的发展及目前健康管理需求的改变，健康风险评估已逐渐扩展到以疾病为基础的危险性评价。以疾病为基础的健康风险评价更有利于个人理解危险因素的作用，并能针对性地实施控制措施，有效降低医疗费用。特别是临床医生在临床工作中应该重视患者危险因素的收集并进行评估，以便及时识别影响患者健康的潜在危险因素，并通过健康教育等干预手段，促使其建立良好的健康行为。本实习介绍了用于个体健康风险评估的简单易行的风险指数计算方法，具体实习内容包括：

1. 个人健康危险因素的信息收集。
2. 危险分数计算。
3. 个体健康风险评估。

三、实习步骤

1. 确定评估的病种，收集个人健康危险因素信息 选择哪一种疾病作为评估的具体病种，对获得结论并对其作出合理的解释是非常重要的。通常选择一些主要的病种作为评估的对象。对某一种特定疾病而言，其危险因素一般较为具体明确，易于进行评估。通过收集个人健康危险信息，获取与确定的评估疾病相关的危险因素指标。个人健康信息的收集是进行健康风险评估的基础，包括问卷调查、体格检查和实验室检查。问卷的组成主要包括：①一般情况调查，主要包括年龄、性别、文化程度、职业、经济收入、婚姻状况等；②目前健康状况、既往史、家族史调查；③个人生活习惯调查，主要包括吸烟状况、身体活动状况、饮食习惯及营养调查、饮酒状况等；④其他危险因素，如精神压力等；⑤体格检查及实验室检查，主要包括身高、体重、腰围、血压、血脂、血糖等；⑥态度和知识方面的信息。需要注意的是，问卷调查要求具有严谨设计的质量控制措施，并在评估前与接受健康风险评估的服务对象进行一定的沟通，有助于提高问卷填写的质量和真实性。保证问卷资料的私密性是健康风险评估必须严格遵循的职业道德。对具有特殊健康风险的人群，需要增添特别的内容，如职业病、地方病、工业污染、心理、运动等针对性的有关内容。

2. 查阅与评价个体的性别、年龄相关的健康危险分数转换表，将危险因素转换为危险分数　危险分数是根据人群的流行病学调查资料，如各危险因素的相对危险度（relative risk, RR）和各种危险因素在人群中的发生率（P），经过一定数理统计模型（如 logistic 回归模型、综合危险因素模型等）计算得到。危险分数还可以采用专家经验评估方法（病因学、流行病学）来获得。危险分数的大小反映了个体患某病的风险大小。危险分数的具体意义如下：①危险分数=1，评价对象所具有的危险因素相当于当地人群平均水平；②危险分数<1，个体发生或死于某病的风险小于当地人群平均水平；③危险分数>1，个体发生或死于某病的风险大于当地人群平均水平，危险分数越高，疾病发生率或死亡率越高。

计算危险分数是评估疾病发生危险性的重要方法，是各种危险性评估的基础。危险分数的结果不仅反映了疾病发生的危险程度，还可以反映不同因素的比重，从而为后续的风险分析和风险管理提供依据。对于个体某一疾病而言，危险分数为该个体发生该疾病的概率与同年龄同性别人群发生该疾病的概率的比值。在个体的健康风险评估中，通常需要计算以下三种危险分数：

（1）一般人群的危险分数：即同年龄、同性别个体的整体平均危险分数。该危险分数将作为个体风险评估对象的参照标准，因此均取值为1。

（2）目前的危险分数：即基于目前个体所存在的健康风险情况计算的危险分数（参见附录2的附表1，对应危险分数转换表中的"危险因素"列）。一般是通过收集个体的相关生理指标、行为生活方式、遗传因素等进行确定。

（3）目标危险分数：即个体在改变或去除某些不良行为方式后，采取理想的健康生活方式后所计算的危险分数（对应危险分数转换表中的"可改变的危险分数"列）。目标危险分数一般应小于或等于目前的危险分数。

3. 采用组合危险分数计算方法计算目前的危险分数　研究表明，在实际生活中，一种危险因素可能对多种疾病产生作用，当个体具备该种危险因素时，可能导致与该危险因素相关联的疾病发生或死亡风险均增加。多种危险因素可能与同一疾病产生联合作用，通常情况下，联合作用可能对疾病的发生或死亡影响程度更大。组合危险分数能够更好地反映危险因素之间的协同作用。计算组合危险分数时分两种情况：①当与疾病发生或死亡原因有关的危险因素只有1项时，其组合危险分数等于该因素的危险分数；②当与疾病发生或死亡原因有关的危险因素有多项时，要考虑到每一项危险因素的作用。此时计算组合危险分数时要将危险分数>1的各项分别减去1，再将其差值分别相加作为相加项；将≤1的各项危险分数值分别相乘作为相乘项；最后将相加项和相乘项的结果相加，就得到该疾病的

组合危险分数。计算公式如下

$$P_i=（P_1-1）+（P_2-1）+\cdots+（P_n-1）+Q_1\times Q_2\times\cdots\times Q_m \quad (1.1.1)$$

式中，P_n 为大于 1 的各项危险分数；Q_m 为小于等于 1 的各项危险分数。

本实验中计算个体的发病风险，其计算式为

$$个体发病风险=人群总发病率\times 组合危险分数$$

个体危险分数的计算示例：某位 48 岁的男性，体重超重，每天吸烟 20 支以上，目前血压水平 155/100mmHg，无糖尿病，平时不参加锻炼。请对该个体发生脑卒中的危险性进行评估。

首先需要查 46～55 岁组男性个体的危险分数转换表（附录 2 的附表 1），获取各项因素所对应的危险分数。

查表得到该男性的各项危险分数分别为：1.15、1.24、3.74、0.99、1.61。

目前的组合危险分数为

$$P_i=（P_1-1）+（P_2-1）+\cdots+（P_n-1）+Q_1\times Q_2\times\cdots\times Q_m$$
$$=（1.15-1）+（1.24-1）+（3.74-1）+（1.61-1）+0.99=4.73$$

通过计算该男子目前的组合危险分数，发现该个体目前发生脑卒中的危险是同年龄组男性的 4.73 倍。

4. 计算目标危险分数 危险因素中有些是属于可改变的危险因素，如吸烟、饮酒、体育活动等；有些是不可改变的危险因素，如疾病史、家族史等。可改变的危险因素可以通过健康教育、健康促进加以改变，从而降低其发病风险。个体在改变或去除某些不良行为方式后，重新计算其危险分数即为目标危险分数。具体计算方法与组合危险分数计算方法相同。

接上例，如果该男子戒烟、控制体重至正常范围，并使血压舒张压控制在 90mmHg 以下，收缩压控制在 140mmHg 以下，同时参加体育锻炼则其危险分数分别为：0.98、0.98、0.85、0.78、0.45。

目标危险分数为

$$P_i=0.98\times 0.98\times 0.85\times 0.78\times 0.45=0.29$$

通过计算该男子改变生活方式并控制血压后的新危险分数即目标危险分数，说明如果该个体能够建立健康的生活方式并控制血压，其脑卒中的发生危险是同年龄男性的 29%。

5. 确定个体发病风险的类型 基于计算所得的目前危险分数、目标危险分数及一般人群的危险分数（取值为 1）即可对个体患疾病的风险进行评价。评价结果可以分为以下 4 类（表 1-1-1）：

表 1-1-1　健康风险评价结果分型

评价结果分型	特点描述
健康型（低危险型）	①被评价者发生该病的目前危险分数<1，即低于同年龄、同性别一般人群的发病风险 ②通过行为方式改变等干预措施，仅可在一定程度上降低危险，改进空间有限
自创性危险因素型	①被评价者发生该病的目前危险分数>1，而目标危险分数远小于目前危险分数，目标危险分数和目前危险分数相差较大，说明这些危险分数属于自创性所导致 ②通过行为方式改变等干预措施，可以较大程度降低发病危险，改进空间较大

续表

评价结果分型	特点描述
难以改变的危险因素型	①被评价者发生该病的目前危险分数>1，目标危险分数和目前危险分数相差较小，说明个体发病主要是由于生物遗传等难以改变的危险因素 ②目前没有有效的干预措施，通常不易改变，降低发病危险的可能性较小
一般性危险型	①被评价者发生该病的目前危险分数接近于1，目前危险分数与目标危险分数较为接近，被评价者的发病危险接近于一般人群 ②降低发病风险的可能性有限

在前文的例子中，该男子发生脑卒中的目前危险分数为 4.73>1，而目标危险分数为 0.29，远小于目前危险分数，目标危险分数和目前危险分数相差较大，说明这些危险分数属于自创性所导致，因此，该个体的健康风险评价结果为自创性危险因素型。

6. 给出评估报告 通常健康风险评估报告的表达方式可以多种多样，其形式可以是健康分值、健康年龄、患病危险性及健康风险分级等。健康风险评估的最终目标是对危害健康的不良生活方式进行有效干预，与之相对应，评估报告的内容一般应包括个体或群体的人口学特征、健康危险因素的描述以及评估的结果或总结、健康干预的建议措施和方法等。在临床上进行个体的健康风险评价后，除了给出个体的危险分数及风险类型，一般还需要给出具体的改进建议及有效的干预措施。

四、实习案例

某地一名 48 岁的男性，体重 80kg，身高 165cm，每天吸烟 20 支，有酗酒习惯，喜食腌制食品（每周 3 次以上），平时口味较重，摄盐量严重超标，血压 150/105mmHg，无糖尿病，其父亲 2 年前死于胃癌。请分别对这个个体发生胃癌和冠心病的危险性进行风险评估，并将结果填在表 1-1-2 中，同时给出具体的建议和干预措施。

表 1-1-2 个体健康风险评估表

疾病名称	目前危险指标	测量结果	危险分数 >1	危险分数 ≤1	目前组合危险分数	可以改变的危险指标	新危险分数 >1	新危险分数 ≤1	目标危险分数	评价结果

建议及干预措施[请填写]

附录 1 中提供了个体健康危险因素评估问卷，其中包括了冠心病、脑卒中及部分常见恶性肿瘤的主要危险因素供大家参考。同时，在附录 2 中提供了 46～55 岁男性的危险分数转换表，通过查阅获取肺癌、肝癌、胃癌、膀胱癌、肠癌、食管癌、乳腺癌（女性）等常见恶性肿瘤及冠心病、脑卒中等疾病的危险分数，以此为依据进行个体健康危险因素评估。

思考题

1. 对个体进行健康风险评估的目的和意义何在？
2. 健康风险评估的优势及其局限性有哪些？
3. 健康风险评估可以应用在哪些领域？
4. 收集个体的健康危险因素时需要注意哪些事项？

附录1
个体健康危险因素评估问卷（仅供参考）

一、个人基本信息

1. 性别：①男　②女
2. 年龄：_____岁
3. 身高：_____cm
4. 体重：_____kg
5. 腰围：_____cm
6. 您最近一次的血压值：收缩压_____mmHg，舒张压_____mmHg
7. 您最近一次的血胆固醇含量：_____mg/dl
8. 文化程度：①小学　②初中　③高中及中专　④大专及本科　⑤研究生
9. 婚姻状况：①未婚　②已婚　③离异　④丧偶
10. 职业：①国家机关人员　②专业技术人员　③商业/服务行业人员　④办事人员和有关人员　⑤农、林、牧、渔、水利业生产人员　⑥生产/运输设备操作人员　⑦军人　⑧其他

二、个人疾病史

1. 1型糖尿病　①是　②否　③不清楚（如果是，是否已控制？　①是　②否）
2. 2型糖尿病　①是　②否　③不清楚（如果是，是否已控制？　①是　②否）
3. 高血压　①是　②否　③不清楚
4. 高脂血症　①是　②否　③不清楚
5. 冠心病（心绞痛、心肌梗死）　①是　②否　③不清楚
6. 脑卒中（脑梗死、脑出血）　①是　②否　③不清楚
7. 哮喘　①是　②否　③不清楚
8. 慢性支气管炎/肺气肿/肺源性心脏病/慢性阻塞性肺疾病　①是　②否　③不清楚
9. 乙型肝炎或肝硬化　①是　②否　③不清楚
10. 丙型肝炎或肝硬化　①是　②否　③不清楚
11. 结肠息肉　①是　②否　③不清楚
12. 溃疡性结肠炎　①是　②否　③不清楚
13. 恶性肿瘤　①是，肿瘤名称_____　②否
14. 其他慢性疾病　①是，疾病名称_____　②否

三、家族疾病史

您的亲属是否患有下列疾病？（多选）

1. 父亲：①糖尿病　②高血压　③冠心病/心绞痛/心肌梗死　④脑梗死/脑出血　⑤恶性肿瘤　⑥高脂血症

2. 母亲：①糖尿病　②高血压　③冠心病/心绞痛/心肌梗死　④脑梗死/脑出血　⑤恶性肿瘤　⑥高脂血症

3. 兄弟姐妹：①糖尿病　②高血压　③冠心病/心绞痛/心肌梗死　④脑梗死/脑出血　⑤恶性肿瘤　⑥高脂血症

4. 子女：①糖尿病　②高血压　③冠心病/心绞痛/心肌梗死　④脑梗死/脑出血　⑤恶性肿瘤　⑥高脂血症

5. （外）祖父母：①糖尿病　②高血压　③冠心病/心绞痛/心肌梗死　④脑梗死/脑出血　⑤恶性肿瘤　⑥高脂血症

四、个人健康行为

（一）膳食行为

1. 您平均每天的食盐摄入量有_____g（注：1 控盐勺≈2g）

2. 您平均每天摄入的烹调油（如动物油、植物油、植物混合油）量有_____ml（注：1 匙油≈10ml）

3. 平均每天的饮水量有_____ml（注：1 矿泉水瓶≈500ml）

4. 您每周平均有几天吃早餐（　　）

①多于 5 天　　②4～5 天　　③2～3 天　　④少于 2 天

5. 您每周有几天吃绿色新鲜的蔬菜？例如，甘蓝、菠菜、花椰菜、莴苣等（　　）

①很少或从来不吃　　②每周 1～2 天　　③每周 3～4 天　　④每周 5 天及以上

6. 您每周有几天吃新鲜的水果（　　）

①很少或从来不吃　　②每周 1～2 天　　③每周 3～4 天　　④每周 5 天及以上

7. 您每周有几天吃高胆固醇或高脂肪的食品？例如，肥肉、猪油、黄油、动物内脏、奶酪、油炸食品或鸡蛋（　　）

①很少或从来不吃　　②每周 1～2 天　　③每周 3～4 天　　④每周 5 天及以上

8. 您每周有几天吃高纤维的食品？例如，全谷类制品（如小米、玉米、豆面、荞麦等粗粮）、新鲜水果或蔬菜（　　）

①很少或从来不吃　　②每周 1～2 天　　③每周 3～4 天　　④每周 5 天及以上

9. 您每周有几天吃腌制或熏烤食品？例如，酸菜、泡菜、腌青菜、梅菜、腊肉、烤肉等（　　）

①很少或从来不吃　　②每周 1～2 天　　③每周 3～4 天　　④每周 5 天及以上

10. 您每周有几天吃奶油棒，烘烤食物或油炸食品？例如，薯条、油条、饼干、蛋糕、派等（　　）

①很少或从来不吃　　②每周 1～2 天　　③每周 3～4 天　　④每周 5 天及以上

11. 您每周有几天吃精制谷类？例如，白面包、精白米、精制面条、马铃薯等（市售的大部分谷类都是精加工的）（　　）

①很少或从来不吃　　②每周 1～2 天　　③每周 3～4 天　　④每周 5 天及以上

12. 您每周饮用含糖饮料（含有糖分的瓶装汽水、果汁等）的情况（　　）
①从不饮用或偶尔饮用　　②1～3瓶　　③4瓶及以上
13. 您目前饮酒吗（　　）
①从来不饮（结束饮酒部分答题，请继续回答其他部分问题）　　②饮酒
请写出以下类型的酒，您饮的频次和量是多少（指过去一年通常的饮酒习惯）
①红酒_____次/周，_____两/次
②黄酒_____次/周，_____两/次
③啤酒_____次/周，_____两/次
④白酒_____次/周，_____两/次
⑤其他_____次/周，_____两/次
14. 您是否经常食用变质发霉的玉米或花生（　　）
①从来不吃　　　　　②偶尔吃　　　　　③经常吃
15. 您目前饮用的水源是（　　）
①自来水　　　　②纯净水　　　　③深井水　　　　④沟塘水
16. 您是否经常边生闷气边吃饭（　　）
①从不　　　　　　②偶尔　　　　　　③经常

（二）吸烟行为

1. 您吸烟吗（　　）
①吸烟（继续回答第2～3题）　　　　②已戒烟（继续回答第2～4题）
③不吸烟（跳至回答第5题）
2. 您平均每日吸烟量约为_____支
3. 您开始吸烟的年龄为_____岁
4. 您开始戒烟的年龄为_____岁
5. 您是否经常吸入吸烟者呼出的烟雾（被动吸烟）超过15分钟/天？（仅限"从不吸烟者"回答）（　　）
①几乎每天　　　②平均每周4～5天　　　③平均每周1～3天
④平均每周<1天　　　⑤否　　　⑥不清楚
6. 您被动吸烟的场所（仅限"从不吸烟者"回答）（　　）
①家庭　　　　　②工作场所　　　　　③公共场所

（三）运动情况

1. 您目前每周进行的重体力活动（如搬运重物、赛跑、游泳或长时间健身操等）频率与持续时间是：每周_____天、每天_____分钟
2. 您目前每周进行的中等强度体力活动（如骑自行车、打乒乓球、打羽毛球、跳交谊舞等）频率与持续时间是：每周_____天、每天_____分钟
3. 您目前每周进行的轻度体力活动（包括散步、做家务劳动、工作和出行时的步行等）频率与持续时间是：每周_____天、每天_____分钟
4. 您目前极少或几乎不活动的时间为：平均每天_____小时

（四）睡眠情况

1. 您目前自我感觉总体睡眠质量如何（　　）

①非常好　　　　　②一般　　　　　　　③不好　　　　　　④非常差
2. 您目前每晚平均的实际睡眠时间有_____小时
3. 您目前是否需要服药才能入睡（包括医生开的处方和自购药物）（　　）
①不用服用　　　　　　　　　　②每周平均服用不足 1 次
③每周平均服用 1 或 2 次　　　　④每周平均服用 3 次或更多

（五）精神心理状况
1. 您感觉非常快乐（　　）
①完全不符合　②比较不符合　③一般　④比较符合　⑤完全符合
2. 您对未来的生活充满希望（　　）
①完全不符合　②比较不符合　③一般　④比较符合　⑤完全符合
3. 您经常感到孤独（　　）
①完全不符合　②比较不符合　③一般　④比较符合　⑤完全符合
4. 您经常感到压抑或沮丧（　　）
①完全不符合　②比较不符合　③一般　④比较符合　⑤完全符合
5. 您经常容易情绪激动（　　）
①完全不符合　②比较不符合　③一般　④比较符合　⑤完全符合
6. 您经常感觉焦虑不安（　　）
①完全不符合　②比较不符合　③一般　④比较符合　⑤完全符合
7. 您经常感觉工作压力很大（　　）
①完全不符合　②比较不符合　③一般　④比较符合　⑤完全符合
8. 即使家人或朋友帮助，您也不能摆脱忧伤（　　）
①完全不符合　②比较不符合　③一般　④比较符合　⑤完全符合
9. 您缓解压力的态度（　　）
①主动寻求缓解　②被动等待自行缓解

（六）居住/工作环境
1. 您认为您目前的居住环境存在空气污染吗？（如居住工业区、交通干线附近等）（　　）
①是　　　　　　　②否
2. 您经常自己炒菜做饭吗（　　）
①每周少于 1 次　②每周 1~3 次　③每周 4~7 次　④每周多于 7 次
3. 您炒菜时经常把油烧得很热后（如已冒烟）才开始烹调吗（　　）
①是　　　　　　　②否
4. 您家中安装的抽油烟机的排烟效果（　　）
①很好　　　　　　②一般　　　　　③不好
5. 您家中的冬季取暖方式是（　　）
①燃气　　　　　　②燃煤　　　　　③电　　　　　　④其他
6. 您认为您家中的室内空气存在污染状况吗？（如新装修、新家具等）（　　）
①是　　　　　　　②否
7. 您认为您目前的工作环境是否存在空气污染（如有蒸发或挥发性毒物、粉尘等空气

污染物的存在）（　　）

　　①是　　　　　　　　②否

8. 您工作中是否经常接触以下物质（　　）

①汽油或其他有机溶剂　　②有毒气体　　③都没有

（七）月经/婚育史（女性填写）

1. 请问您月经初潮的年龄是（　　）

①12 岁以下　　　　　　②12～14 岁　　③15 岁及以上

2. 您月经是否规律（　　）

①是　　　　　　　　　②否

3. 您的月经量情况（　　）

①偏少　　　　　　　　②正常　　　　③较多

4. 您是否已绝经（　　）

①是　　　　　　　　　②否

5. 您的绝经年龄是（　　）

①45 岁以下　　　　　　②45～49 岁　　③50 岁及以上

6. 您多久做一次乳腺肿块自查（　　）

①每月　　　　　　　　②半年左右　　③1～2 年　　④很少或从来不做

7. 您的第一次生育年龄在（　　）

①25 岁以下　　　　　　②25～29 岁　　③30 岁以上　　④未生育

8. 您曾经受孕次数（　　）

①无　　　　　　　　　②1～2 次　　　③2 次以上

附录 2

附表 1　危险分数转换表（男性，46～55 岁）

死亡率（/10 万）	疾病	危险因素	危险分数	可改变的危险分数
212	肺癌	吸烟		
		不吸烟	0.45	
		<10 支/日	0.59	0.42
		10～19 支/日	1.51	0.60
		20～29 支/日	3.50	1.40
		30 支以及以上	4.78	1.91
		已戒烟	0.59	
		呼吸系统病史		
		无	0.83	
		有	1.90	
		家族肿瘤史		
		无	0.90	
		有	1.62	

续表

死亡率（/10万）	疾病	危险因素	危险分数	可改变的危险分数
		长期精神压抑		
		无	0.89	
		有	2.36	0.89
142	肝癌	乙型肝炎		
		无	0.70	
		有	3.85	
		吸烟（适用于HBsAg阴性患者）		
		否	0.83	
		是	1.12	0.83
		肝癌家族史		
		无	0.33	
		二级亲属有	0.50	
		一级亲属有	3.60	
		一二级均有	7.68	
		饮酒		
		否	0.76	
		是	1.22	0.76
53	食管癌	吸烟状况		
		不吸烟	0.53	
		<10支/日	0.83	0.53
		10支以上	1.32	0.87
		已戒烟	0.87	
		家庭病史		
		无	0.80	
		有	3.75	
		饮酒		
		否	0.68	
		是	1.30	0.68
98	胃癌	吸烟状况		
		不吸烟	0.63	
		吸烟	1.32	0.63
		饮酒状况		
		否	0.68	
		是	1.29	0.68
		食用油炸食品		
		<3次/周	0.93	
		≥3次/周	1.45	0.93

续表

死亡率（/10万）	疾病	危险因素	危险分数	可改变的危险分数
		食用腌制食品		
		<3次/周	0.98	
		≥3次/周	1.36	0.98
		食用新鲜蔬菜		
		<3次/周	2.23	0.98
		≥3次/周	0.98	
		摄盐		
		正常	0.82	
		过多	1.68	0.82
		胃癌家族史		
		无	0.72	
		有	2.21	
		边生闷气边吃饭		
		无	0.99	
		经常	2.97	0.99
56	膀胱癌	吸烟年限		
		不吸烟	0.61	
		<20年	0.76	0.73
		20~40年	1.18	0.89
		戒烟<10年	0.89	0.73
		戒烟≥10年	0.73	
		职业暴露		
		无	0.92	
		<20岁	1.88	
		≥20岁	1.39	
		每年用糖精次数		
		<1	0.67	
		1~19	1.47	0.67
		≥20	2.85	0.67
228	大肠癌	肠息肉		
		无	0.96	
		有	21.54	
		溃疡性结肠炎		
		无	0.99	
		有	2.58	
		血吸虫病史		
		无	0.99	

续表

死亡率（/10万）	疾病	危险因素	危险分数	可改变的危险分数
		有	1.59	
		食用油炸食品		
		0次	0.81	
		1~2次/周	1.12	0.81
		≥3次/周	1.54	0.81
		食用腌制食品		
		0次	0.92	
		1~2次/周	1.15	0.92
		≥3次/周	1.44	0.92
		食用新鲜蔬菜		
		0次	1.44	0.99
		1~2次/周	1.19	0.99
		≥3次/周	0.99	
2012	冠心病	吸烟状况		
		不吸烟	0.61	
		<10支/日	1.07	0.68
		10~19支/日	1.28	0.68
		20支/日	2.36	0.68
		戒烟	0.68	
		饮酒状况		
		否	0.80	
		是	1.18	0.80
		高血压家族史		
		无	0.64	
		有	1.93	
		高胆固醇血症		
		无	0.83	
		有	1.41	0.83
		血压（mmHg）		
		舒张压<90		
		收缩压<140	0.88	
		收缩压140~159	1.75	
		收缩压≥160	6.63	
		舒张压90~99		
		收缩压<140	1.87	
		收缩压140~159	2.18	
		收缩压≥160	2.07	
		舒张压≥100		
		收缩压<140	0.97	
		收缩压140~159	2.36	

续表

死亡率（/10万）	疾病	危险因素	危险分数	可改变的危险分数
		收缩压≥160	2.41	
		正常血压	0.88	
		体重指数		
		BMI<23kg/m²	0.90	
		BMI 23~24.9kg/m²	1.41	0.90
		BMI 25~29.9kg/m²	2.31	0.90
		BMI≥30kg/m²	2.70	0.90
		体育锻炼		
		不参加	1.34	0.70
		参加	0.70	
		糖尿病		
		无	0.99	
		有	2.97	1.48
		已控制	1.48	
265	脑卒中	超重（BMI>25kg/m²）		
		无	0.98	
		有	1.15	0.98
		吸烟状况		
		否	0.78	
		<10支/日	0.85	0.78
		10~19支/日	1.11	0.98
		20支/日	1.24	0.98
		戒烟	0.98	
		饮酒状况		
		否	0.68	
		是	1.29	0.68
		糖尿病		
		无	0.99	
		有	3.35	2.47
		已控制	2.47	
		血压（mmHg）		
		舒张压<90		
		收缩压<140	0.85	
		收缩压140~159	0.94	
		收缩压≥160	5.24	
		舒张压90~99		
		收缩压<140	1.63	
		收缩压140~159	3.26	
		收缩压≥160	4.96	
		舒张压≥100		
		收缩压<140	3.19	

续表

死亡率（/10 万）	疾病	危险因素	危险分数	可改变的危险分数
		收缩压 140~159	3.74	
		收缩压≥160	7.97	
		正常血压	0.85	
		体育锻炼		
		不参加	1.61	0.45
		参加	0.45	

注：以上仅列出各疾病公认的几种危险因素，而对于某些危险因素，由于难以定量或测量而未能纳入，可能会对结果产生一定影响

实习二　膳食调查与营养状况评价

一、实习目的

理解膳食调查的目的及意义；了解不同膳食调查方法的使用范围、优缺点和具体的实施步骤；掌握膳食计算和评价的方法；了解自己的膳食结构是否合理及每日摄入的各类营养素是否能够满足需求。

二、实习内容

膳食调查是营养调查的重要组成部分，目的是了解在一定时期内人群或个人的膳食摄入状况，并与中国居民膳食营养素参考摄入量比较，以此来评定被调查对象营养需求得到满足的程度。调查结果可以成为对被调查人群或个人进行营养咨询、营养改善和膳食指导的依据，也可作为相关政策制定或进行科学研究的依据。常用的膳食调查方法有称重法、24 小时膳食回顾法、食物频率法、化学分析法等，每种方法都有其特点和不足，在膳食调查时需要正确选择调查方法，通常需要将多种方法结合使用。24 小时膳食回顾法是目前最常用的一种回顾膳食调查方法，本实验项目采用 24 小时膳食回顾法，要求学生通过对自己过去 24 小时的膳食食谱进行回顾，并根据食物成分表（附录 3 的附表 2）计算各类营养素的摄入量，最后参考中国居民平衡膳食宝塔（2022 版）（图 1-2-1）及各类营养素的推荐摄入量进行营养状况评价。

三、实习步骤

1. 设计 24 小时膳食回顾调查表。

2. 收集资料　利用调查表收集过去 24 小时早、中、晚三餐以及三餐以外所摄取零食等食物的种类和名称以及数量，摄入量的估计可参考表 1-2-1 的食物重量折算表。

3. 计算每人每日各种营养素摄入量　应用"食物成分表"计算各种食物中各类营养素的含量，然后计算每人每日各种营养素的摄入量，并进行评价。

4. 参照标准进行膳食评价　参照 2022 年中国营养学会《中国居民膳食营养素参考摄入量（DRIs）》标准进行膳食评价，查出与自己年龄、劳动强度相符的供给量，计算摄入量占供给量的百分比，评价摄入量是否充足。

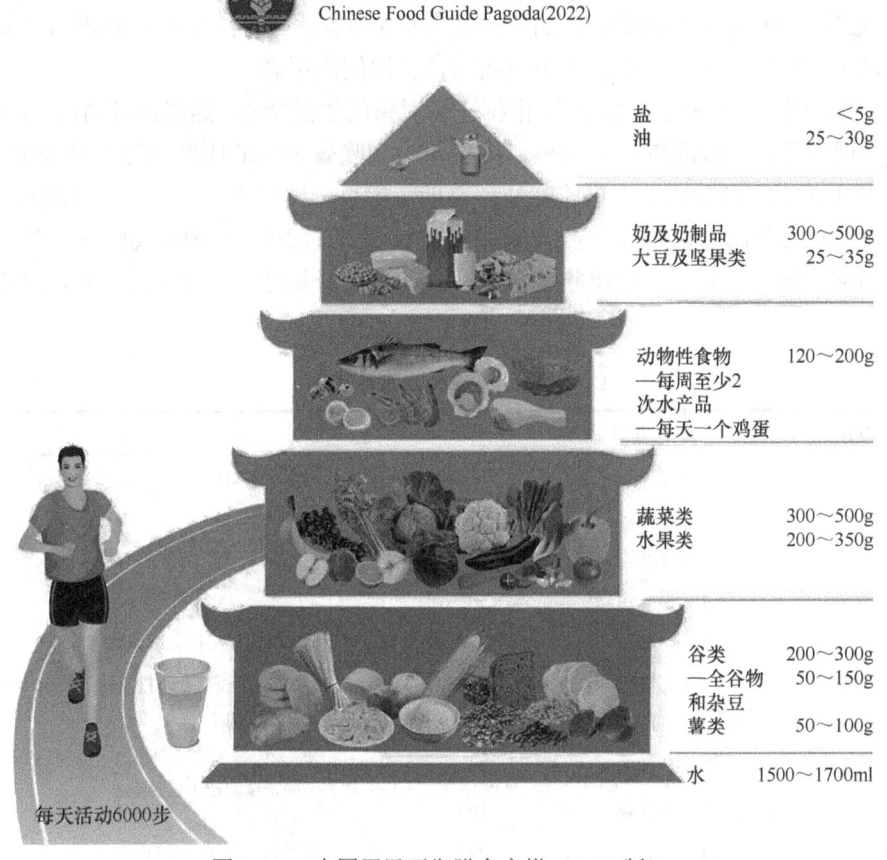

图 1-2-1　中国居民平衡膳食宝塔（2022 版）

5. 计算热量、蛋白质及铁的来源分布　将各种食物分为动物类、豆类、一般植物类（不含豆类）三类。分别计算来源于动物类、豆类、一般植物类的热量、蛋白质、脂肪和铁的摄入量并计算其占总量的百分比。由此评价热量、蛋白质、脂肪和铁的不同来源优劣。

6. 计算一日三餐的热量分配百分比　将早、中、晚三餐食物分别列出，计算其热量，并计算其占总热量的百分比。

7. 计算膳食中的热能来源分配　计算食物中蛋白质、脂肪、糖类的摄入量并换算为热量，求出蛋白质、脂肪、糖类占总热量的百分比。

8. 膳食构成分析　将膳食构成与平衡膳食宝塔的建议食物参考摄入量进行对比。

四、膳食评价与膳食改进

1. 将各种营养素的实际摄入量与推荐供给量比较，分析各种营养素摄入量是否充足，有无摄入不足或过剩现象，应如何改进，提出具体措施。

2. 一般认为热能的摄入量应占供给标准的 90% 以上，正常范围为 90%～110%；各种营养素的摄入量应占供给标准的 80% 以上，低于标准的 80% 为供给不足，若低于 60% 认为是严重缺乏，会对身体造成严重影响。摄入超过 100% 的营养素，且 DRIs 有可耐受最高摄入量（tolerable upper intake level，UL）的营养素应限制在其 UL 值以下。

3. 分析蛋白质、脂肪、钙、铁的不同来源所占比例,并进行评价,提出改进措施。

4. 优质蛋白质摄入是否合理,如鱼类及大豆类制品,其供给量应占到蛋白质供给总量的30%以上,如果总量不足则优质蛋白质所占的比例应更高。

5. 一日三餐能量分配是否合理,根据评价对象的生活特点、热能消耗情况,具体分析,并提出合理方案。一般应按早餐30%、中餐40%、晚餐30%的比例进行合理分配。

6. 基于热能来源分析三大供能物质占总能量的百分比是否合理,并提出改善意见。三大营养素产热百分比分别为蛋白质:10%~15%;脂肪:20%~30%;糖类:55%~65%。

7. 综合上述分析结果,指出膳食供给存在的问题,并提出具体改善措施,改进存在的问题。

表 1-2-1　食物重量折算表

食物名称	单位	重量(生重)(g)	备注
大米饭	1 小标准碗	75	碗直径 12cm
	1 大标准碗	150	碗直径 16cm
大米粥	1 小标准碗	30	
	1 大标准碗	50	
馒头	1 个	100	自制品需要根据大小折算
面条(湿切面)	1 小标准碗	100(湿面重)	每 500g 湿面折合面粉 400g,150g 湿面可折算
	1 大标准碗	150(干面重)	面粉 120g
面条(干切面)	1 小标准碗	75	
	1 大标准碗	100	干面条按面粉重量计算
包子	1 个	50	小笼包:3~4 个/50g
饺子	平均 6 个	50	面粉重量,不包括馅
馄饨	9~10 个	50	面粉重量,不包括馅
油条	1 根	50	
油饼	1 个	70~80	
炸糕	1 个	50	糯米粉 35g,红小豆 15g
豆包	1 个	50	面粉 35g,红小豆 15g
元宵	3 个	50	每个含糖 3g
烧饼	1 个	50	
鸡腿	1 个	约 200	含骨头
鸡翅	1 个	约 200	含骨头
香肠(广式)	1 根	约 27	
炒蔬菜	1 标准盘(9 寸盘)	约 500	指白菜、油菜、豆角、藕片等蔬菜的重量
牛奶	1 标准杯	约 250	不包括乳饮品
酸奶	1 标准杯	约 250	指固体类发酵奶、非酸奶饮料
奶粉	1 标准勺	10	
鸡蛋	1 个	60	
鸭蛋	1 个	70	

续表

食物名称	单位	重量(生重)(g)	备注
鹌鹑蛋	5个	50	
豆腐脑、豆浆	1小标准碗	约250	
	1大标准碗	约300	
啤酒	1标准杯	250	
花生(带壳)	1小标准碗	约120	
花生仁	1大标准碗	约200	
栗子	10个	50	

请按照上述实验步骤,结合自己的实际情况,对你本人过去 24 小时的膳食情况进行回顾调查和评价,并完成表 1-2-2~表 1-2-8。

表 1-2-2 膳食回顾调查表

24 小时膳食回顾调查

调查日期:					
姓名:	性别:		BMI:		
身高:	体重:		体力劳动强度: □轻体力 □中体力 □重体力		
餐次	食物名称	原料名称	原料重量(g/ml)	进餐地点	进餐时间	备注
早餐						
中餐						
晚餐						

表 1-2-3 食物营养成分计算表

食物名称	可食部(%)	蛋白质(g)	脂肪(g)	糖类(g)	能量(kcal)	粗纤维(g)	钙(mg)	磷(mg)	铁(mg)	胡萝卜素(mg)	硫胺素(mg)	核黄素(mg)	尼克酸(mg)	抗坏血酸(g)

共计

表 1-2-4 膳食营养素评价表

营养素	可食部(%)	蛋白质(g)	脂肪(g)	糖类(g)	能量(kcal)	粗纤维(g)	钙(mg)	磷(mg)	铁(mg)	胡萝卜素(mg)	硫胺素(mg)	核黄素(mg)	尼克酸(mg)	抗坏血酸(g)
每日推荐量														

营养素	可食部(%)	蛋白质(g)	脂肪(g)	糖类(g)	能量(kcal)	粗纤维(g)	钙(mg)	磷(mg)	铁(mg)	胡萝卜素(mg)	硫胺素(mg)	核黄素(mg)	尼克酸(mg)	抗坏血酸(g)
平均每日实际摄入量														
摄入量/推荐量×100%														
评价														

表 1-2-5 营养素来源与分配

营养素来源	蛋白质 摄入量(g),%	脂肪 摄入量(g),%	铁 摄入量(mg),%
动物性食物			
豆类			
植物性食物			
共计			

表 1-2-6 一日三餐能量分配

餐次	早餐	中餐	晚餐
能量(%)			
推荐模式			
评价			

表 1-2-7 能量来源分配

来源	能量(kcal)	占总能量(%)	适宜能量摄入比例(%)	评价
蛋白质				
脂肪				
糖类				
共计				

表 1-2-8 膳食构成与平衡膳食宝塔对比（g/d）

项目	水	薯类	谷类	蔬菜	水果	肉类	大豆及坚果	奶及奶制品	蛋类	食用油	食用盐
实际摄入											
膳食宝塔											
评价											

思考题

1. 开展膳食调查的目的与意义是什么？

2. 请比较《中国居民膳食营养指南》各个版本的不同及其修订的意义。
3. 请比较不同膳食调查方法的优缺点及注意事项。
4. 微量元素缺乏可导致哪些疾病，如何进行有效预防？
5. 什么是营养不良？请简述其健康危害。

附录3

附表2　每100克食物的营养成分表

类别	名称	可食部(%)	蛋白质(g)	脂肪(g)	糖类(g)	能量(kcal)	粗纤维(g)	钙(mg)	磷(mg)	铁(mg)	胡萝卜素(mg)	硫胺素(mg)	核黄素(mg)	尼克酸(mg)	抗坏血酸(g)
粮谷类	籼稻米	100	7.8	1.3	76.6	349	0.4	9	203	2.4	0	0.19	0.06	1.6	0
	粳米	100	6.8	1.3	76.8	346	0.3	8	164	2.3	0	0.22	0.06	1.5	0
	特粳米	100	6.7	0.7	77.9	345	0.2	10	120	1.3	0	0.13	0.05	1.0	0
	标准粉	100	9.9	1.8	74.6	354	0.6	38	268	4.2	0	0.46	0.06	2.5	0
	富强粉	100	9.4	1.4	75.0	350	0.4	25	162	2.6	0	0.24	0.07	2.0	0
	小米	100	9.7	3.5	72.8	362	1.6	29	240	4.7	0.19	0.59	0.12	1.6	0
	高粱米	100	8.4	2.7	75.6	360	0.6	7	180	4.1	0.01	0.26	0.09	1.5	0
	玉米面	100	8.4	4.3	70.2	353	1.5	34	367	3.5	0.13	0.31	0.10	2.0	0
	莜麦面	100	15.0	8.5	64.8	396	2.1	58	398	9.6	0	0.29	0.17	0.8	0
	甜薯	87	1.8	0.2	29.5	127	0.5	18	20	0.4	1.31	0.12	0.04	0.5	30
	甜薯干	100	3.9	0.8	80.3	344	1.4	128	—	—	—	0.28	0.12	0.8	—
豆及豆制品类	黄豆	100	36.5	18.4	35.3	412	4.8	367	571	11	0.4	0.79	0.25	2.1	0
	绿豆	100	22.7	1.2	56.8	329	4.1	111	363	5.6	0.12	0.53	0.11	2	0
	赤豆	100	21.7	0.8	60.7	339	4.6	76	386	4.5	—	0.43	0.16	2.1	0
	豇豆	100	22	2	55.5	328	4.1	100	456	7.6	0.05	0.35	0.11	2.4	0
	蚕豆	100	29.4	1.8	47.5	324	2.1	93	225	6.2	0	0.39	0.27	2.6	0
	黄豆芽	100	11.5	2	7.1	92	1	68	102	1.8	0.03	0.17	0.11	0.8	4
	绿豆芽	100	3.2	0.1	3.7	29	0.7	23	51	0.9	0.04	0.07	0.06	0.7	6
	蚕豆芽	80	13	0.8	19.6	138	0.6	109	382	8.2	0.03	0.17	0.14	2	7
	豆浆	100	4.4	1.8	1.5	40	0	25	45	2.5	—	0.03	0.01	0.1	0
	豆腐	100	7.4	3.5	2.7	72	0.1	277	87	2.1	—	0.03	0.03	0.2	0
	豆腐干	100	19.2	6.7	6.7	164	0.2	117	204	4.6	—	0.05	0.05	0.1	0
	油豆腐（泡）	100	39.6	37.7	11.8	545	0	191	574	9.4	—	0.06	0.04	0.2	0
	豆腐乳	100	14.6	5.7	5.8	133	0.6	167	200	12	—	0.04	0.16	0.5	0
	粉条	100	0.3	0	84.4	339	0	27	24	0.8	—	—	—	—	0
	粉皮（干）	100	0.6	0.2	87.5	354	0.1	—	—	—	—	—	—	—	0

续表

类别	名称	可食部(%)	蛋白质(g)	脂肪(g)	糖类(g)	能量(kcal)	粗纤维(g)	钙(mg)	磷(mg)	铁(mg)	胡萝卜素(mg)	硫胺素(mg)	核黄素(mg)	尼克酸(mg)	抗坏血酸(g)
鲜豆类	毛豆	42	13.6	5.7	7.1	134	2.1	100	219	6.4	0.28	0.33	6.1	1.7	25
	扁豆	93	2.8	0.2	5.4	35	1.4	116	63	1.5	0.32	0.05	0.07	0.7	13
	蚕豆	23	9	0.7	12.7	89	0.3	15	217	1.7	0.15	0.33	0.18	2.9	12
	菜豆	94	1.5	0.2	4.7	27	0.8	44	39	1.1	0.24	0.68	0.12	0.6	9
	豆角	95	2.4	0.2	4.7	30	1.4	5	63	1	0.89	0.09	0.08	1	19
根茎类	马铃薯	88	2.3	0.1	16.6	77	0.7	11	64	1.2	0.01	0.1	0.03	0.4	16
	芋头	70	2.2	0.1	19.5	80	0.6	19	51	0.6	0.02	0.06	0.03	0.07	4
	白萝卜	78	0.6	0	5.7	25	0.8	49	34	0.5	0	0.02	0.04	0.05	30
	小红萝卜	63	0.9	0.2	3.8	21	0.5	23	24	0.6	0.01	0.03	0.03	0.4	27
	青萝卜	94	1.1	0.1	6.6	32	0.8	58	27	0.4	0.32	0.02	0.03	0.3	31
	豆薯	91	1.4	0.2	11.9	55	0.9	29	28	1.6	0	0.03	0.02	0.5	2
	胡萝卜	89	0.1	0.2	7.6	35	0.7	32	30	0.6	3.62	0.02	0.05	0.3	13
	圆洋葱	79	1.8	0	8	39	1.1	40	50	1.8	—	0.03	0.02	0.2	8
	大葱	71	1	0.3	6	31	0.5	12	46	0.6	1.2	0.08	0.05	0.5	14
	姜	100	1.4	0.7	8.5	46	1	20	45	7	0.18	0.01	0.04	0.4	4
	蒜头	29	4.4	0.2	23	111	0.7	5	44	0.4	0	0.24	0.03	0.9	3
	冬笋	39	4.1	0.1	5.7	40	0.8	22	56	0.1	0.08	0.08	0.08	0.6	1
	茭白	45	1.5	0.7	4	23	0.6	4	43	0.3	0.02	0.04	0.05	0.6	2
	藕	85	1	0.1	19.8	85	0.7	19	51	0.5	0.02	0.11	0.04	0.4	25
蔬菜类	大白菜	68	1.1	0.2	2.1	15	0.4	61	37	0.5	0.01	0.02	0.04	0.3	20
	鸡毛菜	100	2	0.4	1.3	17	0.6	75	55	5	1.3	0.02	0.08	0.6	46
	太古菜	81	2.7	0.1	3	24	0.8	160	51	4.4	2.63	0.08	0.15	0.6	58
	油菜	96	1.1	0.3	1.9	15	0.5	108	30	1	1.7	0.02	0.11	0.6	40
	卷心菜	86	1.3	0.3	4	24	0.9	62	28	0.7	0.01	0.04	0.04	0.3	39
	菠菜	89	2.4	0.5	3.1	27	0.7	72	53	1.8	3.87	0.04	0.13	0.6	39
	韭菜	93	2.1	0.6	3.2	27	1.1	48	46	1.7	3.21	0.03	0.09	0.9	39
	芹菜	74	2.2	0.3	1.9	19	0.6	160	61	8.5	0.11	0.03	0.04	0.3	6
	雪里红	85	2.8	0.6	2.9	28	1	235	64	3.4	1.46	0.07	0.14	0.8	85
	蕹菜	75	2.3	0.3	4.5	30	1	100	37	1.4	2.14	0.06	0.16	0.7	28
	苋菜	55	2.5	0.4	5	34	1.1	200	46	4.8	1.92	0.04	0.14	1.3	35
	莴菜	49	0.6	0.1	1.9	11	0.4	7	31	2	0.02	0.03	0.02	0.5	1
	菜花	53	2.4	0.4	3	25	0.8	18	53	0.7	0.08	0.06	0.08	0.8	88
瓜果类	西葫芦	73	0.7	0	2.4	12	0.7	22	6	0.2	0.01	0.02	0.02	0.3	1
	番茄	97	0.8	0.3	2.2	15	0.4	8	24	0.8	0.37	0.03	0.02	0.6	8
	茄子	96	2.3	0.1	3.1	23	0.8	22	31	0.4	0.04	0.03	0.04	0.5	3

续表

类别	名称	可食部(%)	蛋白质(g)	脂肪(g)	糖类(g)	能量(kcal)	粗纤维(g)	钙(mg)	磷(mg)	铁(mg)	胡萝卜素(mg)	硫胺素(mg)	核黄素(mg)	尼克酸(mg)	抗坏血酸(g)
瓜果类	青椒	71	0.7	0.2	3.9	20	0.8	10	33	0.7	0.6	0.06	0.04	0.8	52
	柿子椒	86	0.9	0.2	3.8	21	0.8	11	27	0.7	0.36	0.04	0.04	0.7	89
	丝瓜	93	1.5	0.1	4.5	25	0.5	28	45	0.8	0.32	0.04	0.06	0.5	8
	冬瓜	76	0.4	0	2.4	11	0.4	19	12	0.3	0.01	0.01	0.02	0.3	16
	黄瓜	86	0.9	0.2	1.6	11	0.3	19	29	0.3	0.13	0.04	0.04	0.3	6
	南瓜	81	0.3	0	1.3	6	0.3	11	9	0.1	2.4	0.05	0.06	0.3	4
	西瓜	54	1.2	0	4.2	22	0.3	6	10	0.2	0.17	0.02	0.02	0.2	3
	甜瓜	72	0.7	0	2.3	12	0.3	20	8	0.3	0.28	0.02	0.02	0.4	7
咸菜类	腌雪里红	96	2	0.1	3.3	22	1	250	31	3.1	1.55	0.04	0.11	0.5	—
	榨菜	100	4.1	0.2	9.2	55	2.2	280	130	6.7	0.04	0.04	0.09	0.7	—
	腌萝卜	96	0.8	1.4	5.4	37	0.9	118	31	1.1	0.02	0.03	0.04	0.4	—
	腌芥菜头	100	4	0	23.5	110	1.7	351	123	5.4	—	0.03	0.15	1.4	—
	酱黄瓜	90	4.9	0.1	13.5	75	0.9	79	165	8.4	—	—	—	—	—
	酱小菜	100	4.7	1	16.8	95	2.8	57	96	14.1	—	—	—	—	—
鲜果及干果类	橘	80	0.7	0.1	10	44	0.4	41	14	0.8	0.55	0.08	0.03	0.3	34
	苹果	81	0.4	0.5	13	58	1.2	11	9	0.3	0.08	0.01	0.01	0.1	—
	葡萄	87	0.4	0.6	8.2	40	2.6	4	7	0.8	0.04	0.05	0.01	0.2	—
	桃	73	0.8	0.1	10.7	47	0.4	8	20	1.2	0.06	0.01	0.02	0.7	6
	杏	90	1.2	0	11.1	49	1.9	26	24	0.8	1.79	0.02	0.03	0.6	7
	柿	70	0.7	0.1	10.8	47	3.1	10	19	0.2	0.15	0.01	0.02	0.3	11
	枣	91	1.2	0.2	23.2	99	1.6	14	23	0.2	0.01	0.06	0.04	0.6	540
	红果	69	0.7	0.2	22.1	93	2	68	20	2.1	0.82	0.02	0.05	0.4	89
	香蕉	56	1.2	0.6	19.5	88	0.9	9	31	0.6	0.25	0.02	0.05	0.7	6
	菠萝	53	0.4	0.3	9.3	42	0.4	18	28	0.5	0.08	0.08	0.02	0.2	24
	红枣（干）	85	3.3	0.4	72.8	308	3.1	61	55	1.6	0.01	0.06	0.15	1.2	12
	西瓜子（炒）	40	31.8	39.1	19.1	556	1.8	237	751	8.3	0.18	0.03	0.14	2.7	—
	葵花籽（炒）	46	24.6	54.4	9.9	628	4.9	45	354	4.3	0.1	0.88	0.2	5.1	—
菌藻类	蘑菇（鲜）	97	2.9	0.2	2.4	23	0.6	8	66	1.3	—	0.11	0.16	3.3	4
	香菇	72	13	1.8	54	284	7.8	124	415	25.3	—	0.07	1.13	18.9	—
	海带	100	8.2	0.1	56.2	258	9.7	1177	216	150	0.57	0.09	0.36	1.6	—
	紫菜	100	28.2	0.2	48.5	309	4.8	343	457	33.2	1.23	0.44	2.07	5.1	1

续表

类别	名称	可食部(%)	蛋白质(g)	脂肪(g)	糖类(g)	能量(kcal)	粗纤维(g)	钙(mg)	磷(mg)	铁(mg)	胡萝卜素(mg)	硫胺素(mg)	核黄素(mg)	尼克酸(mg)	抗坏血酸(g)
油脂及调味品类	猪油（炼）	100	0	99	0	891	0	0	0	0	0	0	0.01	0.1	0
	植物油	100	0	100	0	900	0	0	0	0	0.03	0	0.04	0	0
	芝麻酱	100	20	52.9	15	616	6.9	870	530	58	0.03	0.24	0.2	6.7	0
	白糖	100	0.3	0	99	397	0	82	—	1.9					
	红糖	100	0.4	0	93.5	376	0	90	—	4			0.09	0.6	0
	酱油	100	2	0	17.2	77	0.8	97	31	5	0	0.01	0.13	1.5	0
	甜面酱	100	7.3	2.1	27.3	157	2.5	51	127	4.5		0.08	0.17	3.4	0
	豆瓣酱	100	10.7	9	12.9	175	1.6	99	165	7.9		0.06	0.24	1.5	0
	醋	100	—	—	0.9	4	—	65	135	1.1	0	0.03	0.05	0.7	0
	精盐	100					0	62	0	1.6					
肉及禽类	肥瘦猪肉	100	9.5	59.8	0.9	580	0	6	101	1.4	0	0.53	0.12	4.2	
	咸肉	100	14.4	21.8	3.3	267	0	31	109	2.3	0		0.24	0.3	
	猪舌	96	16.5	12.7	1.8	188	0	20	118	2.4	0	0.08	0.23	3	0
	猪心	78	19.1	6.3	0	133	0	45	102	2.5	0	0.34	0.52	5.7	1
	猪肝	100	21.3	4.5	1.4	131	0	11	270	25	8700	0.4	2.11	16.2	18
	猪肾	89	15.5	4.8	0.7	108	0	—	228	7.1	0	0.38	1.12	4.5	22
	猪肚	92	14.6	2.9	1.4	90	0	8	144	1.4	0	0.05	0.18	2.5	0
	猪血	100	18.9	0.4	0.6	82	0								
	肥瘦牛肉	100	20.1	10.2	0	172	0	7	170	0.9	0	0.07	0.15	6	—
	牛肝	100	21.8	4.8	2.6	141	0	13	400	9	18300	0.39	2.3	16.2	18
	肥瘦羊肉	100	11.1	28.8	0.8	307	0	11	129	2	0	0.07	0.13	4.8	0
	羊肝	100	18.5	7.2	3.9	154	0	9	414	6.6	2990	0.42	3.57	18.9	17
	鸡	34	21.5	2.5	0.7	111	0	11	190	1.5	—	0.03	0.09	8	
	鸡肝	100	18.2	3.4	1.9	111	0	21	260	8.2	50900	0.38	1.63	10.4	7
	鸭	24	16.5	7.5	0.5	136	0	11	145	4.1		0.07	0.15	4.7	
	鹅	66	10.8	11.2	0	144	0	13	23	3.7					
蛋类	鸡蛋	85	14.7	11.6	1.6	170	0	55	210	2.7	1440	0.16	0.31	0.1	—
	鸭蛋	87	8.7	9.8	10.3	164	0	71	210	3.2	1380	0.15	0.37	0.1	
水产类	黄花鱼	57	17.6	0.8	—	78	0	33	135	1		0.01	0.1	0.8	
	带鱼	72	18.1	7.4	—	139	0	24	160	1.1		0.01	0.09	1.9	
	鲳鱼	64	15.6	6.6	0.2	123	0	19	240	0.3		—	0.13	2.7	
	青鱼	68	19.5	5.2	0	125	0	25	171	0.8		0.13	0.12	1.7	
	鲢鱼	46	15.3	0.9	0	69	0	36	187	0.6		0.02	0.15	2.7	
	鲤鱼	62	17.3	5.1	0	115	0	25	175	1.6		—	0.1	3.1	
	鲫鱼	40	13	1.1	0.1	62	0	95	242	0.5		—	0.06	2.3	

续表

类别	名称	可食部（%）	蛋白质（g）	脂肪（g）	糖类（g）	能量（kcal）	粗纤维（g）	钙（mg）	磷（mg）	铁（mg）	胡萝卜素（mg）	硫胺素（mg）	核黄素（mg）	尼克酸（mg）	抗坏血酸（g）
水产类	咸带鱼	68	24.4	11.5	0.2	202	0	132	113	1	—	0.01	0.18	1.6	—
	墨鱼	73	13	0.7	1.4	64	0	14	150	0.6	—	0.01	0.06	1	
	河虾	26	17.5	0.6	0	76	0	221	23	0.1	—	0.02	0.08	1.9	
	对虾	70	20.6	0.7	0.2	90	0	35	150	0.1	360	0.01	0.11	1.7	
	虾米	100	47.6	0.5	0	195	0	880	695	6.7	0	0.03	0.06	4.1	
	虾皮	100	39.3	3	8.6	219	0	2000	1005	5.5		0.03	0.07	2.5	
	蛤蜊	20	10.8	1.6	4.6	76	0	37	82	14.2	400	0.03	0.15	1.7	
乳及代乳品	人乳	100	1.5	3.7	6.9	67	0	34	15	0.1	250	0.01	0.04	0.1	6
	牛乳	100	3.3	4	5	69	0	120	93	0.2	140	0.04	0.13	0.2	1
	羊乳	100	3.8	4.1	4.3	69	0	140	106	0.1	80	0.05	0.13	0.3	
	代乳粉	100	17.1	10.2	62.9	412	0.7	653	338	4.8	0.2	0.47	0.76	1	

实习三　糖尿病患者食谱编制

一、实习目的

了解糖尿病患者饮食特点和饮食疗法的基本原则；学会用食品交换份法为糖尿病患者设计一份一日食谱；掌握糖尿病患者膳食的制定原则、计算方法和评价方法；掌握食品交换份法的具体步骤与注意事项。

二、实习背景资料

糖尿病是由多病因引起的以慢性高血糖为特征的终身性代谢性疾病。主要是由于胰岛素分泌绝对或相对不足所引起的糖、脂肪、蛋白质、水及电解质的代谢紊乱。临床表现为"三多一少"（多饮、多食、多尿、消瘦），糖耐量下降，高血糖、尿糖。正常人在饮食后，随着血糖升高，胰岛素分泌也增多，从而使血糖下降并维持在正常范围，因此，不会发生糖尿病。而糖尿病患者，由于胰岛功能减退，胰岛素分泌绝对或相对不足，胰岛素不能在饮食后随血糖升高而增加，不能起到有效的降血糖作用，于是血糖就超过正常范围。此时，若再像正常人那样随便饮食，不进行合理饮食，甚至过度饮食，就会使血糖升得过高，并且会对本来就分泌不足的胰岛组织产生不利影响，使胰岛功能更加减退，胰岛素的分泌更加减少，从而使病情进一步加重。所以，制定一份合理的食谱对糖尿病患者来说是十分重要的，既满足了糖尿病患者的口欲，也对患者有一定的治疗效果。

（一）糖尿病膳食治疗的目的

1. 通过膳食调整保护患者胰岛的正常功能　帮助患者达到并保持较好的代谢控制，以降低血糖、尿糖和血脂水平，使其达到或基本接近正常，减少急、慢性并发症的发生，控制病情的发展。

2. 控制患者的体重　使其维持或达到理想体重，避免因体重增加而带来病情加重的可能。

3. 供给适合患者的个体化的平衡膳食　以维持患者健康和从事正常工作、生活、学习的能力，提高其生活质量。

（二）糖尿病膳食治疗的原则

1. 科学合理控制能量的摄入量　是糖尿病营养治疗的首要原则。能量的供给根据病情、血糖、尿糖、年龄、性别、身高、体重、活动量大小及有无并发症来确定。能量摄入以维持或略低于理想体重（标准体重）为宜。肥胖者体内脂肪细胞增多、增大、导致胰岛素的敏感性下降，故应减少能量摄入，使体重逐渐降至正常标准值±5%范围内，以配合治疗。儿童、孕妇、乳母、营养不良及消瘦者，能量摄入量可适当增加10%～20%，以适应患者的生理需要。根据患者的体型和体重及表1-3-1和表1-3-2估计每日能量供给量。体重是评价能量摄入量是否合适的基本指标，应根据体重的变化及时调整能量供给量。肥胖者应逐渐减少能量摄入量，消瘦者应当增加能量摄入量。肥胖或消瘦的判断方法通常采用以下方法：①患者的实际测量体重在理想体重±10%内为正常，超过标准体重10%为超重，超过标准体重20%为肥胖，低于标准体重10%为偏瘦，低于标准体重20%为消瘦；②采用体重指数（body mass index,BMI）来判断，中国18岁以上成年人BMI标准：18.5～23.9kg/m²为正常，<18.5kg/m²为消瘦，24.0～27.9kg/m²为超重，≥28kg/m²为肥胖。理想体重与BMI分别按下式计算。

理想体重（kg）计算式：

$$理想体重 = 身高（cm） - 105 \quad\quad (1.3.1)$$

BMI计算式：

$$BMI = \frac{体重(kg)}{[身高(m)]^2} \quad\quad (1.3.2)$$

表1-3-1　糖尿病患者每天每公斤理想体重所需能量[kJ（kcal）/（kg·d）]

体型	极轻体力劳动	轻体力劳动	中等体力劳动	重体力劳动
消瘦	126（30）	146（35）	167（40）	188～200（40～45）
正常	84～105（20～25）	126（30）	146（35）	167（40）
超重	63～84（15～20）	84～105（20～25）	126（30）	146（35）

表1-3-2　不同劳动强度的工作种类举例

劳动强度	常见工作种类举例
极轻体力	以静坐为主的工作，如办公室工作、写作、与计算机有关的工作、组装或修理工等
轻体力	以站立或少量走动为主的工作，如售货员、化学实验操作、教师、礼仪、迎宾巡视、监理等
中等体力	以轻度活动为主的工作，如餐厅、酒吧的服务员、学生、驾驶员、外卖员、电工安装、金工切削等
重体力	以较重活动为主的工作，如非机械化的农业劳动、炼钢、舞蹈、体育运动、装卸、伐木、采矿、砸石等

2. 保证足量的糖类摄入量　糖类是能量的主要来源，若供给充足，可以减少脂肪和蛋白质的分解，防止酮血症。在合理控制总能量的基础上适当提高糖类摄入量，有助于提高胰岛的敏感性、刺激葡萄糖的利用、减少肝脏葡萄糖的产生和改善葡萄糖耐量。但糖类供给过多会使血糖升高，从而增加胰岛负担。糖类供给能量以占总能量的45%～60%为宜。食物中糖类的组成不同，血糖升高幅度也不同，其影响程度可以用血糖指数（glycemic index，GI）来衡量，常见各类食物的血糖指数见表1-3-3。一般而言，血糖指数越低的食物对血糖的升高反应越小，但是食物中糖类的含量并不是影响血糖指数的唯一因素，进食速度、食物中水溶性膳食纤维和脂肪的含量、胃排空速度、胃肠道消化功能、膳食中食物的种类及食物中是否含有阻碍消化道吸收的因子等都会影响食物的血糖指数。一般规律是粗粮的血糖指数低于细粮，复合糖类低于精制糖，多种食物混合低于单一食物。故糖尿病治疗膳食宜多采用粗粮和复合糖类，食物品种尽量多样化，少用富含精制糖的甜点，如蜂蜜、蔗糖、麦芽糖等纯糖食品。必要时可选择木糖醇、甜叶菊、阿斯巴糖等甜味剂代替蔗糖。若食用水果，也应适当减少部分主食。

表1-3-3　常见食物的血糖指数

食物名称	血糖指数	食物名称	血糖指数	食物名称	血糖指数
主食类		海绵蛋糕	46±6	葡萄柚	25
白饭	56±2	甜甜圈	76	葡萄柚汁	48
白面包	70±0	苹果松糕	44±6	葡萄	43
全麦面包	69±2	松饼	76	奇异果	52±6
高纤面包	68±1	奶制品类		芒果	55±5
燕麦片	55±6	冰淇淋	61±7	柳橙	43±4
玉米片	84±3	低脂冰淇淋	50±8	柳橙汁	57±3
小麦面条	47	全脂奶	27±7	桃子	28
通心粉	45	脱脂奶	32±5	梨	36±3
通心面	41±3	巧克力奶	34±4	菠萝	66±7
米粉	58	布丁	43±10	葡萄干	64±11
马铃薯	56±1	优酪乳	36±4	西瓜	72±13
烤马铃薯	85±12	低脂优酪乳	14±4	豆类	
马铃薯泥	70±2	蔬菜类		黄豆	18±3
炸薯条	75	青豆仁	48±5	菜豆	27±5
洋芋片	54±3	胡萝卜	71±22	扁豆	29±1
蕃薯	54±8	南瓜	75±9	糖类	
爆玉米花	55±7	水果类		蜂蜜	73±15
甜玉米	55±1	苹果	36±2	果糖	23±1
糕饼类		苹果汁	41±1	葡萄糖	97±3
天使蛋糕	67	香蕉	53±6	麦芽糖	105±12
香蕉蛋糕	55	樱桃	22	蔗糖	65±4

续表

食物名称	血糖指数	食物名称	血糖指数	食物名称	血糖指数
乳糖	46±3	其他		花生	14±8
巧克力	49±6	汽水	68±6	香肠	28±6

3. 限制脂肪和胆固醇的摄入 糖尿病患者由于胰岛素分泌不足，体内脂肪分解加速，合成减弱，脂质代谢紊乱。膳食脂肪摄入不当时，容易引发或加重高脂血症，进一步发展会导致血管病变等糖尿病常见并发症。因此，膳食脂肪摄入量应适量限制，尤其是饱和脂肪酸不宜摄入过多。一般膳食脂肪占总能量的 20%～30%为宜，其中饱和脂肪酸占总能量应少于 10%，因糖尿病患者的机体抗氧化能力减弱，虽然多不饱和脂肪酸有降血脂和预防动脉粥样硬化的作用，但也不宜摄入过多，以不超过总能量的 10%为宜，单不饱和脂肪酸可占总能量的 10%～20%。富含饱和脂肪酸的食物主要是动物油脂，如猪油、牛油、奶油，但鱼油除外；富含单不饱和脂肪酸的油脂主要有橄榄油、菜籽油、葵花籽油等各种坚果油；植物油一般富含多不饱和脂肪酸，如豆油、玉米油、葵花籽油等，但椰子油和棕榈油除外。胆固醇摄入量应少于 300mg/d，合并高脂血症者应低于 200mg/d。因此，糖尿病患者应避免进食富含胆固醇的食物，如动物脑和肝、肾等动物内脏，鱼子、虾子、蛋黄等食物。

4. 适量的蛋白质供给 糖尿病患者的蛋白质供给量可与正常人的蛋白供给量接近，一般为 0.8～1.2g/（kg·d），占总能量的 10%～20%为宜。因糖尿病患者糖异生作用增强，蛋白质消耗增加，易出现负氮平衡，此时应适当增加蛋白质供给量，成人 1.2～1.5g/（kg·d），儿童、孕妇、乳母、营养不良的患者，可供给 1.5～2.0g/（kg·d），蛋白质可达到或高于总能量的 20%。伴有肾功能不全时，应限制蛋白质摄入量，根据肾功能损害程度而定，一般为 0.5～0.8g/（kg·d）。膳食中应有 1/3 以上的蛋白质为优质蛋白质，如瘦肉、鱼、奶、蛋、豆制品。

5. 充足的维生素摄入 糖尿病患者因主食和水果摄入量受限制，且体内物质代谢相对旺盛，高血糖的渗透性利尿作用易引起水溶性维生素的流失，导致维生素缺乏。例如，由于 B 族维生素的缺乏而并发神经系统疾病，维生素 A 缺乏并发视网膜病变等。因此，供给足够的维生素也是糖尿病营养治疗的原则之一。补充 B 族维生素可改善患者的神经系统并发症；补充维生素 C 可防止微血管病变；供给足够的维生素 A 可以弥补患者难以将胡萝卜素转化为维生素 A 的缺陷。

6. 合理的矿物质供给 糖尿病患者应保证矿物质的合理摄入，可适当增加钾、镁、钙、铬、锌等元素的供给，但要限制盐的摄入，以防止和减轻高血压、高血脂、动脉硬化和肾功能不全等并发症。矿物质的供给不足或不平衡可增加各类并发症发生的风险。血镁低的糖尿病患者容易并发视网膜病变；钙不足易并发骨质疏松；锌与胰岛素的分泌活动有关，并帮助人体利用维生素 A；三价铬是葡萄糖耐量因子的成分；锰可以改善机体对葡萄糖的耐受性；锂能促进胰岛素的合成和分泌。因此，糖尿病患者要注意合理的矿物质摄入。

7. 丰富的膳食纤维摄入 膳食纤维具有较好的防治糖尿病的作用，能有效改善糖代谢，降血压、降血脂和防止便秘。水溶性膳食纤维能吸水膨胀，吸收并延缓糖类在消化道的吸收，减弱餐后血糖的急剧升高，有助于患者的血糖控制；同时还有降血脂的作用。非水溶性的膳食纤维能够促进肠道蠕动，加快食物通过肠道，减少吸收，具有间接地控制餐后血糖和减肥作用。但膳食纤维摄入过多又会影响矿物质的吸收。建议供给量为 20～35g/d，或 15～25g/1000kcal。

8. 合理的餐次分配　根据血糖、尿糖升高时间和病情是否稳定等情况，并结合患者的饮食习惯合理分配餐次，至少一日 3 餐，定时、定量，可按早、午、晚各占1/3，或 1/5、2/5、2/5 的能量比例分配。口服降糖药或注射胰岛素后易出现低血糖的患者，可以在 3 餐之间加餐 2～3 次。在每日总能量摄入范围内，适当增加餐次有利于改善糖耐量和预防低血糖的发生。

三、实习内容

1. 糖尿病患者食谱编制的原则与步骤。
2. 采用营养成分计算法进行糖尿病患者食谱编制的方法与步骤。
3. 采用食品交换份法进行糖尿病患者食谱编制的方法与步骤。
4. 糖尿病患者的食谱评价。

四、实习方法

（一）采用营养成分计算法进行糖尿病患者食谱编制

1. 确定全日能量供给量　根据患者的年龄、身高、体重、体力活动强度等资料，求出理想体重和 BMI，并评价体重状态，然后根据表 1-3-1 计算出每日能量供给量。

2. 确定糖类、蛋白质、脂肪供给量　糖尿病患者糖类的食物供给占比不能超过总能量的 50%～60%，主要是以粗粮杂粮为主；脂肪类的食物供给占总能量的 25%～30%为宜，主要来源于植物油和各种坚果，注意尽量少吃动物脂肪；蛋白质的食物供给占总能量的 15%～20%为宜，主要来源是各种肉、蛋、奶，以及豆制品等优质蛋白质。在确定糖类、蛋白质、脂肪的供给量后，再依据他们各自的供能系数，糖类 4.0kcal（16.7kJ）/g、蛋白质 4.0kcal（16.7kJ）/g、脂肪 9.0kcal（37.6kJ）/g 分别计算其供给量。

（1）糖类的供给量（g/d）=[全日能量供给量（kcal/d）×糖类供给占总能量百分比]/4（kcal/g）。

（2）蛋白质的供给量（g/d）=[全日能量供给量（kcal/d）×蛋白质供给占总能量百分比]/4（kcal/g）。

（3）脂肪的供给量（g/d）=[全日能量供给量（kcal/d）×脂肪供给占总能量百分比]/9（kcal/g）。

3. 确定主食种类并计算用量　根据患者的饮食习惯确定其主食的食物品种及具体种类，主食通常以粮谷类为主，一般每 100g 米、面等主食产热 350kcal 左右，根据所需要的糖类供给量大致计算出主食用量。

4. 确定副食种类并计算用量　一般可以先确定患者每日牛奶、鸡蛋、肉类等主要副食的用量，用每日糖类、蛋白质和脂肪的推荐摄入量减去主食及以上几种主要副食提供的相应数量，即可得到其他豆类、水果、蔬菜、油脂等副食应提供的糖类、蛋白质和脂肪的量。

根据患者饮食习惯，主食量分为3餐，早、午、晚各占1/3，或1/5、2/5、2/5的能量比例分配。

5. 粗配食谱　以步骤3、4计算出来的主、副食用量为基础，先粗略地进行一日食谱的编配。

6. 对粗配食谱进行合理化调整　根据粗配的食谱中食物种类及其用量，通过查阅食物成分表，计算该食谱所提供的各种营养素的量，并与患者的实际营养推荐摄入量进行对比，如果各类营养素的供给量达到推荐标准的80%～100%，则无须调整，如差异较大则应进行调整，直至基本符合要求。

7. 编排一周食谱　一日食谱确定以后，可根据患者的饮食习惯以及不同地区、不同季节的市场食物供应情况等因素，在同类食物中更换品种和烹调方法，编排一周食谱。

计算出患者每日总能量、糖类、蛋白质和脂肪供给量后，再将其换算成食物的用量进行配餐。通常采用营养成分计算法或食品交换份法计算各类食物用量并进行配餐。

（二）采用食品交换份法进行糖尿病患者食谱编制

食品交换份法是目前国内外普遍采用的糖尿病患者膳食设计方法，每一个食品交换份的任何食品所含的能量相近（一般定为90kcal，即377kJ），一个交换份的同类食品中糖类、蛋白质、脂肪等营养素含量相似，制定食谱时同类食品可以相互交换。此方法将食品成分表计算简化，将日常食品按营养特点分为6类，在每一类食品中按常用食品的习惯用量粗略计算出每一份食品的营养成分（能量、糖类、蛋白质和脂肪的含量），再将每类食品中其他食品计算出"等值"营养成分的使用量，以便在选择食谱内容时可以进行同类食品等值互换，从而达到食品多样化。

食品交换份法一般根据食品的营养特点将食品分为6类，各类常用食品及其一个交换单位的大约重量及3大供能物质的含量（糖类、蛋白质、脂肪）与提供的能量见表1-3-4，同类食品之间根据个人饮食习惯和需求可相互交换。

表 1-3-4　各类常用食品的等值交换表

食品分类	食品名称	重量（g）	供能物质含量与能量	主要营养素
谷薯类	大米、小米、糯米、薏米	25		
	高粱米、玉米渣	25		
	面粉、米粉、玉米粉	25		
	混合面	25		
	燕麦片、莜麦面	25	能量：377kJ（90kcal）	
	荞麦面、苦荞	25	糖类：20g	糖类、蛋白质、膳食
	各种挂面、龙须面	25	蛋白质：2g	纤维及B族维生素
	通心粉	25	脂肪：0.5g	
	荸荠	150		
	绿豆、红豆、芸豆、干豌豆	25		
	干粉条、干莲子	25		
	油条、油饼、苏打饼干	25		

续表

食物分类	食品名称	重量（g）	供能物质含量与能量	主要营养素
谷薯类	烧饼、烙饼、馒头	35	能量：377kJ（90kcal）	糖类、蛋白质、膳食纤维及B族维生素
	咸面包、窝头	35	糖类：20g	
	生面条、魔芋条	35	蛋白质：2g	
	马铃薯、芋头	125	脂肪：0.5g	
	凉粉	300		
蔬菜类	大白菜、圆白菜、菠菜、油菜	500		膳食纤维、矿物质、维生素C和胡萝卜素等维生素
	韭菜、茴香、茼蒿、芹菜	500		
	莴苣、油菜	500		
	西葫芦、番茄、冬瓜、苦瓜	500		
	黄瓜、茄子、丝瓜、莴笋	500		
	芥蓝、瓢儿菜、塌棵菜	500		
	蕹菜、苋菜、龙须菜	500	能量：377kJ（90kcal）	
	绿豆芽、鲜蘑、水浸海带	500	糖类：21g	
	白萝卜、青椒、茭白	400	蛋白质：1g	
	冬笋、南瓜、菜花	350		
	扁豆、洋葱、蒜苗、菜豆	250		
	胡萝卜、蒜苗、洋葱	200		
	山药、藕、豆薯	150		
	茨菰、芋头	100		
	毛豆、鲜豌豆	70		
	百合	50		
水果类	西瓜	750		膳食纤维、矿物质、维生素C和胡萝卜素等维生素
	草莓、杨桃	300		
	鸭梨、杏、柠檬	250		
	柚子、枇杷	225	能量：377kJ（90kcal）	
	猕猴桃、菠萝	200	糖类：21g	
	李子	200	蛋白质：1g	
	葡萄、樱桃	200		
	橘子、橙子	200		
	梨、桃、苹果	200		
	柿、香蕉、鲜荔枝	150		
肉、蛋、鱼类	熟火腿、瘦香肠、肉松	20		蛋白质，脂肪，矿物质，维生素A、D和B族维生素
	肥瘦猪肉	25	能量：377kJ（80kcal）	
	熟叉烧肉（无糖）、午餐肉	35	蛋白质：9g	
	熟酱牛肉、酱鸭、肉肠	35	脂肪：5g	
	瘦猪、牛、羊肉	50		
	带骨排骨	70		

续表

食物分类	食品名称	重量（g）	供能物质含量与能量	主要营养素
肉、蛋、鱼类	鸭肉、鸡肉、鹅肉	50	能量：377kJ（80kcal） 蛋白质：9g 脂肪：5g	蛋白质，脂肪，矿物质，维生素 A、D 和 B 族维生素
	兔肉	100		
	对虾、青虾、鲜贝、蛤蜊肉	100		
	蟹肉、水浸鱿鱼、老豆腐	100		
	水浸海参	350		
	鸡蛋粉	15		
	鸡蛋（1枚，带壳）	60		
	鸭蛋，松花蛋（1枚，带壳）	60		
	鹌鹑蛋（6个）	60		
	鸡蛋清	150		
	带鱼、草鱼、比目鱼、甲鱼	80		
	大黄鱼、鳝鱼、黑鲢鱼、鲫鱼	80		
	河蚌、蚬子、豆腐、豆腐脑	200		
	嫩豆腐	150		
	豆腐丝、干豆腐	50		
	油豆腐	30		
豆、乳类	全脂奶粉	15	能量：335kJ（80kcal） 糖类：6g 蛋白质：4g 脂肪：5g	蛋白质、脂肪、膳食纤维、矿物质和B族维生素
	豆浆粉、干黄豆	20		
	脱脂奶粉	25		
	酸牛奶、淡全脂牛奶	100		
	豆浆	100		
油脂类	花生油、香油（1汤匙）	25	能量：335kJ（80kcal） 脂肪：9g	脂肪、矿物质、维生素 E 和必需脂肪酸
	玉米油、菜籽油（1汤匙）	25		
	豆油（1汤匙）	25		
	红花油（1汤匙）	25		
	核桃仁	25		
	杏仁、芝麻酱、松子	25		
	花生米	25		
	猪油	25		
	羊油	25		
	牛油	35		
	黄油	35		
	葵花籽（带壳）	35		
	西瓜子（带壳）	75		

采用食品交换份法进行糖尿病患者食谱编制的具体步骤如下：

（1）确定全日能量供给量（具体方法同营养成分计算法）。

(2) 确定糖类、蛋白质、脂肪供给量（具体方法同营养成分计算法）。

(3) 计算每日所需要的食品交换份数。

由于每份食品提供的能量大约在 80～90kcal，根据已确定的患者的全日能量供给量按照下式计算每日所需要的食品交换份数：

$$食品交换份数=全日能量供给量（kcal）/（80 或 90kcal） \quad (1.3.3)$$

(4) 确定食品交换份数的分配。

根据计算出的总能量需要量，查表 1-3-5，确定各类食品的交换份数。

表 1-3-5 不同能量膳食中各类食品交换份数分配表

每日总能量 [kcal（kJ）]	谷薯类	蔬菜类	水果类	肉蛋鱼类	豆、乳类	油脂类	总份数
1000（4184）	6	1.0	1.0	1.0	1.5	1.5	12.0
1200（5201）	7	1.5	1.0	3.0	1.0	1.5	15.0
1300（5439）	8	1.5	1.0	3.0	1.0	1.5	16.0
1400（5858）	9	1.5	1.0	3.5	1.0	1.5	17.5
1500（6276）	10	1.5	1.0	3.5	1.0	1.5	18.5
1600（6694）	10	1.5	1.0	3.5	2.0	2.0	20.0
1700（7113）	11	1.5	1.0	4.0	2.0	2.0	21.5
1800（7531）	12	1.5	1.0	4.0	2.0	2.0	22.5
1900（7950）	13	2.0	1.0	4.0	2.0	2.0	24.0
2000（8638）	14	2.0	1.0	4.0	2.0	2.0	25.0
2100（8786）	14	2.0	1.0	4.5	2.0	2.5	26.0
2200（9205）	14	2.0	1.5	5.0	2.0	3.0	27.5
2400（10042）	17	1.0	1.0	3.0	3.0	3.0	28.0
2600（10878）	18	1.0	1.0	3.5	3.0	3.5	30.0
2800（11715）	19	1.0	1.0	4.0	3.5	4.0	32.5

(5) 将各类食品的交换份数合理分配到各餐次中。

(6) 对制定的食谱参考"实习二 膳食调查与营养状况评价"的膳食评价方法进行评价和调整。

(7) 根据自身饮食喜好，选择并交换食品。

五、实习案例

请按照上述食品交换份法进行糖尿病患者食谱编制的步骤，对以下案例中的患者制定一日食谱并进行评价。

案例：

某糖尿病患者，男性，52 岁，身高 170cm，体重 75kg，大学教师，空腹血糖 7.5mmol/L，餐后血糖 11.5mmol/L。在医院确诊为 2 型糖尿病，血脂正常，无糖尿病并发症。喜食苹果、橙子、桃子和咖啡糖，有烟、酒嗜好。请为其制定一日食谱，并进行评价。

评价参考表 1-3-6~表 1-3-9。

表 1-3-6　食品营养成分计算表

食品名称	可食部（%）	蛋白质（g）	脂肪（g）	糖类（g）	能量（kcal）	粗纤维（g）	钙（mg）	磷（mg）	铁（mg）	胡萝卜素（mg）	硫胺素（mg）	核黄素（mg）	尼克酸（mg）	抗坏血酸（g）
总计														

表 1-3-7　膳食营养素评价表

营养素	可食部（%）	蛋白质（g）	脂肪（g）	糖类（g）	能量（kcal）	粗纤维（g）	钙（mg）	磷（mg）	铁（mg）	胡萝卜素（mg）	硫胺素（mg）	核黄素（mg）	尼克酸（mg）	抗坏血酸（g）
每日推荐量														
平均每日实际摄入量														
摄入量/推荐量×100%														
评价														

表 1-3-8　一日三餐能量分配

餐次	早餐	中餐	晚餐
能量（%）			
推荐模式			
评价			

表 1-3-9　能量来源分配

来源	能量（kcal）	占总能量比例（%）	适宜能量摄入比例（%）	评价
蛋白质				
脂肪				
糖类				
总计				

思考题

1. 糖尿病患者食谱编制和评价的目的与意义是什么？
2. 儿童、孕妇等特殊糖尿病患者的食谱编制应注意哪些事项？
3. 请比较营养素计算法与食品交换份法的优缺点及注意事项。

实习四　食物中毒案例讨论

一、实习目的

通过对食物中毒案例的分析与讨论，掌握食物中毒的概念、特点及分类；掌握食物中毒的一般急救处理；熟悉引起食物中毒的原因、临床表现、诊断及治疗处理原则；熟悉食物中毒实验室检测流程及常用检测技术，食物中毒的调查与处理的方法及食物中毒的预防；了解食物中毒案例的分析方法。

二、实习内容

1. 食物中毒的概念、特点及分类。
2. 食物中毒的调查、诊断与应急处理。
3. 食物中毒的采样与注意事项。
4. 食物中毒的现场流行病学调查方法。
5. 食物中毒的预防措施。

三、实习案例

——婚宴用餐亚硝酸盐食物中毒

2012年7月3日13时，某县疾病预防控制中心接到群众电话报告：辖区某乡镇某村村民张某的婚宴上有数十名用餐人员在用餐后1小时左右陆续出现头晕、恶心、呕吐，疑似食物中毒。部分患者已经送到该镇卫生院救治。

原来7月3日11时左右，该村村民张某在自家庭院里举办婚宴，邀请宾客10桌，有102人在此用餐，所请厨师和小工均为本村熟人，所用食材为7月2日在乡镇集市上购买。婚礼当日6时开始准备婚宴菜品，11时30分宾客用餐，12时有2人相继出现中毒症状，最先发病者昏倒在地，由救护车送至镇卫生院抢救。宴席于12时20分中止。随后相继有就餐者出现头晕、头痛、恶心、口唇及指甲发绀，部分患者出现呕吐、腹痛、呼吸困难、昏迷。截至当日16时，共有50人发病，其中45人病情较轻在镇卫生院接受治疗，5人症状较严重，出现呼吸困难、意识障碍，已转至县人民医院抢救。

后经现场调查发现，婚宴的加工间为张某自家厨房，卫生状况一般。厨师王某及小工均没有卫生体检合格证及卫生知识培训合格证。厨师王某，在加工猪手和酱牛肉时使用了亚硝酸盐、食用明胶和各种调料，加料时用手随便抓。现场发现，厨房地上存有用大小、形状相同的鸡精桶盛装的亚硝酸盐和食用明胶。卫生监督员对现场的食品原料、剩余饭菜、患者呕吐物等进行了监督采样，共计采样60份（包括剩余食品27份，食品原料11份，患者呕吐物17份，其他样品5份）。

经实验室对采集的各类样品进行检测分析，发现有6份蒜泥猪手的亚硝酸盐含量为0.62~0.85g/kg（国家卫生标准限量为0.03g/kg），4份酱牛肉亚硝酸盐含量为0.46~0.74g/kg，17份患者呕吐物亚硝酸盐含量为0.235~0.417g/kg，其他样品未检出亚硝酸盐。依据实验分析及现场流行病学调查信息，最终判定该事件为亚硝酸盐引起的食物中毒。

在调查的同时，县人民医院依据明确的集体进食和临床表现，同时抽取静脉血置入备有抗凝剂的试管中与空气接触、振荡15分钟，血液仍呈褐色而未变为鲜红色，诊断为亚硝酸盐食物中毒，对患者采取住院治疗或门诊用药观察，经吸氧、静脉输注葡萄糖、1%亚甲蓝、维生素C治疗，5名病情较重者进行洗胃处理。患者症状逐渐消失，先后于5天内出院。

请对上述案例进行分析讨论并回答下列问题：

问题1 如果你是疾病预防控制中心的值班人员，在接到上述疑似食物中毒事件的报告后首先该作何处理？

（1）接到报告后，首先详细询问和登记事件的基本情况，填写"疑似食物中毒事件报告登记表"（表1-4-1），建议患者前往就近的医院治疗，并告知报告者，除及时抢救患者外，要保护好现场，保留可疑中毒食品和患者呕吐物。

（2）与事发地的镇卫生院进行事件核实，确认事件发生。

（3）立即报告单位领导并向县卫生局报告，并根据卫生局的指示，迅速组织流行病学调查人员和实验室检测人员，会同市场监督管理局的工作人员赶赴现场开展流行病学调查和样品采集工作，核实是否为食物中毒。

表1-4-1 疑似食物中毒事件报告登记表

报告人姓名		联系电话	
报告人工作单位		联系地址	
事件发生单位		详细地址	
发生单位负责人姓名		联系电话	
发生时间		发病人数	
就诊人数		就诊医院	
进餐人数		进餐时间	
死亡人数		可疑食品	
主要临床表现	（选择打√或填写具体描述） 1. 恶心 2. 呕吐（　　次/天） 3. 腹痛 4. 腹泻（　　次/天） 5. 头痛 6. 头晕 7. 发热（　　℃） 8. 脱水 9. 抽搐 10. 发绀 11. 呼吸困难 12. 昏迷 若有腹泻，腹泻物性状：①洗肉水样 ②米泔水样 ③糊状 ④其他 其他症状：		
救治情况（必要时）	临床诊断： 主要治疗措施： 用药情况： 治疗效果： 其他事项：		

续表

处置情况记录			
接报人签字		记录时间	

注：必须告知报告人或发生单位保护好现场，留存患者粪便、呕吐物、剩余食物及盛装或加工可疑食物的容器、用具等以备采样。

问题 2　什么是食物中毒？食物中毒的发病具有哪些特点？

食物中毒是指摄入了含有生物性、化学性有毒有害物质的食品或把有毒有害物质当作食品摄入后出现的非传染性、急性、亚急性疾病。

（1）大多数食物中毒的潜伏期较短，来势急剧，集体暴发性食物中毒时，很多人短时间内同时或相继发病，在短时间内达到高峰。

（2）患者都有大致相同的临床表现。

（3）患者在相近时间内都有在相同地点、食用同样食物的经历。发病范围局限在食用该种中毒食物的人群，停止食用这种食物，发病很快停止。

（4）人与人之间不具有传染性。

（5）发病曲线呈突然上升又迅速下降趋势，一般无传染病流行尾端（余波）。

问题 3　食物中毒一般可分为哪几类？各类型有哪些常见的病原物质？该事件属于哪一类型的食物中毒？

（1）细菌性食物中毒：食入细菌性中毒食品引起的食物中毒。根据中毒机制不同又可分为感染型（外毒素）和毒素型（内毒素）两个类型。常见细菌性食物中毒有：沙门菌食物中毒、变形杆菌食物中毒、副溶血性弧菌食物中毒、葡萄球菌肠毒素食物中毒、肉毒梭菌毒素食物中毒、蜡样芽孢杆菌食物中毒等。

（2）真菌性食物中毒：食入的中毒食品中含有真菌毒素而引起的食物中毒。常见真菌性食物中毒有：霉变甘蔗食物中毒、变质银耳食物中毒、赤霉病麦食物中毒、甘薯黑斑病中毒等。

（3）动物性食物中毒：因食入动物性中毒食品而引起的食物中毒。常见动物性食物中毒有：有毒鱼、贝类，动物甲状腺、肾上腺、鱼胆、野生动物肝脏中毒等。

（4）植物性食物中毒：食入植物性中毒食品引起的食物中毒。常见植物性食物中毒有：毒蕈食物中毒、含氰苷果核仁食物中毒、粗制棉籽油棉酚中毒、木薯食物中毒、菜豆食物中毒、发芽马铃薯食物中毒、桐油中毒等。

（5）化学性食物中毒：食入含有化学性中毒物质的食品而引起的食物中毒。常见化学性食物中毒有：亚硝酸盐食物中毒、砷中毒、有机磷农药食物中毒、鼠药中毒等。

（6）放射性食物中毒：食用被放射性物质污染的食品引起的食物中毒。如食入含有铯-137、碘-131等放射性物质的食物。

本案例属于化学性食物中毒。

问题 4　本事件应优先考虑哪些原因？为什么？

基于患者的发病特点，应优先考虑化学性食物中毒、动植物性食物中毒。因为本案例中患者普遍发病潜伏期短，患者有头晕、恶心、呕吐，但不发热，这些特点更为符合化学性食物中毒、动植物性食物中毒或者故意投毒的特点。

问题 5 针对该案例,在接到报告准备现场调查前需要做好哪些准备?

(1)调查人员的组织和安排:确定带队领导,配备流行病学调查专业技能的人员、食品卫生技术人员、实验室检验人员。

(2)调查物品准备:食品安全事故流行病学个案调查表(附录 4)、采样设备、样品容器、监督检查工具、现场检测设备、个人防护用品、通信设备、监督控制文书及其他(预案、技术方案)。

(3)交通工具准备:车辆(有条件的情况下,优先选择具有一定越野能力的车辆)。

问题 6 对于食物中毒事件如何进行现场处置和调查?

(1)了解情况:对事故的严重程度、范围、发展趋势等进行研判,必要时先行开展应急救援工作。

(2)妥善安置患者:对尚未入院的患者,协调相关医院妥善收治,使患者及时入院治疗。

(3)危害控制:保护现场,对可疑食品采取控制措施,责令餐饮服务单位追回已售出的中毒食品或疑似中毒食品,防止事态扩大。

(4)开展现场流行病学调查:主要包括可疑食品及其原料的来源、剩余数量及流向;可疑食品的制作时间、配方、加工方法和加工环境卫生状况;成品(包括半成品)的保存、运输、销售条件;食品制作人员的卫生和健康状况;分析造成食品污染的环节。调查时要制作现场检查笔录、询问笔录,记录在案。对被询问人员应分别单独调查,对其提供的每一句话、每一个环节,要认真记录、分析,判断真伪,必要时进行现场重复操作。

(5)采集样品与送检:协助有资质的检验检测机构人员有针对性地采集可疑食品、原料、半成品、环境样品,以及相关从业人员生物标本等。

(6)现场处理:调查结束后,要对中毒食品进行无害化处理或销毁,责令餐饮服务单位对场所进行清洗消毒。

问题 7 在食物中毒的调查过程中如何进行采样,需要注意什么?

1. 采样器材准备

(1)采样用具:装有灭菌盐水的试管、灭菌广口容器、镊子、灭菌棉签、试管架、酒精灯、规格板、具有封口条的胶袋、低温保温箱(包)。

(2)防护用具:口罩(一次性)、医用手套(一次性)、白大衣(或防护服)、含氯消毒液或75%乙醇。

(3)样品采样登记用品:标签贴纸、封条、油性双头笔、个案调查表、样品采集记录表等。

2. 采样方法 剩余食物,炊具,容器,患者呕吐物、粪便、洗胃液及咽喉涂抹标本,应采集患者的新鲜呕吐物和排泄物,避免混入其他物质。

3. 采样步骤

(1)采样至少 2 人,组织人员到达中毒场所,出示"采样员证",由中毒场所相关工作人员陪同,按规定方法采样。

(2)对样品进行编号签封,并填写"样品采集记录表"一式 3 份,详细记录样品名称、采样的时间、地点、方法、数量等，最后采样者和被检查单位在"样品采集记录表"上签字。

（3）必要时，应做现场情况调查（如原料来源、加工方法、运输保存条件、销售各环节的卫生状况及有关证件等）并做详细记录。现场监测时，应准确记录所测数据。

4. 样品送检 采集样品后，最好立即送检，如条件不允许时，最好也不超过 4h。夏季送检样品时，应注意冷藏，但不得在样品内加入任何防腐剂。应附详细送检申请单，填明样品名称、件数、重量、来源、送检时间、中毒表现、有限范围的检验项目、采样条件（容器是否灭菌、有无封签）、送样人。送检样品必须有牢固的标签，标明样品名称、编号、采样人、采样日期，严密封闭包装。

采样注意事项：

（1）食物中毒采样量不受常规数量的限制。
（2）样品应尽快送实验室检验，最迟不超过 4h。
（3）细菌性食物中毒务必无菌采样。
（4）采样记录要全面。
（5）化学性食物中毒的采样容器务必彻底洗刷干净。
（6）对洗刷消毒间、冷荤间、冰箱、可疑食品存放地点等可能存留致病菌的重点部位进行重点采样。

问题 8 食物中毒事件的现场流行病学调查一般采用什么方法？具体如何实施？

食物中毒事件的现场流行病学调查一般采用描述流行病学方法描述病例的基本特征，建立假设，采用小样本量的病例对照调查验证假设，能够快速采取针对性措施。干预效果评价也是验证假设的良好方法。虽然，流行病学调查可以验证和确立污染环节，但是最好通过实验室检测确认。

1. 描述性流行病学建立假设

（1）发病概况及三间分布（时间分布、人群分布、地区分布）：本案例中当日参加婚宴的102人，发病50人，罹患率为49%，男性罹患率为33.3%（19/57），女性罹患率为68.9%（31/45）。50名患者中，头晕48例，恶心43例，发绀42例，呕吐34例，头痛35例，呼吸困难8例，昏迷5例，最早出现的症状为头晕、恶心、发绀，严重的可有呼吸困难乃至昏迷，临床症状和体征频率分布，见表1-4-2和图1-4-1。

表1-4-2 各种临床症状和体征频数分布表（$N=50$）

症状或体征	频数	百分比（%）
头晕	48	96
恶心	43	86
发绀	42	84
头痛	35	70
呕吐	34	68
呼吸困难	8	16
昏迷	5	10
发热	0	0

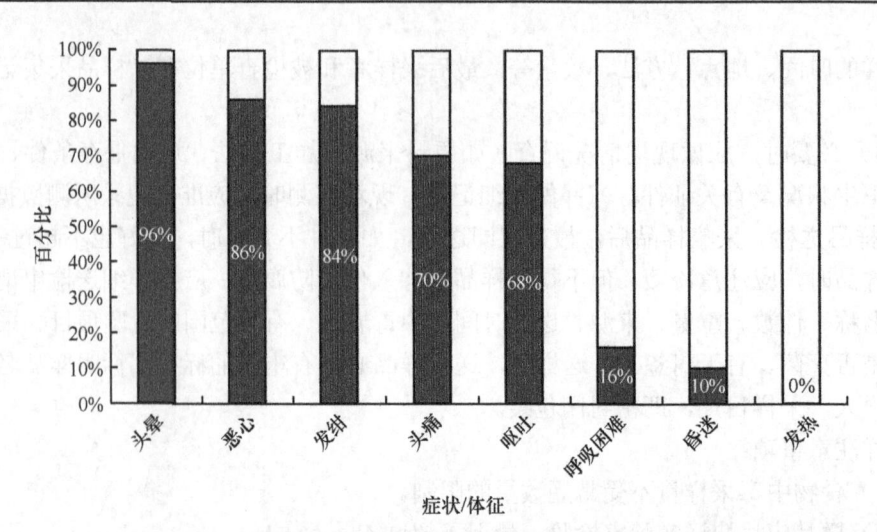

图 1-4-1　病例临床症状和体征频数百分比分布图（N=50）

（2）潜伏期的计算：暴发病例的时间分布图，见图 1-4-2。潜伏期分布图，见图 1-4-3。其中，最短潜伏期：30min；最长潜伏期：150min；平均潜伏期：56.1min；中位数：50min；众数：50min；全距：120min；标准差：25min；95%观察值范围：49～63.2min。

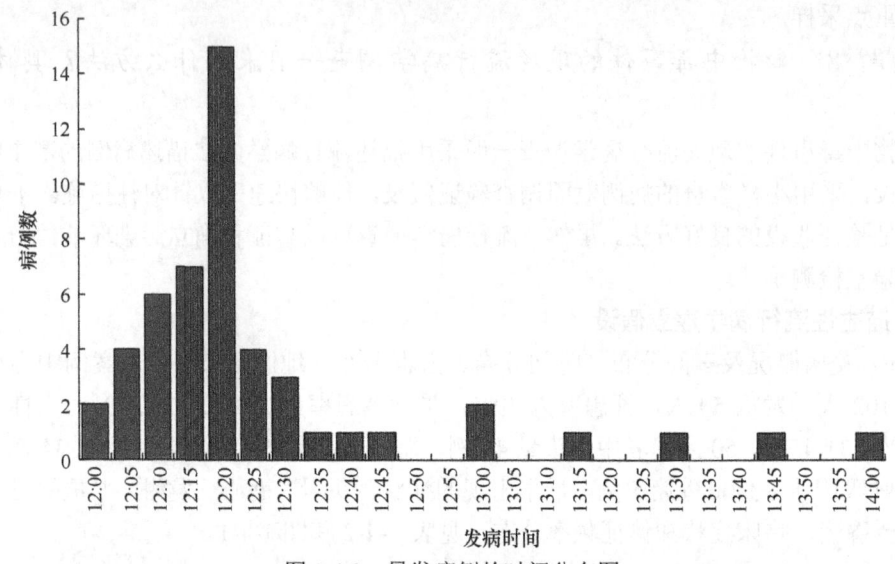

图 1-4-2　暴发病例的时间分布图

（3）根据症状和潜伏期信息初步进行鉴别诊断：临床特征中明显缺乏肌痛、寒战、腹泻、发热，不符合侵袭性病原体引起的感染。由于无皮肤病学和神经病学的症状，因此由鱼类、贝类、蘑菇类引起中毒的可能性较小。根据潜伏期数据，结合口唇、指甲发绀，比较符合亚硝酸盐中毒或者含氰苷果核仁及银杏中毒的特点，由此提出假设。

2. 分析性流行病学验证假设　可疑餐次的确定（队列研究）：对相关人员进行流行病学调查发现，吃午餐的 78 人中有 50 人发病，罹患率为 64.10%；未吃午餐的 15 人中有 1 人发病，罹患率为 6.70%，计算 RR=9.6、95%CI（1.44～64.34），由此可见疾病明显与午餐相关。

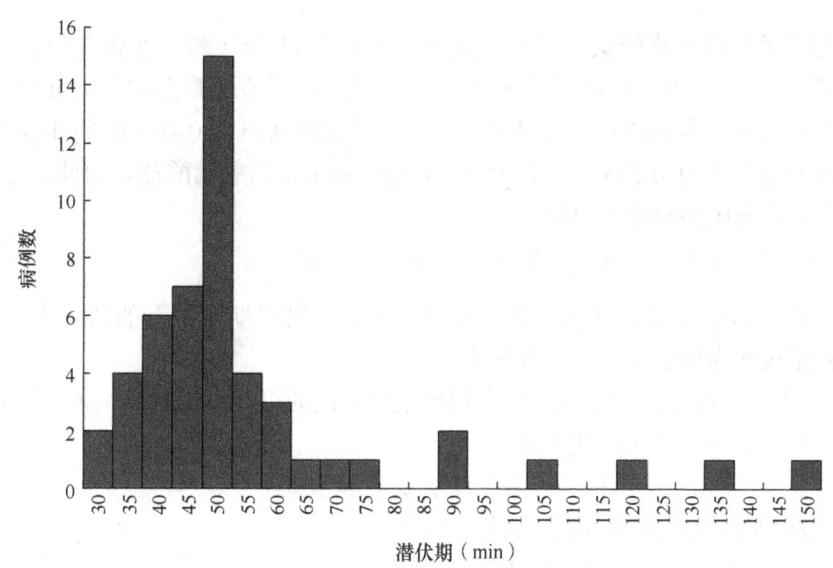

图 1-4-3　暴发病例的潜伏期分布图

根据表 1-4-3 的关联强度判断标准对表 1-4-4 的食用不同食物的就餐者罹患率分析认为，蒜泥猪手、酱牛肉是最有可能的元凶。吃蒜泥猪手、酱牛肉的人罹患率高，不吃的人罹患率低。其中 1 例患者否认吃过蒜泥猪手或酱牛肉，可能是患者回答有误（如忘记或有目的地否定）或者记录错误，也可能是不相关的病例。

表 1-4-3　关联强度判断标准

RR 值	联系强度	RR 值	联系强度
1.0~1.1	无	3.0~9.0	强
1.2~1.4	弱	>10	很强
1.5~2.9	中等		

表 1-4-4　食用不同食物的就餐者罹患率分析

食物	食用某食物的人群 发病	未发病	罹患率	未食用某食物的人群 发病	未发病	罹患率	卡方值	P 值	RR	95%CI
蒜泥猪手	48	12	80.0%	2	16	11.1%	28.56	<0.01	7.20	1.90~26.80
酱牛肉	47	16	74.6%	3	12	20.0%	15.70	<0.01	3.73	1.30~10.40
海带丝	38	24	61.3%	12	4	75.0%	1.04	0.31	0.82	0.58~1.20
海蜇头	26	17	60.5%	24	11	68.6%	0.55	0.46	0.88	0.63~1.20
香椿豆腐	25	11	69.4%	25	17	59.5%	0.83	0.36	1.20	0.84~1.40
松仁菠菜	33	18	64.7%	17	10	63.0%	0.02	0.88	1.03	0.72~1.50
水果沙拉	17	12	58.6%	33	16	67.3%	0.60	0.44	0.87	0.61~1.30
清拌南瓜丝	19	14	57.6%	31	14	68.9%	1.06	0.30	0.84	0.59~1.20
油焖大虾	43	25	63.2%	7	3	70.0%	0.17	0.68	0.90	0.58~1.40
清蒸偏口鱼	43	20	68.3%	7	8	46.7%	2.45	0.12	1.46	0.83~2.60
葱爆羊肉	32	22	59.3%	18	6	75.0%	1.79	0.18	0.79	0.57~1.10
清蒸螃蟹	45	25	64.3%	5	3	62.5%	0.01	0.92	1.03	0.59~1.80

3. 实验室检测进一步确认　实验室检测各类样品 60 份（剩余食品 27 份，食品原料 11 份，患者呕吐物 17 份，其他样品 5 份），6 份蒜泥猪手亚硝酸盐含量为 0.62~0.85g/kg（国家卫生标准限量为 0.03g/kg），4 份酱牛肉亚硝酸盐含量为 0.46~0.74g/kg，17 份患者呕吐物亚硝酸盐含量为 0.235~0.417g/kg，其他样品未检出亚硝酸盐。由此，进一步确认本次食物中毒为亚硝酸盐中毒引起。

问题 9　如何进行食物中毒的诊断？

食物中毒的诊断要以流行病学调查资料、患者的潜伏期及中毒的特有表现为主要依据，以实验室检测为确定中毒的病因依据。

（1）中毒患者在相近的时间内均食用过某种共同的可疑中毒食品，未食用者不发病。停止食用该种食品后，发病很快停止。

（2）同一起食物中毒事件的患者临床表现基本相似。

（3）潜伏期较短，发病急剧，病程亦较短。

（4）通常无人与人之间的直接传染。

（5）从中毒食品和中毒患者的生物样品中检出能引起与中毒临床表现一致的病原。

（6）食物中毒的确定应尽可能有实验室诊断资料，由于采样不及时、已用药或者其他技术、学术上的原因而未能取得实验室诊断资料时，可判定为原因不明食物中毒，必要时可由 3 名副主任医师以上的食品卫生医师进行评定。

问题 10　如何进行食物中毒患者的应急处理、中毒现场的处理及事件的善后处理？

1. 中毒患者的应急处理　加速排出体内的毒物，阻滞毒物的吸收和降低其毒性，给予特殊解毒药物，根据不同的症状予以相应的对症治疗。及时催吐、洗胃、导泻，彻底地排出胃肠内的食物，食物通过胃后进行导泻、灌肠。具体应急措施如下：

（1）排出毒物（催吐、洗胃、导泻）：①催吐可排出残留在胃内的毒物，多在中毒后不久，毒物尚未吸收时采取。催吐时患者必须清醒，昏迷患者不宜催吐。常用催吐方法有：用筷子等机械性刺激咽喉部；口服催吐剂，如温盐水、硫酸铜、硫酸锌等。②洗胃是对中毒患者减少毒物吸收最好的措施，经口摄入中毒食物 6h 以内均应洗胃，尤其在 1h 内洗胃效果最好。③导泻：常用硫酸镁（50%）液 40~50ml 或硫酸钠（25%）液 30~60ml 口服或洗胃后灌入。

（2）对症处理：对食物中毒患者的非特异性症状给予对症治疗，如补充液体、纠正电解质紊乱、护胃处理、如有发热可口服退热药物等。

（3）特殊处理：对有特效解毒剂的中毒，要立即给予相应特效解毒剂。例如，对感染型中毒患者要给予抗生素等；对金属中毒要给予特殊解毒剂如二巯基丙醇；有机磷中毒给予解磷定等治疗。

2. 中毒现场处理

（1）细菌性食物中毒现场处理：对引起中毒的固体剩余食物，要煮沸 15~30min；液体食物可用漂白粉消毒后废弃。炊具、食具、抹布、食品容器、加工冷藏设备和工具等可煮沸 15~30min，也可以用氯制剂等消毒剂消毒；菜板等可用刀刮去面层或沟、缝隙中的污物后，再用消毒剂消毒。厨房地面、墙壁也要用消毒液消毒。

（2）化学性食物中毒现场处理：对中毒食品或引起中毒的有毒动植物应全部深埋。将有毒物质可能污染的食品容器、设备、工具和包装物等要进行彻底的清除处理。

（3）病原携带者的处理：对急性传染病的食品生产经营人员和病原携带者，要调离接触食品的工作岗位。

3. 善后处理 立即追回已售出的感染或中毒食品，并对所有感染或中毒食品视不同性质进行深埋、消毒、销毁等无害化处理，对有使用价值的（如用工业乙醇制造的酒）可作工业用，对感染或中毒场所包括工具、设备均要进行全面严格的清洗消毒。根据相关法律法规，对肇事单位采取责令停止生产经营、销毁导致食物中毒的食品、没收违法所得、罚款等行政处罚措施，对制售有毒有害食品致人死亡等触犯刑法的，还要追究刑事责任。

问题11 请结合上述问题的讨论，绘制食物中毒的调查处理程序示意图见图1-4-4。

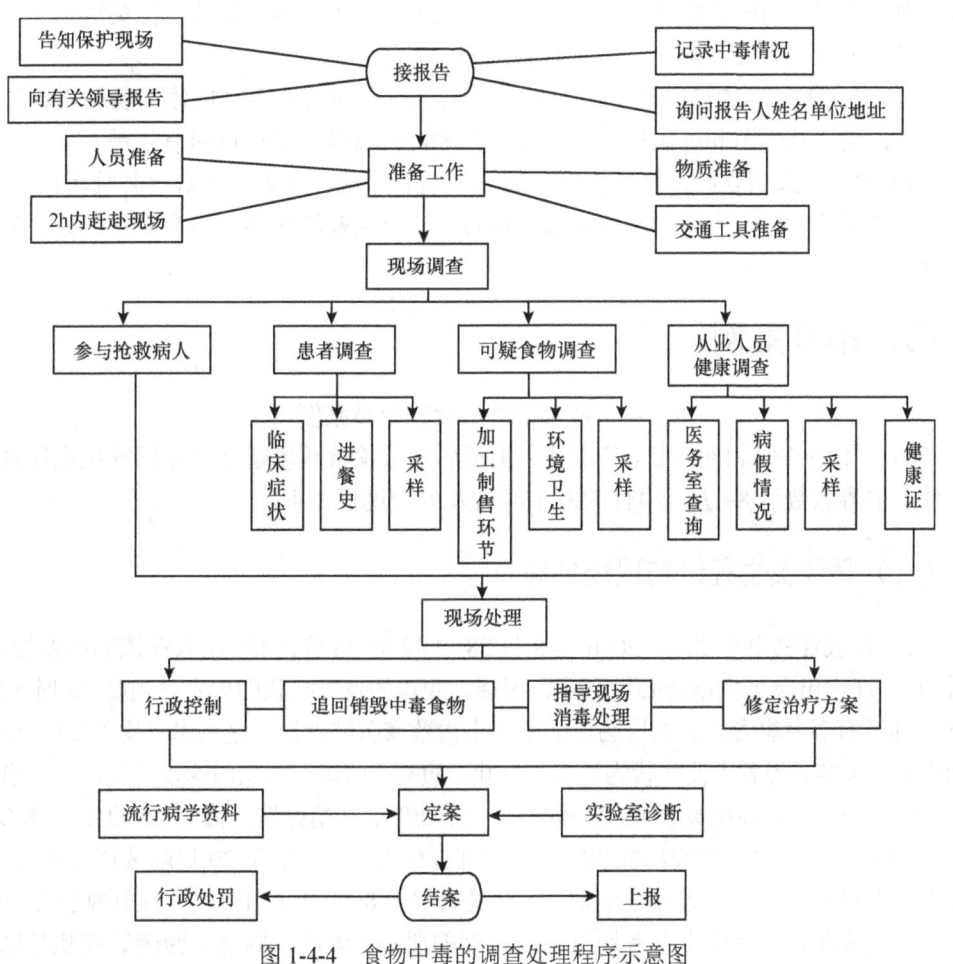

图1-4-4 食物中毒的调查处理程序示意图

问题12 如何有效预防食物中毒的发生？

（1）要选择新鲜的食品，尽量不生食动物源性食品；不食用野外拣拾的水产品、蘑菇和野菜；不食用病死的畜禽和腐败变质的食品及超过保质期的食品。

（2）不购置食用不明的食品，慎用无标签和小摊贩的未经检疫食品，应购买经过工商监管检验合格的食品；买回的蔬菜要充分浸泡、反复清洗后烹调食用。

（3）食品要充分加热煮透灭菌，尤其是动物性食品最易被微生物污染，要彻底杀灭病原菌后再食用；出锅卤制品应尽快食用或冷藏，以免细菌污染、繁殖；冷藏、隔夜食物，以及豆类食品（如菜豆等）必须蒸熟煮透食用。

（4）食物现吃现做；夏秋季不要吃在室温下存放超过2h的食品。

（5）剩余食品应妥善存放，但也不能让食品在冰箱内无限期保存，低温下有些微生物也能缓慢繁殖；存放的熟食在食用前必须重新加热灭菌。

（6）保持厨房或食品加工场所卫生，制作和贮存食物要生熟分开；制作凉菜的原料应新鲜、卫生，刀、案板等炊具要洗烫干净；厨房应有通风、冷藏、洗涤、消毒和污水排放等条件，设备、容器、抹布等厨房和餐饮用品要经常清洗和消毒。

（7）食品加工者必须保持个人卫生，加工食品前和每次操作间隙都必须洗手，处理生鱼、肉、禽和上厕所后必须洗手才能处理其他食品；患有肠道及其他传染病和皮肤化脓性感染者，禁止从事食品加工、销售与餐饮相关工作。

（8）消费者应养成良好的卫生习惯，做到饭前、便后洗手；集体进餐要实行分菜制或用公筷；夏、秋季节和外出用餐时，吃海鲜和冷鲜食品，最好同时食用醋、蒜。

（9）食品要妥善保存，严防发霉、腐烂变质和老鼠、苍蝇、蟑螂等叮咬污染。

（10）要注意有毒有害物品的存放，消毒剂、灭鼠药等必须远离食品存放处，防止误用误食。

四、拓展案例

——某大型酒店食物中毒案例

2006年8月28日和29日，某市某大型酒店连续承接两场婚宴且先后发生集体食物中毒事件，中毒人数达89人，事件的发生经过及处理过程如下。

（一）事件发生经过与现场处理

（1）首次食物中毒情况：2006年8月28日12时38分，450余人在该酒店参加婚宴。餐后16时许，出现1例以恶心、呕吐、腹痛、腹泻为首发症状的患者。当晚20时～29日13时，陆续有多名患者以急性胃肠道症状在市内数家医院就诊，这些患者均于28日中午在该酒店参加婚宴。患者主要症状为恶心、呕吐、腹痛、腹泻，医院门诊以"泄泻""食物中毒"收治。中毒患者经抗炎、解痉、补液等治疗处理后病情好转。截至28日中午就诊人数已达34人，其中5名患者腹泻症状较重。大部分患者经治疗后于29日陆续痊愈回家。

调查人员对中毒患者进行个案调查，首发病例于8月28日16时左右出现恶心、呕吐、腹痛、腹泻症状，所有中毒患者均有不同程度的恶心、呕吐、腹痛、腹泻等症状且以腹泻为主要症状；少数患者同时伴有发热、头痛、头昏等症状。当餐食谱为四色凉碟、卤菜拼盘、肥牛锅仔、东坡肉、白灼虾、红烧武昌鱼、烧鹅、松仁玉米、红油牛腩煲、粉蒸酥肉、水煮毛血旺、橄榄蒸鸡蛋、山药鸡汤、酸辣藕条、米酒汤圆、炒小白菜、米饭、小馒头、白酒、饮料等。中毒患者的进食菜肴品种不尽一致，但大多数中毒患者吃的共同食物为肥牛锅仔、四色凉碟、卤菜拼盘。调查人员在该酒店现场检查发现，该店已没有当餐剩余菜肴，对其操作间的加工环境、工具和容器进行了无菌采样。调查过程中，婚宴主人将其于28日中午在该酒店打包带回的9种剩余菜肴原样送交给调查组以供检验。

28日22时许，调查人员现场检查该酒店的操作间，发现存在以下突出的卫生问题：操作间面积与餐厅面积的比例不相适应，布局不合理，杂物较多。凉菜间约12m^2，无专用的清洗、消毒设施，墙壁、地面、操作台等处蟑螂较多，一个视野可见4~5只蟑螂；盛放皮蛋的塑料盒没有盖子，盒内发现一只蟑螂。冰柜内生食品与熟食品、成品与半成品未分开存放。操作间发现一只老鼠，操作台上发现两只蟑螂。地漏内积有剩饭剩菜、污物未及时清理。卫生执法人员当场做了现场检查笔录并发出卫生监督意见书，责令该店立即整改。

调查组把现场采集的患者呕吐物、排泄物及婚宴主人带回的9种当餐剩余食物（肥牛锅仔、炒小白菜、粉蒸酥肉、猪舌头、红烧武昌鱼、白灼虾、红油牛腩煲、东坡肉、烧鹅）送检验室检验。29日上午，市疾病预防控制中心调查组根据现场流行病学和卫生学调查及患者潜伏期、临床症状等特点，结合医院用抗炎、解痉、输液支持治疗的效果较好，患者恢复较快，初步确定为细菌性食物中毒，中毒患者为34人。

29日上午，调查组人员及时采取措施下达了《卫生行政控制决定书》，根据《中华人民共和国食品卫生法》（2009年已修改为《中华人民共和国食品安全法》）第三十七条、《食物中毒事故处理办法》第十一条第二款的规定，对该酒店的餐饮操作间进行停业控制，并责令其立即停业整顿，对操作间进行彻底的改造，完善相应卫生防护设施和消毒设施，灭鼠、灭蟑螂，开展搬家式清洁卫生。10时许，卫生执法人员到达该酒店送达了《卫生行政控制决定书》，由该酒店执行经理签收。但是该酒店负责人辩称已承接了29日中午的一场婚宴，参加宴席的客人于上午11时左右正陆续进入该酒店餐厅准备就餐，来不及更改婚宴地点，因此，该酒店未能按照《卫生行政控制决定书》采取立即停业整改措施，为第二次食物中毒埋下了祸患。

（2）第二次食物中毒情况：2006年8月29日12时，该酒店承接的第二场婚宴开始，500余人在该酒店参加婚宴，餐后16时许，出现1例以恶心、呕吐、腹痛、腹泻为首发症状的患者。截至30日17时，市区数家医院共接诊55名29日中午在该酒店就餐的腹泻患者。患者主要症状为恶心、呕吐、腹痛、腹泻，医院以"急性胃肠炎""食物中毒"收治。中毒患者经抗炎、解痉、补液等治疗处理后病情好转。30日17时许，3名腹泻症状较重的患者经治疗后病情好转，其他患者已治愈回家。

中毒患者首发病例于8月29日16时许出现恶心、呕吐、腹痛、腹泻症状，55名中毒患者的症状与28日中毒患者的临床症状相似，当餐食谱与28日中午的食谱基本相同，大多数中毒患者吃的共同食物为肥牛锅仔、四色凉碟、卤菜拼盘。对该酒店现场调查发现，该店操作间的卫生没有整改到位，在调查过程中，参加婚宴的一名客人将其29日中午在该酒店打包带回的7种剩余的混合菜肴送交给调查组以供检验。调查人员对该酒店的操作间加工环境、工具和容器进行了无菌采样，样品由检验人员带回检验。30日上午，调查组人员根据现场流行病学和卫生学调查以及患者临床特点初步确定为细菌性食物中毒，中毒患者为55人。调查组卫生监督人员立即采取了以下措施：酒店立即停业整顿。30日上午，卫生监督人员到现场监督《卫生行政控制决定书》的执行并督办该酒店对操作间进行彻底整改。医院对后续病例和尚未出院的患者积极开展治疗。

（二）实验室检验结果

经对 28 日现场采集的患者呕吐物和排泄物、婚宴主人送检的 9 种当餐剩余食物、操作间物体表面样品、29 日参加婚宴的一名客人带回的 7 种当餐剩余食物等样品进行检验，从 4 例患者粪便及 3 份剩余食物样品中检出致病性大肠埃希菌，其余样品中未检出可疑致病菌。

（三）鉴定结论

依据《中华人民共和国食物中毒诊断标准及技术处理总则》，此次事故的中毒患者在相近的时间内（28 日中午和 29 日中午）均有共同就餐史、潜伏期较长，临床表现以腹痛、腹泻为主要症状，医院判断为食物中毒、急性胃肠炎，并以抗炎、对症治疗后患者很快痊愈，实验室对患者粪便检出致病性大肠埃希菌，同时对该酒店现场卫生学调查发现的操作间存在的卫生问题等情况，足以说明此次中毒事故的因果关系，流行病学及临床表现等均符合细菌性食物中毒特点，经该市 5 名副主任医师以上的食品卫生专家讨论分析，一致确定先后两次中毒事件为细菌性食物中毒。

（四）事故原因分析

（1）酒店卫生管理混乱、操作间内环境脏乱差：卫生监督员当晚在中毒现场检查看到，操作间内的"四害"密度高，环境"脏、乱、差"，冰箱内生熟混放，盛装熟食品的容器置于地面且未加盖等现象，说明该酒店卫生管理混乱是造成食品污染的重要因素之一。

（2）酒店的餐厨比例失调，操作间面积与接待能力不适应：该酒店操作间面积较小，在约 300m^2 面积的操作间内，设置多种菜系的加工区域 2 处，凉菜间狭小，面积合计约 12m^2 以内。而该酒店的餐厅面积约 1200m^2，包间及大厅可接纳 100 余桌客人。加工、备餐能力有限，厨房超负荷运转，每餐婚宴在 50 桌左右，加之零餐宴席约 50 桌，接待量达到饱和状态。在操作过程中由于凉菜间的面积狭小，50 余桌婚宴凉菜根本没有足够的空间摆放，凉菜盘上下垒放在一起，加工后的熟食品由于没有充足的空间存放而叠放在一起，极易造成微生物污染。

（3）操作间环境温度过高是致病菌生长繁殖的重要因素：经对现场卫生学调查发现，该酒店操作间温度高、湿度大（28 日、29 日气温分别达 37℃、38℃），凉菜间面积小，设置布局不合理，凉菜间外的热源多（各种煨汤、蒸煮锅、煎烤等菜系的炉灶分布在凉菜间周围），操作间内的实际温度远远高出当日室外气温，极易造成病菌大量繁殖。

（4）卫生监管不力，未及时消除卫生安全隐患：该酒店存在卫生管理混乱、布局不合理、凉菜间面积与接待能力不相适应、"四害"密度高等卫生隐患，责任监督员在日常监管中未能及时督促该单位对卫生问题进行整改。

请对上述案例进行分析讨论并回答下列问题：

问题 1　该事件是否属于食物中毒？依据是什么？是哪类食物中毒？

问题 2　常见的细菌性食物中毒有哪些？发生细菌性食物中毒的原因是什么？

问题 3　如何有效预防细菌性食物中毒的发生？

问题 4　请分析本案例食物中毒发生的具体原因？

问题5　请针对本案例设计一个现场调查方案。

问题6　根据我国现行的《中华人民共和国食品卫生法》相关规定，该酒店有哪些违法、违规行为，应进行哪些处罚？

附录4
食品安全事故流行病学个案调查表（仅供参考）

一、基本情况

被调查人（或监护人）姓名：_____　性别：____　年龄：____　居住地址：_____

工作单位名称：_____　工作单位地址：_____

联系电话：_____　调查时间：____年__月__日__时__分（24h制）

二、症状和体征

1.首发症状：_____　首发症状出现时间：____月__日__时__分（24h制）

2.临床表现

（1）一般症状和体征（在□上打√或具体描述）

□神志　□体温_____℃　是否伴有：□畏寒　□寒战　□头晕　□头痛　□咳嗽
其他（具体）_____

（2）消化道症状和体征（在□上打√或具体描述）

□恶心

□呕吐____次/天　呕吐物数量____性状____是否伴有：□咽部烧灼感或刺激感

□腹痛部位：□上腹部　□脐周　□下腹部　其他____

□腹泻____次/天　□稀便　□黏液便　□水样便　□脓血便　其他_____

□腹泻伴有腹痛：□绞痛　□阵痛　□隐痛　□里急后重，其他____

（3）其他症状和体征（在□内打√）

□抽搐　□晕眩　□视物模糊　□昏迷　□言语困难　□吞咽困难　□呼吸困难
□口腔金属味　□癫痫　□复视　瞳孔变化（□扩大　□固定　□收缩）□黄疸
□颜面潮红　□淋巴结肿胀　□颈部关节僵硬　□脱水　□发绀____部位
□皮肤出血点　□皮肤充血点　□色素沉着　□多汗　□血压异常数值____/mmHg

（4）其他症状　具体说明：_____

（5）上述症状出现的先后顺序：_____

三、相关信息

1. 周围人员(包括同事、家庭成员等)是否有类似症状　□否　□是____人
具体为：_____□不清楚

2. 共同就餐者是否有类似症状情况　□否　□是____人，具体为：____□不清楚

3. 发病前是否接触过类似症状的人　□否　□是，具体为：____□不清楚

4. 近期旅游或出差情况：_____

5. 宠物饲养情况：_____

6. 饮水情况：_____

7. 其他：_____

四、治疗情况

1. 是否接受治疗 □否 □是 就诊机构名称：_____，临床诊断：____
2. 用药情况（药物名称、剂量及用药时间）：_____
3. 自行服药（药物名称、剂量及用药时间）：_____

五、临床检验结果（包括血、尿、便常规，生化等临床检验结果）

序号　　　检验项目　　　　　　　　　　　检验结果

1. _____　　_____
2. _____　　_____
3. _____　　_____

六、进食情况调查（附表3）

附表3　发病前72h内摄入食品调查表（自发病时间向前推72h）

进食情况	发病当天（　月　日）						发病前一天（　月　日）						发病前两天（　月　日）					
	早餐		午餐		晚餐		早餐		午餐		晚餐		早餐		午餐		晚餐	
	种类	数量	种类	数量	种类	数量	种类	数量	种类	数量	种类	数量	种类	数量	种类	数量	种类	数量
食物名称及数量																		
时间																		
来源																		
用餐场所																		

其他可疑食品（包括加餐或零食）：_____，来源：_____
进食时间：_____　进食场所：_____　数量：_____
被调查人（及其监护人）签字：_____　　年____月____日
调查人签字：_____、　　　　　　　　　年____月____日

实习五 大气污染事件案例讨论

一、实习目的

掌握大气污染的相关概念、特点及分类，掌握大气污染对人体健康、气候环境及动植物的危害；了解大气污染的常见成因及主要污染物种类；熟悉大气污染的防治措施。

二、实习内容

1. 大气污染的概念、特点及分类。
2. 大气污染的主要成因及污染物种类。
3. 大气污染的来源及污染源分类。
4. 大气污染对生态环境及人体健康可能的危害。
5. 大气污染物的防治措施。

三、实习案例

——日本"四日市哮喘"事件

日本四日市，位于日本东部伊势湾海岸，原有人口 25 万人，主要是纺织工人。由于四日市近海临河，交通方便，又是京滨工业区的大门，日本垄断资本看中了四日市是发展石油工业的好地方。1955 年利用战前海军燃料厂旧址建成第一座炼油厂，从而奠定了这一地区的石油化学工业基础，后来，这个所谓的"石油联合企业之城"成了日本石油工业四分之一的重要临海工业区。市内工业主体部分是盐滨地区和午起地区的联合企业。午起地区是在四日市北部填海造地形成的工业区，建有电厂和午起联合企业。在石油联合企业周围，又挤满了三菱油化等十多个大厂和一百多个中小企业。于是四日市成为噪声震耳、臭水横流、乌烟瘴气的公害严重城市。

1956 年，石油工业含酚废水排入伊势湾，使附近水产发臭不能食用。但最严重的还是大气污染。石油冶炼和工业燃油（高硫重油）产生的废气，使整座城市终年黄烟弥漫。全市工厂粉尘、二氧化硫年排放量达 13 万吨。大气中二氧化硫浓度超出标准 5~6 倍。在四日市上空 500m 厚度的烟雾中飘着多种有毒气体和有毒铝、锰、钴等重金属粉尘。重金属微粒与二氧化硫形成烟雾，吸入肺中可导致癌症并逐步削弱肺部排除污染物的能力，形成支气管炎、支气管哮喘以及肺气肿等呼吸道疾病。随着污染的日趋严重，支气管哮喘患者显著增加，这种情况引起各界广泛注意，人们遂开始探索致喘原因。四日市医师会调查资料显示，患支气管哮喘的人数在严重污染的盐滨地区比非污染的对照区多 2~3 倍。

发生支气管哮喘的原因一般有家族基因和对室内尘埃过敏两个因素。家族史调查和室内尘埃提取液皮内试验的结果都表明，污染区患者检出的阳性率低于对照区的患者。这说明室内尘埃和基因，不是四日市支气管哮喘高发的致喘因素。另外，新患者一旦脱离大气污染环境，就能取得良好的疗效，从而推断局部的大气污染是主要的致喘因素。后来的观察又发现,支气管哮喘患者的发病和症状的加重都与大气中二氧化硫的浓度呈现明显的相关关系,进而确定二氧化硫是致喘的原因。由于这种公害病最早发生在日本四日市,在疾病症状中尤以支气管哮喘最为突出,故被定名为"四日市哮喘"。

1961年,四日市哮喘病大发作;1964年连续3天浓雾不散,严重的哮喘病患者开始死亡;1967年,一些哮喘病患者不堪忍受痛苦而自杀;到1970年,四日市哮喘病患者达到500多人,其中有十多人在哮喘病的折磨中死去,实际患者超过2000人;1972年全市共确诊哮喘病患者达817人。后来,日本各大城市普遍使用工业燃油,致使四日市哮喘病蔓延全国,如千叶、川崎、横滨、名古屋、水岛、岩国、大分等几十个城市及地区都有哮喘病在蔓延。据日本环境厅统计,到1972年为止,日本全国的四日市哮喘病患者多达6376人。

请对上述案例进行分析讨论并回答下列问题:

问题1 何谓大气污染?大气污染的类型和常见原因有哪些?

1. 大气污染的概念 大气污染通常是指由于人类活动和自然过程引起某种物质进入大气中,呈现出足够的浓度,达到了足够的时间并因此而危害了人体的舒适、健康和福利或危害了环境的现象。环境空气中污染物浓度限值见附表4、附表5。

2. 大气污染的类型 按污染的范围,大气污染可分为四类。

(1) 局部地区大气污染:如某个工厂烟囱排气所造成的直接影响。

(2) 区域性大气污染:如工矿区及其附近地区的污染,或整个城市的大气污染。

(3) 广域性大气污染:是指更广泛地区、更广大地域的大气污染,在大城市及大工业带可以出现这种污染,最主要的污染是酸雨。

(4) 全球性大气污染:指跨国界乃至涉及整个地球大气层的污染,如温室效应、臭氧层破坏等。

按大气污染的成因可分为:工业性污染、农业性污染、交通性污染和生活性污染。

问题2 大气污染物的主要来源有哪些?污染源可分为哪些类别?

1. 大气污染物的主要来源 造成大气污染的污染物,从来源看,主要有以下几个方面:

(1) 燃料燃烧:火力发电厂、钢铁厂、炼焦厂等工矿企业的燃料燃烧,各种工业窑炉的燃料燃烧以及各种民用炉灶、取暖锅炉的燃料燃烧均向大气排放大量污染物。燃烧排气中的污染物组分主要是一氧化碳、二氧化硫、氮氧化合物、颗粒物和有机化合物。

(2) 工业生产过程:化工厂、石油炼制厂、钢铁厂、焦化厂、水泥厂等各种类型的工业企业,在原材料及产品的运输、粉碎以及由各种原料制成成品的过程中,都会有大量的污染物排入大气中,由于工艺、流程、原材料及操作管理条件和水平的不同,所排放污染物的种类、数量、组成、性质等差异很大。这类污染物主要有粉尘、碳氢化合物、含硫化合物、含氮化合物以及卤素化合物等多种污染物。

(3) 农业生产过程:对大气的污染主要来自农药和化肥的使用。有些有机氯农药如双对氯苯基三氯乙烷,施用后能在水面悬浮,并同水分子一起蒸发而进入大气;氮肥在施用后,可直接从土壤表面挥发成气体进入大气;而以有机氮或无机氮进入土壤内的氮肥,在土壤微生物作用下可转化为氮进入大气,从而增加了大气中氮氧化合物的含量。此外,稻田释放的甲烷,也会对大气造成污染。

（4）交通运输：各种机动车辆、飞机、轮船等均排放有害废物到大气中。由于交通运输工具主要以燃油为主，因此主要的污染物是碳氢化合物、一氧化碳、氮氧化合物、含铅污染物、苯并芘等。排放到大气中的这些污染物，在阳光照射下，有些还可经光化学反应，生成光化学烟雾，因此它也是二次污染物的主要来源之一。

2. 大气污染源的分类（图1-5-1）

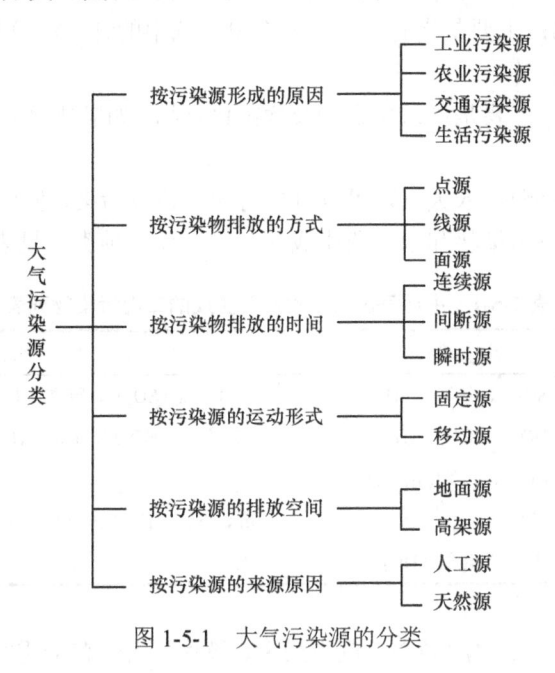

```
                                          ┌── 工业污染源
                         按污染源形成的原因 ──┤── 农业污染源
                                          ├── 交通污染源
                                          └── 生活污染源

                                          ┌── 点源
              按污染物排放的方式 ───────────┤── 线源
                                          └── 面源

大气                                       ┌── 连续源
污染 ──────  按污染物排放的时间 ─────────────┤── 间断源
源分                                        └── 瞬时源
类
                                          ┌── 固定源
              按污染源的运动形式 ───────────┤
                                          └── 移动源

                                          ┌── 地面源
              按污染源的排放空间 ───────────┤
                                          └── 高架源

                                          ┌── 人工源
              按污染源的来源原因 ───────────┤
                                          └── 天然源
```

图1-5-1 大气污染源的分类

问题3 大气常见主要污染物有哪些？

1. 颗粒污染物 进入大气的固体粒子和液体粒子均属于颗粒污染物。颗粒污染物主要包括：

（1）尘粒：一般是指粒径>75μm的颗粒物。这类颗粒物，由于粒径较大，在气体分散介质中具有一定的沉降速度，因而易于沉降到地面。

（2）粉尘：在固体物料的输送、粉碎、分级、研磨、装卸等机械过程中产生的颗粒物，或由于岩石、土壤的风化等自然过程中产生的颗粒物，悬浮于大气中称为粉尘，其粒径一般<75μm。在这类颗粒物中，粒径>10μm，靠重力作用能在短时间内沉降到地面者，称为降尘；粒径<10μm，不易沉降，能长期在大气中飘浮者，称为飘尘。

（3）烟尘：在燃料的燃烧、高温熔融和化学反应等过程中所形成的颗粒物，飘浮于大气中称为烟尘。烟尘的粒子粒径很小，一般均<1μm。它包括了因升华、焙烧、氧化等过程所形成的烟气，也包括了燃料不完全燃烧所造成的黑烟以及蒸汽的凝结所形成的烟雾。

（4）雾尘：小液体粒子悬浮于大气中的悬浮体的总称。这种小液体粒子一般是由于蒸汽的凝结，液体的喷雾、雾化以及化学反应过程所形成，粒径<100μm。水雾、酸雾、碱雾、油雾等都属于雾尘。

（5）煤尘：燃烧过程中未被燃烧的煤粉尘、煤码头及露天煤矿的煤扬尘等。

2. 气态污染物 以气体形态进入大气的污染物称为气态污染物。气态污染物种类极多，按其对大气环境的危害大小，有 5 种主要类型的气态污染物。

(1) 含硫化合物：主要指二氧化硫（SO_2）、三氧化硫（SO_3）和硫化氢（H_2S）等，其中二氧化硫的含量最多，危害也最大，是影响大气质量的最主要的气态污染物。

(2) 含氮化合物：最主要的是一氧化氮（NO）、二氧化氮（NO_2）、氨气（NH_3）等。

(3) 碳氧化合物：主要是一氧化碳（CO）和二氧化碳（CO_2）。

(4) 碳氢化合物：主要是指有机废气。有机废气中的许多组分构成了对大气的污染，如烃、醇、酮、酯、胺等。

(5) 卤素化合物：主要是含氯化合物及含氟化合物，如氯化氢（HCl）、氟化氢（HF）、四氟化硅（SiF_4）等。

气态污染物从污染源排入大气，可以直接对大气造成污染，同时还可以经过反应形成二次污染物。主要气态污染物和由其所生成的二次污染物种类，见表 1-5-1。

表 1-5-1　主要气态污染物及其生成的二次污染物列表

污染物	一次污染物	二次污染物
含硫化合物	二氧化硫（SO_2）、硫化氢（H_2S）	三氧化硫（SO_3）、硫酸（H_2SO_4）、硫酸盐（MSO_4）
含氮化合物	一氧化氮（NO）、氨气（NH_3）	三氧化氮（NO_3）、硝酸（HNO_3）
碳氧化合物	一氧化碳（CO）、二氧化碳（CO_2）	无
碳氢化合物	$C_1 \sim C_{10}$ 化合物	醛、酮、过氧乙酰硝酸酯、臭氧（O_3）
卤素化合物	氯化氢（HCl）、氟化氢（HF）	无

3. 二次光污染物　二次污染物中危害最大、最受到人们普遍重视的是光化学烟雾。化学烟雾主要有如下类型：

(1) 伦敦型烟雾：大气中未燃烧的煤尘、二氧化硫，与空气中的水蒸气混合并发生化学反应所形成的烟雾，也称为硫酸烟雾。

(2) 洛杉矶型烟雾：汽车、工厂等排入大气中的含氮化合物或碳氢化合物，经光化学作用所形成的烟雾，也称为光化学烟雾。

(3) 工业型光化学烟雾：如在我国兰州西固地区，氮肥厂排放的氮氧化合物（NO_x）、炼油厂排放的碳氢化合物，经光化学作用所形成的光化学烟雾。

问题 4　大气污染可造成哪些危害？

1. 对人体健康的危害　大气污染物对人体的危害是多方面的，主要表现为呼吸道疾病与生理功能障碍，以及眼、鼻等黏膜组织受到刺激而患病。大气污染对人的危害大致可分为急性中毒、慢性中毒、致癌/致畸形/致突变三种。

(1) 急性中毒：空气中的污染物浓度较低时，通常不会造成人体急性中毒，但在某些特殊条件下，如工厂在生产过程中出现特殊事故，大量有害气体泄漏外排，外界气象条件突变等，便会引起人群的急性中毒。例如，印度博帕尔农药厂异氰酸甲酯泄漏，直接危害人体，导致了 25 000 人丧生，十多万人受害。

(2) 慢性中毒：大气污染对人体健康的慢性毒害作用，主要表现为污染物质在低浓度、长时间的连续作用于人体后，出现患病率升高等现象。

（3）致癌/致畸形/致突变作用：这是长期影响的结果，是由于污染物长时间作用于机体，损害体内遗传物质，引起突变，如果生殖细胞发生突变，使后代机体出现各种异常，称为致畸作用；如果引起生物体细胞遗传物质和遗传信息发生突然改变，又称致突变作用；如果诱发肿瘤，则称为致癌作用。

2. 对动植物的危害 大气污染物，尤其是二氧化硫、氟化物等对植物的危害十分严重。当污染物浓度很高时，会对植物产生急性危害，使植物叶表面产生伤斑，或者直接枯萎脱落；当污染物浓度不高时，会对植物产生慢性危害，使植物叶片褪绿，或者表面上看不见什么危害症状，但植物的生理功能已受到影响，造成植物产量下降，品质变坏。动物也可能因吸入受污染的空气或食用含大气污染物的食物而发病或死亡。

3. 对气候环境的危害

（1）减少到达地面的太阳辐射量：从工厂、发电站、汽车、家庭取暖设备向大气中排放的大量烟尘微粒，使空气变得非常浑浊，遮挡了阳光，使到达地面的太阳辐射量减少。大气污染严重的城市，天天如此，就会导致人和动植物因缺乏阳光而生长发育不好。

（2）改变降水分布：从大工业城市排出来的微粒，其中有很多具有水汽凝结核的作用。因此，当大气中有其他一些降水条件与之配合的时候，就会出现降水天气。在大工业城市的下风地区，降水量更多。大气污染也可能导致降水的条件无法形成或者需要更长的时间才能将空气中的水分转化成降水，从而造成局部地区降水减少。

（3）酸性降水（酸雨）：有时候，从天空落下的雨水中含有硫酸。这种酸雨是大气中的污染物二氧化硫经过氧化形成硫酸，随自然界的降水下落形成的。硫酸雨能使大片森林和农作物毁坏，能使纸制品、纺织品、皮革制品等腐蚀破碎，能使金属的防锈涂料变质而降低保护作用，还会腐蚀污染建筑物。

问题5 结合我国《大气污染防治行动计划》（大气十条）的核心内容（附录5）提出大气污染的防治措施。

大气污染的防治是一个庞大的系统工程，需要个人、集体、国家乃至全球各国的共同努力，可考虑采取如下几方面措施：

1. 全面规划，合理布局 大气污染综合防治，必须从协调地区经济发展和保护环境之间的关系出发，对该地区各污染源所排放的各类污染物的种类、数量、时空分布做全面的调查研究，并在此基础上，制定控制污染的最佳方案。工业生产区应设在城市主导风向的下风向。在工厂区与城市生活区之间，要有一定间隔距离，并植树造林、增加绿化，减轻污染危害。对污染重、资源浪费多、治理无望的企业要实行关、停、并、转、迁等措施。

2. 改善能源结构，提高能源有效利用率 首先必须从改善能源结构入手，若使用天然气及二次能源，如煤气、液化石油气、电等，还应重视太阳能、风能、地热能等所谓清洁能源的利用，从而降低烟尘、颗粒物、二氧化硫等大气污染物的排放量。

3. 区域集中供热 分散于千家万户的燃煤炉灶，城市内密集的矮小烟囱是烟尘的重要污染源。发展区域性集中供暖供热，设立规模较大的热电厂和供热站，用以代替千家万户的炉灶，是消除烟尘的有效措施。

4. 植树造林、绿化环境 植树造林是大气污染防治的一种经济有效的措施。植物有吸收各种有毒、有害气体和净化空气的功能。植物是空气的天然过滤器。茂密的丛林能够降低风速，使气流挟带的大颗粒灰尘量下降。树叶表面粗糙不平，多绒毛，某些树种的树叶还分泌黏液，能吸附大量飘尘。

四、拓展案例

——"光化学烟雾"事件

洛杉矶位于美国西南海岸，一面临海，三面环山，是个阳光明媚，气候温暖，风景宜人的地方。早期金矿、石油和运河的开发，加之得天独厚的地理位置，使它很快成为了一个商业、旅游业都很发达的港口城市。然而好景不长，从20世纪40年代初开始，人们就发现这座城市一改以往的温柔，变得"疯狂"起来。每年从夏季至早秋，只要是晴朗的日子，城市上空就会出现一种弥漫天空的浅蓝色烟雾，使整座城市上空变得浑浊不清。这种烟雾使人眼睛发红，咽喉疼痛，呼吸憋闷，头昏、头痛。1943年以后，烟雾更加肆虐，以致远离城市100km以外的海拔2000m高山上的大片松林也因此枯死，柑橘减产。仅1950～1951年，美国因大气污染造成的损失就达15亿美元。1955年，洛杉矶市因呼吸系统衰竭死亡的65岁以上的老人达400多人；1970年，约有75%以上的市民患上了红眼病。这就是最早出现的新型大气污染事件——光化学烟雾污染事件。

光化学烟雾是由汽车尾气和工业废气排放造成的，一般发生在湿度低、气温在24～32℃的夏季晴天的中午或午后。汽车尾气中的烯烃类碳氢化合物和二氧化氮被排放到大气中后，在强烈的阳光紫外线照射下，会吸收太阳光的能量。这些物质的分子在吸收了太阳光的能量后，会变得不稳定起来，原有的化学链遭到破坏，形成新的物质。这种化学反应被称为光化学反应，其产物为含剧毒的光化学烟雾。

20世纪40年代初期，当时洛杉矶市是美国的第3大城市，拥有飞机制造、军工等工业。各种汽车多达400多万辆，市内高速公路纵横交错，占全市面积的30%，每条公路每天通过的汽车达16.8万辆次。由于汽车漏油、排气、汽油挥发、不完全燃烧等，每天向城市上空排放大量石油烃废气、一氧化碳、含氮化合物和铅烟。据估计每天大约消耗1100吨汽油，排出1000多吨碳氢化合物，300多吨含氮化合物，700多吨碳氧化合物。这些排放物经太阳光能的作用发生光化学反应，生成过氧乙酰基硝酸酯等组成的一种浅蓝色的光化学烟雾，加之洛杉矶三面环山的地形，光化学烟雾扩散不开，停滞在城市上空，形成严重污染，由此引发光化学烟雾污染事件。

请对上述案例进行分析讨论并回答下列问题：

问题1　什么是光化学烟雾？其形成的原因是什么？

问题2　光化学烟雾的主要成分是什么？其产生的环境条件是什么？

问题3　光化学烟雾对人体可能产生哪些危害？

问题4　如何预防光化学烟雾事件的发生？

问题5　光化学烟雾是否属于二次污染物？理由是什么？

问题6　请结合本案例谈谈如何有效防治交通运输所致的空气污染？

附录 5

附表 4　《大气污染防治行动计划》（大气十条）核心内容

项目	主要内容
总体要求	以邓小平理论、"三个代表"重要思想、科学发展观为指导，以保障人民群众身体健康为出发点，大力推进生态文明建设，坚持政府调控与市场调节相结合、全面推进与重点突破相配合、区域协作与属地管理相协调、总量减排与质量改善相同步，形成政府统领、企业施治、市场驱动、公众参与的大气污染防治新机制，实施分区域、分阶段治理，推动产业结构优化、科技创新能力增强、经济增长质量提高，实现环境效益、经济效益与社会效益多赢，为建设美丽中国而奋斗
奋斗目标	经过五年努力，全国空气质量总体改善，重污染天气较大幅度减少；京津冀、长三角、珠三角等区域空气质量明显好转。力争再用五年或更长时间，逐步消除重污染天气，全国空气质量明显改善
具体指标	到2017年，全国地级及以上城市可吸入颗粒物浓度比2012年下降10%以上，优良天数逐年提高；京津冀、长三角、珠三角等区域细颗粒物浓度分别下降25%、20%、15%左右，其中北京市细颗粒物年均浓度控制在60μg/m³左右
第一条	减少污染物排放。全面整治燃煤小锅炉，加快重点行业脱硫脱硝除尘改造。整治城市扬尘。提升燃油品质，限期淘汰黄标车
第二条	严控高耗能、高污染行业新增产能，提前一年完成钢铁、水泥、电解铝、平板玻璃等重点行业"十二五"落后产能淘汰任务
第三条	大力推行清洁生产，重点行业主要大气污染物排放强度到2017年底下降30%以上。大力发展公共交通
第四条	加快调整能源结构，加大天然气、煤制甲烷等清洁能源供应
第五条	强化节能环保指标约束，对未通过能评、环评的项目，不得批准开工建设，不得提供土地，不得提供贷款支持，不得供电供水
第六条	推行激励与约束并举的节能减排新机制，加大排污费征收力度。加大对大气污染防治的信贷支持。加强国际合作，大力培育环保、新能源产业
第七条	用法律、标准"倒逼"产业转型升级。制定、修订重点行业排放标准，建议修订大气污染防治法等法律。强制公开重污染行业企业环境信息。公布重点城市空气质量排名。加大违法行为处罚力度
第八条	建立环渤海包括京津冀、长三角、珠三角等区域联防联控机制，加强人口密集地区和重点大城市PM2.5治理，构建对各省（区、市）的大气环境整治目标责任考核体系
第九条	将重污染天气纳入地方政府突发事件应急管理，根据污染等级及时采取重污染企业限产限排、机动车限行等措施
第十条	树立全社会"同呼吸、共奋斗"的行为准则，地方政府对当地空气质量负总责，落实企业治污主体责任，国务院有关部门协调联动，倡导节约、绿色消费方式和生活习惯，动员全民参与环境保护和监督

附表 5　环境空气中污染物浓度限值

序号	污染物项目	平均时间	浓度限值 一级	浓度限值 二级	单位
1	二氧化硫（SO_2）	年平均	20	60	$\mu g/m^3$
		24小时平均	50	150	
		1小时平均	150	500	
2	二氧化氮（NO_2）	年平均	40	40	
		24小时平均	80	80	
		1小时平均	200	200	

续表

序号	污染物项目	平均时间	浓度限值 一级	浓度限值 二级	单位
3	一氧化碳（CO）	24小时平均	4	4	mg/m³
		1小时平均	10	10	
4	臭氧（O₃）	日最大8小时平均	100	160	μg/m³
		1小时平均	160	200	
5	颗粒物（粒径≤10μm）	年平均	40	70	
		24小时平均	50	150	
6	颗粒物（粒径≤2.5μm）	年平均	15	35	
		24小时平均	35	75	

注：出自《环境空气质量标准》（GB 3095—2012）

附表6　环境空气中污染物其他项目浓度限值

序号	污染物项目	平均时间	浓度限值 一级	浓度限值 二级	单位
1	总悬浮颗粒物（TSP）	年平均	80	200	
		24小时平均	120	300	
2	氮氧化物（NO$_x$）	年平均	50	50	μg/m³
		24小时平均	100	100	
		1小时平均	250	250	
3	铅（Pb）	年平均	0.5	0.5	
		季平均	1	1	
4	苯并[a]芘（BaP）	年平均	0.0010	0.0010	
		24小时平均	0.0025	0.0025	

注：出自《环境空气质量标准》（GB 3095—2012）

实习六　水体污染事件案例讨论

一、实习目的

掌握水体污染的概念、特点及分类；了解水体污染的常见成因、主要污染物种类及其对人体健康的可能影响与危害；熟悉饮水污染事件的调查处理与预防控制流程。

二、实习内容

1. 水体污染的概念、特点及分类。
2. 水体污染的常见成因及主要污染物种类。
3. 水体污染对人体健康的影响与危害。
4. 水体污染事件的调查处理程序与预防控制措施。

三、实习案例

——美国密歇根州弗林特市水体铅污染事件

2014年,美国密歇根州的弗林特市为了节省财政开支而变更水源,使居民喝下含铅量超标的河水,导致10多人死于军团菌病,当地10万人遭受两年之久的毒水之害。这便是震惊美国的弗林特水污染事件,该事件也被称为"美国之耻",饱受舆论指责和非议。

弗林特市位于美国密歇根州最大城市底特律东北方向大约100km处,人口约10万,多为非洲裔居民。弗林特市曾是诞生美国著名汽车品牌"通用汽车"的工业重镇和底特律一起被称为"汽车城"。随着汽车行业低迷,该市日趋没落,人口急剧下降,40%的人处于生活的贫困线之下。长期以来,弗林特市自来水的水源一直取自休伦湖,因自来水供应商不断提价,加上经济低迷,为节省公共财政开支,弗林特市于2014年4月改以当地弗林特河为水源,不再把休伦湖作为弗林特市自来水水源。尽管不断有居民投诉水质,当局坚称水质"绝对放心"。

美国著名的市政供水专家、弗吉尼亚理工大学教授爱德华兹的研究团队经过调查后表示,因为弗林特市供水系统过去50年是为适应腐蚀性较低的湖水修建,切换为由弗林特河供水后,水质腐蚀性增强,继而引发供水系统的铅泄漏,特别是那些仍在使用铅水管或使用铅焊接水管的老社区,污染尤其严重,这些地区的饮用水中铅含量高达13 200μg/L,远超联邦标准15μg/L。弗林特市居民饮用的自来水含铅量严重超标,但这一调查并未引起市、州乃至联邦政府的重视。在水源出现危机后,居住区域内的民众、专家多次与联邦紧急事务管理署、密歇根州环境质量部、美国联邦环保署等部门进行沟通,但得到的不是推诿扯皮,就是极力辩解,时任市长甚至在电视镜头前将污染水一饮而尽来证明水质合格。

不久居民用水被检测出大肠埃希菌超标,水厂只好增加氯的用量进行消毒处理,这不仅没有解决问题,还使水质出现变黄和铅污染问题加重。2015年9月,当地居民发现自来水变色、有异味,且居民频繁出现皮疹、脱发、记忆力减退和焦虑等症状,同时儿科医生发现弗林特市儿童血铅含量超标的人数激增,并且血铅指数达到危险水平,越来越多的儿童血铅浓度超标、被诊断出贫血。之后调查发现,病情出现时间与水源切换时间吻合,因此将其归咎于饮用水污染。之后得到流行病学家和水处理专家进一步的数据证实。水源中同时还检测出超标大肠埃希菌、致癌物质和其他毒素,官员们这才开始承认危机的严重性,开始采取补救措施。2015年12月,弗林特市新任市长宣布该市进入紧急状态;2016年1月奥巴马总统宣布弗林特全市进入联邦紧急状态,并拨付500万美元进行救助。

弗林特市的饮用水水质之所以会出现问题,是因为弗林特河的水本身就具有腐蚀性,在没有采取恰当的防腐蚀措施的情况下,将供水系统的水源转换为弗林特河,在输送过程中,铁质和铅制输水管道里的铁和铅被腐蚀,并灾难性地进入供水系统,造成水中铅含量升高,这无疑是造成这场危机的直接原因,官员渎职更是使这一问题雪上加霜。这一问题的出现,除了弗林特市政府对于新水源水质差的问题没有预先采取应有的监测和评估之外,当发生饮水污染问题后,当地政府不仅不愿意采取变更水源的措施,还多次否认外界专家调查结论,认为来自弗林特水处理厂的水未检测出铅,住户水中检测的铅含量在可接受的水平。当地水污染主管部门——密歇根州环境质量部知晓弗林特市饮用水大肠埃希菌超标后，在没有充分调查研究的情况下，草草地将其归咎于天气寒冷、管道老化和人口下降等，建议市民将水煮开使用；供水商则通过加大氯的投放剂量进行杀菌，结果导致管道腐蚀加剧，出现铅含量超标、水质发黄等严重污染事件。美国环保局则被指责在水污染发生后迟迟未能介入事件调查，且没有向当地市民发出警示。国会议员更是指责美国环保局在制定新的水质标准时，多年来一直议而不决、不作为。据了解，在水源出现危机的情况下，各级政府及部门没有将实情公开，甚至篡改数据妄图隐瞒，各级部门相互推卸责任，未及时提供可行的应对机制，造成事件的不断恶化，相关官员难辞其咎。

研究表明，铅污染的后果非常严重，铅作为一种有毒重金属一旦进入人体就很难排出，将会导致一系列疾病的发生，所以饮用水中出现任何含量的铅都是有害的。而有关调查研究数据显示，此次弗林特市的水体铅污染相当于2003年伊拉克战争刚结束时伊拉克民众所遭受的铅污染量，这意味着弗林特市民众的受害程度相当于遭受了一次大轰炸，其健康损害可想而知。世界卫生组织（World Health Organization，WHO）的资料显示，血铅水平过高会损害人的神经系统、生殖系统和肾脏等器官，对儿童和孕妇、胎儿的伤害尤其大，会导致行为异常、智力及学习能力低下的问题，而且铅中毒对人体的损伤是不可逆的。据不完全统计，弗林特市至少有6000~12000名儿童铅中毒。这些儿童的治疗、后续的教育，包括特教支持、护理和成年后必要的福利，都是一笔长期而沉重的开支，估算综合治理费用可达15亿美元。事经两年后，虽然相关责任人和部门陆续受到了法律制裁，但是对该市民众身心造成的重创是无法挽回的。事后，尽管供水系统再次回到从休伦湖供水，铅管也大多被更换，但由于水务丑闻的阴霾不散，这座城市的许多居民直到今天仍然在喝瓶装水。令人担忧的是，当前在美国市政饮用水管道中，仍有很大一部分依然在使用含铅水管（铅管），这部分老旧的铅管很容易被腐蚀、暴露造成铅污染。但要彻底更换这些管道则需要巨大的投资，短期内难以实现。如果不能有效解决这些隐患，将随时可能引发新的污染。

请对上述案例进行分析讨论并回答下列问题：

问题1　何谓水体污染和饮用水污染？水体污染的类型有哪些？饮用水污染的主要来源是什么？饮用水污染事件具有哪些特点？

1. 水体污染和饮用水污染的概念　水体污染是指进入水体的污染物质超过了水体的环境容量或水体的自净能力，使水质变坏，从而破坏了水体的原有价值和作用的现象，称为水体污染。饮用水污染是指饮用水中的污染物含量超过了国家《生活饮用水水质卫生规范》规定的水质标准而失去饮用功能，危害人体健康的现象。

2. 水体污染的类型　从卫生学角度来讲，水体污染可分为化学性污染、物理性污染、生物性污染三种类型：

（1）化学性污染：指随废水及其他废弃物排入水体的酸、碱、有机和无机污染物造成的水体污染。化学性污染物可分为无机污染物和有机污染物。前者主要包括金属、碳酸盐、硝酸盐和硫酸盐等，后者包括未能有效处理的残存于饮用水中的污染物，如农药类、邻苯二甲酸酯类等污染物和消毒副产物三卤甲烷、卤乙酸类等。饮用水中的化学性污染物一方面来自原水中存在的但现有工艺未能完全处理的污染物；另一方面来自消毒过程形成的副产物。

（2）物理性污染：主要包括色度和浊度物质污染、悬浮固体污染、热污染、放射性污染。

（3）生物性污染：是将生活污水、医院污水等排入水体，随之引入某些病原微生物造成的。生物性污染物包括细菌、病毒和原虫等病原微生物及藻类毒素，饮用受病原微生物污染的水会导致介水传染病。

3. 饮用水污染的主要来源 饮用水污染主要来源于取水、制水、输配水、贮水等过程中，由于生活污水、工业废水、生活废弃物（垃圾）或工业固体废弃物（废渣）的乱排放、忽视水源的卫生防护、水质净化和消毒不彻底、输配水和贮水环节的卫生管理不到位等各种原因，污染物进入水中，使水质理化特性和生物种群的组成、特性发生改变，造成水质恶化，危害人体健康。造成饮用水污染的原因主要包括三个方面：

（1）饮用水源地污染：大量的工业废水和生活污水直接或间接地排入江河、湖泊和水库，引起地表水和地下水污染，直接或间接地污染饮用水源地。大量的生活垃圾、农田灌溉回水、水土流失等也可引起饮用水源地污染。

（2）二次供水污染：二次供水设施主要为水箱、水池、水塔及供水管线等，供水设备内表面涂层脱落，如金属贮水设备防锈漆的脱落、混凝土贮水设备水泥砂浆中的有害物渗出，影响贮水设备内的水质。贮水设备进出水管的位置不合适，造成水池内出现死水区。泄水管与下水管连接不合理，在停电、停水时，水管内形成负压，将下水吸入自来水管，污染供水系统。贮水设备的配套不完善，如通气孔无防污染措施，入孔盖板密封不严，埋地部分无防渗漏措施，溢、泄水管出口无网罩，无二次消毒设备等。二次供水设备未定期进行清洗、消毒，致使水质逐步恶化。

（3）水处理过程中产生污染：水处理过程中使用的混凝剂和消毒剂也会引起二次污染。另外，突发性污染事故也会造成饮用水污染。

4. 饮用水污染事件的特点
（1）病例的出现可呈现集中暴发态势，短时间内出现大量病例，病例症状体征相似。
（2）病例或受影响人群与供水范围一致。
（3）饮用水有明确的污染来源，饮用水水质恶化。
（4）采取控制措施，去除污染源后，病例停止出现。

问题2 作为日常饮用水的水源选择应满足哪些要求？

1. 水量充沛 选择水源时，首先要考虑到所选水源的水量是否能满足该地区人群的生活需要。要选择水量充足、可靠，既能满足目前的需要，又能适应远期发展要求的水源。其供水量应按该地区最高日用水量计算。居民每人每日的生活用水量与生活水平的高低及习惯有关，也与各地的气候、季节有关。因此，可通过水文地质学的勘查及社会调查，充分掌握水源的水量资料，合理确定供水量，以保证水源供应的可靠性。

2. 水质良好 水源水质要满足两个方面的卫生需求：一是流行病学上的安全性；二是化学组成的无害性，即长期饮用对人健康无影响。所选水源必须经卫生防疫部门进行水质检验，在各个季节选点采样，对水质的理化性状和细菌学指标进行检验，确定水质是否良好。一般情况下水质的优劣依次为深层地下水＞泉水＞浅层地下水＞地面水，水源选择也应按其顺位优先选择。

生活饮用水水源的水质应符合下列要求：

（1）水源水的感官性状及一般化学指标，经混凝、沉淀、过滤及消毒后，应符合生活饮用水水质标准的规定。

（2）水源水的细菌指标若只经加氯消毒，即供作生活饮用的水源水，总大肠菌群平均每升不得超过 1000 个，经过净化、消毒处理后供生活饮用的水源水的总大肠菌群平均每升不得超过 10 000 个。

（3）水源水的毒理学和放射性指标，必须符合生活饮用水水质常规指标及限值（附表 7）。

（4）地方性甲状腺肿流行地区或高氟地区应分别选用含碘或含氟量适宜的水源水。

（5）水源水中如含有生活饮用水水质标准中未列入的有害物质时，应按照现行的《工业企业设计卫生标准》中"地面水中有害物质的最高容许浓度"的规定要求执行。

（6）当不得不选用超过上述要求的某些指标的水源时，应取得省、自治区、直辖市卫生厅（局）的同意，以不影响人的健康为原则。根据其水质情况，与有关部门共同研究，采取适当处理，在限定的时间内使处理后的水质符合生活饮用水卫生标准的要求及有关规定。

（7）分散式给水的水源，其水质也应尽量符合生活饮用水水质卫生标准。

（8）净化处理后的水还应符合各省、市卫生部门补充的水质有关规定。

3. 便于防护　选择的水源除水量充沛、水质良好外，还必须具备良好的卫生防护条件。如果水源卫生防护条件不好，经常受工业废水、生活污水等污染，则无法保证向居民供应符合卫生标准的水。因此，要选择水源周围环境卫生条件好的水源，提出实用的卫生防护措施，合理设置卫生防护带，保证水质质量。

4. 技术经济合理　在分析比较各水源的水量、水质以后，可进一步结合水源的取水净化、输水等具体问题，考虑基本建设的费用是否经济，施工、运输、管理和维修是否方便。

问题 3　本案例中造成居民饮用水污染的原因是什么？政府部门在这一问题的发生和处理过程存在哪些过错？

弗林特市的饮用水水质之所以会出现问题，是因为弗林特河的水本身就具有腐蚀性，在没有采取恰当的防腐蚀措施的情况下，在输送过程中，已严重老化的铁质和铅制输水管道里的铁和铅被腐蚀，并灾难性地进入供水系统，造成饮水污染。

弗林特市政府过错如下。

（1）美国政府部门在将供水系统转换到弗林特河之前，没有预先进行应有的调查监测和饮用水安全评估。

（2）在发生饮用水污染问题后，当地政府未能及时采取变更水源的措施，对居民反映的水质异常现象未开展认真充分的调查，对外界专家的调查结果未予以足够重视，而且多次否认外界专家调查结论。

（3）在未查明污染原因的情况下，贸然采取不科学的应对措施，导致污染加剧。

（4）各级部门在事件发生后相互推诿责任，严重渎职，未能及时提供科学可行的应对措施。

（5）在危机发生后，各级政府及部门没有及时将实情公之于众，妄图篡改数据，欺瞒公众。

问题 4　饮用水污染会产生哪些可能的危害？

1. 引起急性和慢性中毒　水体受有毒化学物质污染以后，通过饮用水或食物链便可能造成中毒，急、慢性中毒是水污染对人体健康危害的主要方面。

2. 诱发癌症　饮用水水质与癌症发病率之间的确存在着一定因果关系。某些有致癌作用的化学物质，如砷、铬、镍、铍、苯胺及其他芳烃、氯代烃、氯代芳烃污染水体后，可以在悬浮物、底泥和水生物体内蓄积起来。人若长期饮用含有这类物质的水或者食用体内蓄积有此类物质的生物则易于诱发癌症。地表水和地下水中的致癌因子主要源于工业废水、化肥和农药。氯化消毒的副产物也有致癌作用，研究发现饮用加氯饮用水的地区的居民结肠癌、直肠癌和膀胱癌的发病率增加。

3. 引发介水传染病　每年都有很多传染病在一些国家的某些地域流行，而且多数传染病是通过饮用水传播的，抵抗能力弱的儿童是主要受害者。

4. 对雌激素和生育能力的影响　饮用水为类雌激素类化合物进入人体提供了可能的途径。动物实验表明，胚胎与雌激素接触后刺激前列腺和子宫的发育，提示类雌激素类化合物通过饮水进入人体可能会影响人体的生育能力。

5. 间接危害　某些污染物在一般浓度下，对人体健康虽然无直接危害，但是可以使水体产生异味、异色，呈现泡沫和油膜等，引起水的感官性状恶化，妨碍水体的正常利用。铜、锌、镍等物质在一定浓度下能抑制微生物的生长和繁殖，从而影响水中有机物的分解和生物氧化，使水体的天然自净能力受到抑制，影响水体的卫生状况。

问题 5　供水管网导致水质变化的常见原因有哪些？

供水管网导致水质变化通常意味着发生了二次供水污染，其常见原因如下：

（1）微生物繁殖的污染。
（2）腐蚀、结垢、沉积物的污染。
（3）防腐衬里渗出物的污染。
（4）自来水在管网中滞留时间过长。
（5）二次供水设施的设计、施工、管理的不合理。
（6）供水管网系统的维护不当。

问题 6　饮用水铅污染对人体的健康危害有哪些？

铅是一种对人体危害极大的有毒重金属，铅及其化合物进入机体后将对神经、造血、消化、心血管和内分泌等多个系统造成危害。

1. 铅污染对成人的危害　铅的入侵会破坏神经系统、消化系统、男性生殖系统且影响骨骼的造血功能，使人出现头晕、乏力、眩晕、困倦、失眠、贫血、免疫力低下、腹痛、便秘、肢体酸痛、肌肉关节痛、月经不调等症状。有的口中有金属味，动脉硬化、消化性溃疡和眼底出血等症状也与铅污染有关。

2. 铅污染对儿童的危害　铅会对儿童多器官、多系统造成损伤，对脑的损伤甚至是终生不可逆的。铅在儿童体内积蓄，易损伤神经和内分泌系统，导致儿童智力发育障碍和生长发育迟缓；影响矿物质吸收，导致锌、铁、钙等营养素缺乏，诱发挑食、厌食、贫血和佝偻病等病症；扰乱胃肠道神经血管系统，导致消化系统功能紊乱，造成便秘、腹泻和不明原因腹痛等。随着铅损伤的程度加深，时间延长，这些病症会进一步加重。值得重视的是，极低水平的铅暴露，即可导致许多孩子出现注意力涣散、多动、学习能力下降、易激怒、攻击性强等心理行为的异常。

3. 铅污染对孕妇的危害 孕妇通过饮用水摄入过量的铅会产生很大的危害，当血铅超标时会增加孕妇流产、早产、胎膜早破、死胎的可能性。

问题7 如何进行生活饮用水污染事件的调查和处理？

1. 污染事件接报 相关部门在接到饮用水污染事件发生的报告后首先要进行以下信息的询问和记录：

（1）事件发生的时间、地点、联系人姓名、联系电话。

（2）举报人的姓名、地点、联系电话及报告的时间。

（3）现场基本情况，饮用水水源类型、供水方式、供水范围、水处理方式、消毒设施。

（4）饮用水异常情况，包括可能的污染原因、污染途径、污染范围。

（5）事件的危害程度，了解受累人员数量、症状、有无就医诊断，重点是有无危重患者及其情况。

（6）目前已采取的措施。

2. 核实事件 核实发生事件是否与生活饮用水相关。如跟生活饮用水相关，及时上报上级领导，由相关领导与水利、卫生监督部门或污染事件发生地负责人联系，中断饮用水供应。

3. 做好调查准备

（1）人员准备：成立饮用水突发事件处理工作队，由生活饮用水、流行病学、消杀和检验专业人员组成。

（2）物资准备：一般应急物资，贮水容器（包括无菌瓶/袋、塑料壶/桶、磨口玻璃瓶等），水样采集器（配长绳），余氯现场检测仪（余氯比色仪、二氧化氯现场检测仪等），水质消毒药品，饮用水相关卫生标准等相关文书。

（3）流行病学个案调查表、现场检测记录单、现场采样记录单、现场勘查记录表。

（4）取证工具：照相机、录像机、摄像机。

4. 现场流行病学调查

（1）个案调查：重点了解患者发病时间、潜伏期、主要症状、体征、饮用水等情况，分散式供水（尤其是首发病例）取水点、取水工具和取水容器情况。完成个案调查的同时，可以采集患者排泄物、呕吐物、大便、血液等标本（尽量采集未使用抗生素前的样本）。

（2）供水单位基本情况调查：①卫生状况，制水人员是否持证上岗、是否有供水单位卫生管理规章制度，各种净水剂是否有产品卫生许可。②水质净化工艺流程、管网布局以及供水管线、供水设备、设施的卫生防护情况。③混凝沉淀、过滤、消毒等水质处理设备运转、使用情况。④水质自测情况，是否有近期水源水、出厂水及末梢水水质检测记录。

（3）供水水源卫生防护情况：①集中式供水水源取水点下游100m，上游1000m范围内是否存在污染源（包括垃圾池、粪便入水、工业三废、生活污水等）。②分散式供水，是否对水源采取密闭措施，是否有井盖破损或缺失，是否砌有防渗层，周边是否有排污沟，是否离厕所、养殖场较近，是否存在鸟兽到取水点饮水、排便可能。③近期是否有特殊自然气象（大雨、暴雨）出现，导致外界污染物进入水中，是否有工矿企业事故性排放导致水质污染发生。

（4）供水设施及管网防护情况，是否存在有破损、渗漏及其他异常情况。

（5）居民近期对饮用水问题的反应（颜色、臭和味、浑浊度等变化），管理单位采取的措施等。

（6）样品采集及检测：根据现场调查，对可能存在污染来源的水源水、出厂水、管网末梢水及直饮水等采样检测，现场完成出厂水、管网末梢水余氯检测。怀疑饮用水水源受到污染的还可根据污染情况对水生生物（鱼类）、水生植物和底泥进行采样检测。常规的水质应急检测指标包括：①感官性状（色度、浑浊度、臭和味、肉眼可见物）。②一般化学指标（pH、耗氧量、氯化物、硫酸盐等）。③微生物指标（菌落总数、总大肠菌群、耐热大肠菌群、大肠埃希菌）。

5. 污染事件的确定 在对患者的个案调查、供水现场卫生学调查和实验室检测的基础上，结合患者的三间分布以及生活饮用水污染事件的特点对整个事件进行综合分析判断。

（1）确定为介水传染病的，按相关传染病疫情控制预案进行应急处理。

（2）对不能排除投毒情况的，应及时通知公安部门。

（3）对生活饮用水水源发生污染的，应及时通知环保部门。

6. 污染事件的控制

（1）立即上报，停止供水，通过媒体通告人群在事件未解除前，不得饮用被污染的水。

（2）启动临时供水措施，对送供的生活饮用水水质进行检测。

（3）协同有关部门去除污染源，切断污染途径，减少、控制和消除污染物污染的范围及程度。

（4）增加对水源水、出厂水、管网末梢水、二次供水或分散式供水的监测样本数量和监测频次，加大监测力度。

（5）加强肠道传染病的监测和预警工作，受害者对症治疗，人群预防性服药，加强健康教育。

（6）当污染控制后至恢复供水前，应对水质进行检测，检测合格后方可供水。

7. 污染事件的终止

（1）污染源已被彻底清除。

（2）针对饮用水水源、净化工艺、供水管网、贮水池等采取的控制措施（消毒、清洗）已落实到位。

（3）最后1例病例（末病历）发生后且经过最长潜伏期后无新发病例出现。

（4）水质连续监测3次以上均合格。

8. 事件调查报告的撰写

（1）事件的基本情况：发生时间、地点、涉及人员情况、严重程度、事件发展过程。

（2）现场卫生学调查结果：饮用水水源类型、水源周围排污情况、供水方式、饮用水消毒方法、饮用水入口、供水管网材质、周围有无污染等情况。

（3）流行病学调查结果：累计人群的流行病学调查结果。

（4）水质监测结果。

（5）采取措施情况及效果：停止供应受污染的水、对污染来源采取控制措施、对涉及人员进行救治、随时进行水质检验等。

(6) 事件原因分析。

(7) 总结：对事件的性质、影响、后果进行评价，总结工作的经验教训，防止事件的再次发生等。

问题8 结合我国《水污染防治行动计划》（水十条）（附表8）提出水体污染的防治措施。

1. 减少和消除污染源排放的废水量　可采纳改革工艺，减少甚至不排废水，或者降低有毒废水的毒性。重复利用废水，尽量采纳重复用水及循环用水系统，使废水排放减至最少或将生产废水经适当处置后循环利用。控制废水中污染物浓度，回收有用产物，尽量使流失在废水中的原料和产物与水分离，就地回收。处置好城市垃圾与工业废渣，防止因降水或径流的冲洗、溶解而污染水体。

2. 全面、合理规划，进行区域性综合治理　在制定区域规划、城市建设规划、工业区规划时都要考虑水体污染问题，对可能呈现的水体污染，要采用预防办法。对水体污染源进行全面规划和综合治理。根绝工业废水和城市污水任意排放，规定排放标准。同行业废水应集中处置，以减少污染源的数目，便于管理。有计划地治理已被污染的水体。

3. 加强监测管理，制定法律和控制标准　设立国家级、处所级的环境呵护管理机构，执行有关环保法律和控制标准，协调和监督各部门和工厂呵护环境及水源。公布有关法规，制定呵护水体，控制和管理水体污染源的具体条例。

四、拓展案例

——日本九州岛"水俣病事件"

日本水俣病事件是世界有名的公害事件之一，1953～1956年发生在日本熊本县水俣镇。水俣镇是位于日本九州南部的一个小镇，属熊本县管辖，全镇有4万人，周围村庄还住着1万多农民和渔民。由于西面就是产鱼的"不知火海"和水俣湾，因此这个小镇渔业很兴旺。1925年，一个资本家在此建成一个小工厂，叫日本氮肥公司。1932年又扩建了合成醋酸工厂，1949年开始生产氯乙烯。1956年产量超过6000吨，这个企业由此而发家。就在这"繁荣"的背后却酝酿着一场灾难。

1950年，在水俣湾附近的小渔村中，发现一些猫的步态不稳，抽筋麻痹，最后跳入水中溺死，当地人谓之"猫自杀"，但没有人研究这事。当后来得知这是一起公害事件时，有人称为"自杀猫事件"。

1956年4月，一名5岁的女孩被送到水俣工厂附属医院就诊，其主要症状为脑障碍，表现为步态不稳、语言不清、谵语等症状。在以后的五周内，病儿的妹妹和近邻中的4人也出现了同样的症状。1956年5月1日，该院院长向水俣市卫生当局做了报告，称"发生了一种不能确诊的中枢神经系统疾病的流行"。因这些人的症状和当地猫发生的"舞蹈病"症状相似，又因病因不明，故当地人称其为"猫舞蹈病"或"奇病"。后经过工厂附属医院、市卫生当局、市医院及当地医师会的调查，发现儿童及成年人中都有病例发生，初步调查共发现了30例患者，其中一部分自1953年就已发病并多数住在渔村。过去对这些患者的诊断不一，有的被诊断为乙型脑炎，有的被诊断为酒精中毒、梅毒、先天性运动失调或其他疾病。因患者发病时期正赶上各种传染病流行期，且呈地方性和聚集性，故当时被判定为一种传染病并采取了相应的措施。

1956年8月，熊本大学医学部成立水俣病研究组，对流行原因进行了调查。他们发现早在1950年，在这一水域就曾发现异常现象：鱼类漂浮海面，贝类经常腐烂，一些海藻枯萎。1952年发现乌鸦和某些海鸟在飞翔中突然坠入海中。有时章鱼和乌贼漂浮于海面，呈半死状态，以至儿童可直接用手捕捞。到1953年，发现猫、猪、狗等家畜中出现发狂致死的现象。特别引人注目的是当地居民称为"舞蹈病"的猫，即猫的步态犹如酒醉，大量流涎，突然痉挛发作或疯狂兜圈，或东蹿西跳，有时又昏倒不起。到1957~1958年，因这样病死的猫很多，致使水俣湾附近地区的猫到了绝迹的程度。但是水俣湾中的鱼类，大部分仍能继续生存，渔民照样捕鱼，居民仍然以鱼为主要食品。

流行病学调查后，专家们认为该地区的疾病不是传染病，而是因长期食用水俣湾中鱼、贝类后引起的一种重金属中毒，毒物可能来自化工厂排出的废水。进一步调查发现，当时工厂废水中含有多种重金属，如锰、钛、砷、汞、硒、铜和铅等。尽管研究人员在环境和尸体中检出了大量的锰、硒、钛，但以猫进行实验时却不能引起与"奇病"相同的症状。虽然研究组未能找到致病原因，但是他们在1957年的研究中发现，由其他地区移入到水俣湾中的鱼类，很快蓄积了大量的毒物，用这些鱼喂猫时，也引起了水俣病的症状。即受试猫每日3次，每次喂以捕自水俣湾中的小鱼40条，每次总量为10克。经过51天（平均），全部受试猫出现了症状。由其他地区送来的猫，喂以水俣湾的鱼、贝类后，在32~65天内也全部发病。

1957年开始，由于吃鱼、贝类可能患"奇病"这一发现致使成千上万的渔民失业。1958年春，资方为掩人耳目，把排入水俣湾的毒水延伸到水俣川的北部。六七个月之后，这个新的污染区出现了18个水银中毒的患者。于是引起广大渔民愤怒，几百名渔民攻占了新日本氮肥公司并捣毁了当地官方机构，但资方仍拒不承认污水毒害的事实。

直到1963年，熊本大学"水俣病医学研究组"从水俣氮肥厂乙酸乙醛反应管排出的汞渣和水俣湾的鱼、贝类中，分离并提取出氯化甲基汞结晶，用此结晶和从水俣湾捕获的鱼、贝类进行喂猫实验，结果400只实验猫均获得了典型的水俣病症状。用红外线吸收光谱分析，也发现汞渣和鱼、贝类中的氯化甲基汞结晶同纯氯化甲基汞结晶的红外线吸收光谱完全一致。对水俣病死亡病例的脑组织进行病理学检查，在显微镜下也发现大脑、小脑细胞的病理变化，均与氯化甲基汞中毒的脑病理变化相同。

1964年，日本西部海岸的新潟县阿贺野川流域，由于另一垄断企业——昭和电工公司含汞废水的污染，也出现了水俣病，在很短时间内患者增加到45人，并有4人死亡。这使人们进一步认识到，汞污染能给生命财产带来巨大的损失。

综合上述各种材料，日本政府于1968年9月确认水俣病是人们长期食用受含有汞和甲基汞废水污染的鱼、贝类造成的。1972年日本环境厅统计，水俣市的病患有180多人，其中有50多人已经死亡。新潟县阿贺野川的患者102人，其中有8人死亡。共有283人受到严重毒害，以至面临死亡。实际受害人数远远超过这个数字，仅水俣市受害的居民已有1万人左右。但日本氮肥公司长期以来以保密为借口，拒不提供工艺过程和废水试样，致使水俣病一直拖了6年才弄清楚。到1967年8月，在400只猫以醋酸厂废水做试验全部得水俣病的事实面前，该公司虽然不得不承认该厂含汞废水污染带来的灾害，但是仍继续排放含汞废水。直到1972年仍有渔民不断地向该公司提出抗议，举行游行示威。截至1974年12月，已正式承认的患者为798人，其中死亡107人，还有2800人左右已提出申请，等待承认。

请对上述案例进行分析讨论并回答下列问题：

问题1　这一事件是否属于环境污染？理由是什么？如果是，是哪一类型的环境污染？

问题2　何谓公害和公害病，公害病有什么特点？

问题3　水俣病的发生是由什么原因造成的？

问题4　水体重金属污染对水体生态可能产生哪些影响？

问题5　水体汞污染是如何对人体造成危害的？其可能的危害效应有哪些？临床表现如何？

问题6　请查阅资料，列举出除汞以外的常见造成水体污染的1种重金属，并说明其对人体健康可能产生的危害？

问题7　如何有效预防水体污染的发生？

附录6

附表7　生活饮用水水质常规指标及限值

序号	指标	限值
一、微生物指标		
1	总大肠菌群/（MPN/100ml 或 CFU/100ml）[a]	不应检出
2	大肠埃希菌/（MPN/100ml 或 CFU/100ml）[a]	不应检出
3	菌落总数/（MPN/ml 或 CFU/ml）[b]	100
二、毒理指标		
4	砷/（mg/L）	0.01
5	镉/（mg/L）	0.005
6	铬（六价）/（mg/L）	0.05
7	铅/（mg/L）	0.01
8	汞/（mg/L）	0.001
9	氰化物/（mg/L）	0.05
10	氟化物/（mg/L）[b]	1.0
11	硝酸盐（以N计）/（mg/L）[b]	10
12	三氯甲烷/（mg/L）[c]	0.06
13	一氯二溴甲烷/（mg/L）[c]	0.1
14	二氯一溴甲烷/（mg/L）[c]	0.06
15	三溴甲烷/（mg/L）[c]	0.1
16	三卤甲烷（三氯甲烷、一氯二溴甲烷、二氯一溴甲烷、三溴甲烷的总和）[c]	该类化合物中各种化合物的实测浓度与其各自限值的比值之和不超过1
17	二氯乙酸/（mg/L）[c]	0.05
18	三氯乙酸/（mg/L）[c]	0.1
19	溴酸盐/（mg/L）[c]	0.01
20	亚氯酸盐/（mg/L）[c]	0.7
21	氯酸盐/（mg/L）[c]	0.7

续表

序号	指标	限值
三、感官性状和一般化学指标[d]		
22	色度（铂钴色度单位）/度	15
23	浑浊度（散射浑浊度单位）/NTU[b]	1
24	臭和味	无异臭、异味
25	肉眼可见物	无
26	pH	不小于6.5且不大于8.5
27	铝/（mg/L）	0.2
28	铁/（mg/L）	0.3
29	锰/（mg/L）	0.1
30	铜/（mg/L）	1.0
31	锌/（mg/L）	1.0
32	氯化物/（mg/L）	250
33	硫酸盐/（mg/L）	250
34	溶解性总固体/（mg/L）	1000
35	总硬度（以$CaCO_3$计）/（mg/L）	450
36	高锰酸盐指数（以O_2计）/（mg/L）	3
37	氨（以N计）/（mg/L）	0.5
四、放射性指标[e]		
38	总α放射性/（Bq/L）	0.5（指导值）
序号	指标	限值
39	总β放射性/（Bq/L）	1（指导值）

a MPN表示最可能数；CFU表示菌落形成单位。当水样检出总大肠菌群时，应进一步检验大肠埃希菌；当水样未检出总大肠菌群时，不必检验大肠埃希菌

b 小型集中式供水和分散式供水因水源与净水技术受限时，菌落总数指标限值按500MPN/ml或500CFU/ml执行，氟化物指标限值按1.2/（mg/L）执行，硝酸盐（以N计）指标限值按20/（mg/L）执行，浑浊度指标限值按3NTU执行

c 水处理工艺流程中预氧化或消毒方式：
——采用液氯、次氯酸钙及氯胺时，应测定三氯甲烷、一氯二溴甲烷、二氯一溴甲烷、三溴甲烷、三卤甲烷、二氯乙酸、三氯乙酸
——采用次氯酸钠时，应测定三氯甲烷、一氯二溴甲烷、二氯一溴甲烷、三溴甲烷、三卤甲烷、二氯乙酸、三氯乙酸、氯酸盐
——采用臭氧时，应测定溴酸盐
——采用二氧化氯时，应测定亚氯酸盐
——采用二氧化氯与氯混合消毒剂发生器时，应测定亚氯酸盐、氯酸盐、三氯甲烷、一氯二溴甲烷、二氯一溴甲烷、三溴甲烷、三卤甲烷、二氯乙酸、三氯乙酸
——当原水中含有上述污染物，可能导致出厂水和末梢水的超标风险时，无论采用何种预氧化或消毒方式，都应对其进行测定

d 当发生影响水质的突发公共事件时，经风险评估，感官性状和一般化学指标可暂时适当放宽

e 放射性指标超过指导值（总β放射性扣除^{40}K后仍然大于1Bq/L），应进行核素分析和评价，判定能否饮用

附表8 《水污染防治行动计划》（水十条）核心内容

项目	主要内容
总体要求	全面贯彻党的十八大和十八届二中、三中、四中全会精神，大力推进生态文明建设，以改善水环境质量为核心，按照"节水优先、空间均衡、系统治理、两手发力"原则，贯彻"安全、清洁、健康"方针，强化源头控制，水陆统筹、河海兼顾，对江河湖海实施分流域、分区域、分阶段科学治理，系统推进水污染防治、水生态保护和水资源管理。坚持政府市场协同，注重改革创新；坚持全面依法推进，实行最严格环保制度；坚持落实各方责任，严格考核问责；坚持全民参与，推动节水、洁水人人有责，形成"政府统领、企业施治、市场驱动、公众参与"的水污染防治新机制，实现环境效益、经济效益与社会效益多赢，为建设"蓝天常在、青山常在、绿水常在"的美丽中国而奋斗
工作目标	到2020年，全国水环境质量得到阶段性改善，污染严重水体较大幅度减少，饮用水安全保障水平持续提升，地下水超采得到严格控制，地下水污染加剧趋势得到初步遏制，近岸海域环境质量稳中趋好，京津冀、长三角、珠三角等区域水生态环境状况有所好转。到2030年，力争全国水环境质量总体改善，水生态系统功能初步恢复。到21世纪中叶，生态环境质量全面改善，生态系统实现良性循环
具体指标	到2020年，长江、黄河、珠江、松花江、淮河、海河、辽河等七大重点流域水质优良（达到或优于Ⅲ类）比例总体达到70%以上，地级及以上城市建成区黑臭水体均控制在10%以内，地级及以上城市集中式饮用水水源水质达到或优于Ⅲ类比例总体高于93%，全国地下水质量极差的比例控制在15%左右，近岸海域水质优良（一、二类）比例达到70%左右。京津冀区域丧失使用功能（劣于Ⅴ类）的水体断面比例下降15个百分点左右，长三角、珠三角区域力争消除丧失使用功能的水体。到2030年，全国七大重点流域水质优良比例总体达到75%以上，城市建成区黑臭水体总体得到消除，城市集中式饮用水水源水质达到或优于Ⅲ类比例总体为95%左右
第一条	全面控制污染物排放。狠抓工业污染防治。取缔"十小"企业，全面排查装备水平低、环保设施差的小型工业企业，专项整治十大重点行业，集中治理工业集聚区水污染。强化城镇生活污染治理，加快城镇污水处理设施建设与改造。推进农业农村污染防治。加强船舶港口污染控制
第二条	推动经济结构转型升级。调整产业结构。依法淘汰落后产能，严格环境准入。优化空间布局。合理确定发展布局、结构和规模，推动污染企业退出，积极保护生态空间。严格城市规划蓝线管理，城市规划区范围内应保留一定比例的水域面积。推进循环发展。加强工业水循环利用
第三条	着力节约保护水资源。控制用水总量。实施最严格水资源管理，健全取用水总量控制指标体系，严控地下水超采。提高用水效率，抓好工业节水、城镇节水与农业节水。科学保护水资源
第四条	强化科技支撑。推广示范适用技术。加快技术成果推广应用，攻关研发前瞻技术。大力发展环保产业。规范环保产业市场，加快发展环保服务业
第五条	充分发挥市场机制作用。理顺价格税费，加快水价改革，完善收费政策，健全税收政策。促进多元融资，引导社会资本投入，增加政府资金投入。建立激励机制。健全节水环保"领跑者"制度。实施跨界水环境补偿
第六条	严格环境执法监管。完善法规标准。健全法律法规，完善标准体系。加大执法力度，严厉打击环境违法行为。提升监管水平，完善流域协作机制及水环境监测网络，提高环境监管能力
第七条	切实加强水环境管理。强化环境质量目标管理。明确各类水体水质保护目标，逐一排查达标状况。深化污染物排放总量控制。完善污染物统计监测体系，将工业、城镇生活、农业、移动源等各类污染源纳入调查范围。严格环境风险控制，稳妥处置突发水环境污染事件。全面推行排污许可，加强许可证管理
第八条	全力保障水生态环境安全。保障饮用水水源安全，强化饮用水水源环境保护，防治地下水污染。深化重点流域污染防治，加强良好水体保护，加强近岸海域环境保护，推进生态健康养殖。严格控制环境激素类化学品污染。整治城市黑臭水体。保护水和湿地生态系统
第九条	明确和落实各方责任。强化地方政府水环境保护责任，加强部门协调联动，落实排污单位主体责任。严格目标任务考核，将考核结果作为水污染防治相关资金分配的参考依据
第十条	强化公众参与和社会监督。依法公开环境信息，各地要定期公布本行政区域内水环境质量状况。加强社会监督，构建全民行动格局，树立"节水洁水，人人有责"的行为准则

实习七 水质评价与饮用水消毒方法

一、实习目的

掌握测定水质色度、浑浊度、臭和味、肉眼可见物等一般指标的方法；掌握饮用水氯化消毒的原理，漂白粉中有效氯含量测定及余氯测定的原理；熟悉有效氯的概念，影响氯化消毒的因素及余氯测定的意义；了解各类常用饮用水消毒方法的优缺点及其消毒步骤，了解氯化消毒的注意事项。

二、实习内容

1. 水质评价（水质色度、浑浊度、臭和味、肉眼可见物、pH、水中溶解性总固体）。
2. 漂白粉中有效氯含量的测定（碘量法）。
3. 饮用水的消毒。
4. 余氯的测定（邻联甲苯胺比色法）。

三、背景知识

水质评价是指按照评价目标，选择相应的水质参数、水质标准和评价方法，对水体的质量、利用价值及水的处理要求作出评定。在水质评价中，常用的参数有六类：①常规水质参数，包括色、臭、味、透明度（或浊度）、总悬浮固体、水温、pH、电导率、硬度、矿化度、含盐量等；②氧平衡参数，包括溶解氧、溶解氧饱和百分率、化学需氧量、生化需氧量等；③重金属参数，包括汞、铬、铜、铅、锌、镉、铁、锰等成分；④有机污染参数，分为简单有机物（苯、酚、芳烃、醛、滴滴涕、六六六、洗涤剂等）和复杂有机物（3,4-苯并芘、石油、多氯联苯等）；⑤无机污染物参数，包括氨氮、亚硝酸盐氮、硝酸盐氮、硫酸盐、磷酸盐、氟化物、氰化物、氯化物等；⑥生物参数，包括细菌总数、人肠菌群数、底栖动物、藻类等。

无论是地面水还是地下水，都必须经过消毒才能饮用。饮用水消毒是指杀灭水体环境中病原微生物的方法。其目的是切断传染病经饮用水的传播途径，预防传染病的发生或流行。据研究，可污染饮用水的致病微生物有上百种，为杜绝介水传染病的发生和流行，保证人体健康，生活饮用水必须经过消毒处理后方可饮用。目前，我国饮用水的常见消毒方法主要有氯化消毒、二氧化氯消毒、紫外线消毒和臭氧消毒。每种消毒模式都具有不同的性能和特点（表 1-7-1）。

表 1-7-1 饮用水的常见消毒方法及其优缺点

方法	消毒剂	优点	缺点
氯化消毒	液氯、漂白粉、漂白粉精、次氯酸钠、氯胺	消毒效果可靠，操作简便，易于控制，且剩余消毒剂易于监测，成本低	不能杀灭有些病原体，如对病毒杀灭效果较差；会产生氯酚臭等；可形成氯化消毒副产物产生毒性；氯气有毒，需要预防事故；漂白粉易受光、热和潮气作用分解失效

续表

方法	消毒剂	优点	缺点
二氧化氯消毒	二氧化氯（ClO₂）	可减少水中三卤甲烷等氯化副产物的形成；当水中含氨时不与氨反应，消毒作用不受影响；能杀灭水中的病原微生物和病毒；消毒作用不受水质酸碱度的影响；水中余氯稳定持久，防止再污染的能力强；可除去水中的色和味，不与酚形成氯酚臭；对铁、锰的除去效果较氯强；二氧化氯的水溶液可以安全生产和使用	二氧化氯具有爆炸性，必须在现场制备，立即使用；制备含氯低的二氧化氯较复杂，其成本较其他消毒方法高；二氧化氯的歧化产物对动物可引起溶血性贫血和变性血红蛋白病等中毒反应
臭氧消毒	臭氧（O₃）	消毒效果较二氧化氯和氯好，用量少；接触时间短；pH 在 6~8.5 范围内均有效；不影响水的感官性状，同时还有除臭、色、铁、锰、酚等多种作用；除水中有溴离子外，不产生三卤甲烷；用于前处理时尚能促进絮凝和澄清，降低混凝剂用量，并因而减少化学污泥量	投资大、费用较氯化消毒高；水中臭氧不稳定，控制和检测臭氧均需要一定的技术；缺乏剩余消毒剂，出厂水无剩余臭氧（臭氧对管道腐蚀作用强，也不允许有剩余臭氧），因此需要用第二消毒剂，以防止细菌生长
紫外线消毒	紫外线	所需要的接触时间短，杀菌效率高，不改变水的物理、化学性质；不产生残留物质和异味	消毒后水中无持续杀菌作用，每支灯管处理水量有限，且需要定期清洗更换，成本也较高。因此，除单位供水可采用紫外线消毒外，未获得广泛应用

氯化消毒具有消毒效果可靠、操作简便、费用低廉等显著优势，是目前我国多数集中式供水经常采用的消毒方式。常用的氯化消毒剂有液氯、漂白粉、漂白粉精、次氯酸钠、氯胺等，氯化消毒剂的消毒原理在于其溶于水后能与水反应生成次氯酸（HClO），次氯酸体积小，电荷为中性，易于穿过细胞壁；同时，它又是一种强氧化剂，能损害细胞膜，使蛋白质、RNA 和 DNA 等物质释出，并影响多种酶系统（主要是磷酸葡萄糖脱氢酶的巯基被氧化破坏），从而使细菌死亡。氯对病毒的作用，主要在于对核酸的致死性损害。常见水源消毒所需漂白粉量，见附表 9。

含氯化合物中具有杀菌能力的有效成分称为有效氯，氯的化合价大于 -1 者均为有效氯。用氯及含氯化合物消毒饮用水时，氯不仅与水中细菌作用，还要氧化水中的有机物和还原性无机物，其需要的氯的总量称为需氯量。为保证消毒效果，加氯量必须超过水的需氯量，使在氧化和杀菌后还能剩余一些有效氯，称为余氯。一般要求氯加入水中后，接触 30min，水中至少应保持游离性余氯 0.30mg/L。在配水管网末梢，游离性余氯不应低于 0.05mg/L。

四、实习步骤

（一）水质评价（黄河水）

1. 器材 pH 计，分光光度计，烧杯，烧瓶，电炉，移液管，50ml、100ml 容量瓶，胶头滴管，手套，石棉网，量筒，分析天平，水浴锅，蒸发皿，烘箱。

2. 试剂 蒸馏水，硫酸肼[(N$_2$H$_4$)H$_2$SO$_4$]，六次甲基四胺[(CH$_2$)$_6$N$_4$]。

3. 步骤

（1）肉眼可见物测定：取提前采集的黄河水样250ml，放入烧杯，用直接观察法观察，记录所观察到的肉眼可见物。将水样煮沸，再次观察肉眼可见物。

（2）臭和味的测定：取水样250ml，放入烧杯，振摇后用扇闻法闻气味，用适当文字描述并按六级记录其强度，与此同时按国标GB/T 5750.4—2023操作，取少量水样放入口中（此水样应对人体无害，味的测试，目前尚无法采用仪器设备进行），不要咽下，品尝水的味道，予以描述并按六级记录其强度（表1-7-2）。

表1-7-2 臭和味的强度等级

等级	强度	说明
0	无	无任何臭和味
1	微弱	一般饮用者难以察觉，但臭、味敏感者可以发觉
2	弱	一般饮用者刚能察觉
3	明显	已能明显察觉，不加处理不能饮用
4	强	已有很明显的臭味
5	很强	有强烈的恶臭或异味

（3）pH测定：取水样250ml，放入烧杯，用pH计测定pH并记录。将水煮沸，冷却至室温，用pH计测定pH并记录。反复此步骤3次。同样方法测定纯净水的pH。

（4）水中溶解性总固体测定：将蒸发皿洗净，放102～108℃烘箱内30min，取出后冷却，用分析天平称重，记录为W_1。用量筒量取20ml水样，转移至蒸发皿中，将蒸发皿放到水浴锅上，直至蒸发皿中的水蒸干，再用木夹取出。擦净底面的水分，放入烘箱烘干至恒重。用分析天平称重，记录为W_2。用下式计算水样中溶解性总固体的质量浓度：

$$溶解性总固体的质量浓度（mg/L）=[(W_2-W_1)\times 10^6]/V \quad (1.7.1)$$

式中，W_1为第一次称重质量（g）；W_2为第二次称重质量（g）；V为水样体积（ml）。

（5）浑浊度测定（分光光度法）

1）配制无浊度水：蒸馏水用0.2μm滤膜过滤，收集于用滤过水荡洗2次的烧瓶中。

2）配制浊度标准贮备液：称取1g硫酸肼[(N$_2$H$_4$)H$_2$SO$_4$]溶于水，定容至100ml。称取10g六次甲基四胺[(CH$_2$)$_6$N$_4$]溶于水，定容至100ml。吸取上述5ml硫酸肼溶液与5ml六次甲基四胺溶液于100ml容量瓶中，混匀。于（25±3）℃下静置反应24h。冷却后用水稀释至标线，混匀。此溶液浊度为400度，可保存1个月。

3）绘制标准曲线：吸取上述浊度标准液0、0.50ml、1.25ml、2.50ml、5.00ml、10.00ml及12.50ml，置于50ml的比色管中，加水至标线。摇匀后，即得浊度为0.4、10、20、40、80及100度的标准系列。于680nm波长，用30mm比色皿测定吸光度，绘制校准曲线。

4）测定：吸取50ml摇匀水样（如浊度超过100度可酌情少取，用无浊度水稀释至50ml）加入50ml比色管中，于680nm波长，用30mm比色皿测定吸光度，由校准曲线上查得水样浊度。

5）结果计算：
$$浊度（度）=[A×(A+V_b)]/V_c \quad (1.7.2)$$
式中，A 为稀释后水样的浊度（度）；V_b 为稀释水体积（ml）；V_c 为原水样体积（ml）。

（二）漂白粉中有效氯含量的测定（碘量法）

漂白粉是氢氧化钙、氯化钙、次氯酸钙等化合物的混合物，主要成分是次氯酸钙，有效氯含量为25%～35%，漂白粉精的有效氯含量为60%～70%。漂白粉为白色或灰白色粉末或颗粒，有显著的氯臭味，很不稳定，吸湿性强，易受光、热、水和乙醇等作用而分解，需要密封保存。本实验需要检测某种漂白粉中有效氯的含量。

1. 原理 漂白粉中的有效氯在酸性溶液中可氧化碘化钾而析出碘，用硫代硫酸钠标准溶液滴定析出的碘、淀粉作指示剂，根据硫代硫酸钠的消耗量即可计算出漂白粉中有效氯的含量。

$$Ca(ClO)_2+CaCl_2+2H_2SO_4 \longrightarrow 2CaSO_2+2Cl_2\uparrow+2H_2O$$
$$Cl_2+2KI \longrightarrow I_2+2KCl$$
$$I_2+2Na_2S_2O_3 \longrightarrow Na_2S_4O_6+2NaI$$

2. 器材 研钵，250ml 碘量瓶，称量瓶，量筒（20ml、10ml、5ml），150ml 烧杯，250ml 容量瓶，具塞磨口锥形瓶，分析天平 0.0001g，台秤 0.1g，棕色酸式滴定管，棕色试剂瓶，滤纸，药匙，移液管 25ml，洗耳球。

3. 试剂 碘化钾溶液（100g/L）、硫酸溶液（1mol/L）、硫代硫酸钠标准溶液 $[c(Na_2S_2O_3)=0.1mol/L]$、可溶性淀粉溶液。

配制：称取 21g 的五水硫代硫酸钠（$Na_2S_2O_3 \cdot 5H_2O$）或 16g 硫代硫酸钠标准溶液溶于 100ml 蒸馏水中，小火慢煮 10min，冷却，稀释至 1L，混匀。放置两周后过滤进行标定。

标定：准确称取 0.15g 于 120℃烘干至恒重的基准重铬酸钾（$K_2Cr_2O_7$），称准至 0.0001g，置于碘量瓶中，加 25ml 蒸馏水溶解。加 2g 碘化钾和 20ml 硫酸溶液，摇匀，用蒸馏水封口后，于暗处放置 10min，取出，用 150ml 蒸馏水冲洗瓶口、瓶壁并稀释，用配好的硫代硫酸钠标准溶液滴定。在近终点时加 3ml 淀粉指示剂（5g/L）继续滴定至溶液蓝色刚好消失即为终点。同时做空白试验。硫代硫酸钠标准溶液的浓度按下式计算：

$$c(Na_2S_2O_3)=m(K_2Cr_2O_7)/49.03×1000/V \quad (1.7.3)$$

式中，$m(K_2Cr_2O_7)$ 为基准重铬酸钾的质量（g）；V 为硫代硫酸钠标准溶液的体积（ml）；49.03 为 $1/6(Na_2S_2O_3)$硫代硫酸钠的摩尔质量；$c(Na_2S_2O_3)$ 为硫代硫酸钠标准溶液的浓度（mol/L）。

配制可溶性淀粉溶液（10g/L）：称取 1g 淀粉，加 5ml 水使之成糊状，在搅拌下将糊状物加到 90ml 沸腾水中，冷却，稀释到 100ml，取上层澄清溶液使用，加热时间不宜过长且应迅速冷却，以免低降淀粉指示剂的灵敏性。

4. 操作步骤

（1）配制漂白粉样品悬液：取待测漂白粉样品约 25g，置于研钵中，仔细研磨后，称取 7g，称准至 0.001g，置于清洁研钵中，加少量水，研磨成均匀的乳液，然后全部转移到

250ml 容量瓶中，加水稀释到刻度，不断振荡容量瓶使其混合均匀。

（2）用移液管吸取步骤（1）配制的悬液 25ml，置于具塞磨口锥形瓶中，加 20ml 碘化钾溶液（100g/L）和 10ml 硫酸溶液（1mol/L），塞上瓶塞，在暗处放置 5min。

（3）自滴定管中加入硫代硫酸钠标准溶液，不断振摇，直至变成淡黄色，加 1ml 淀粉指示液（10g/L），继续滴定至蓝色消失为终点，记下硫代硫酸钠标准溶液的消耗体积，平行测定 3 次。

（4）计算样品中有效氯的含量（漂白粉中有效氯的含量以质量分数表示）。

$$W(Cl)=cV\times 0.03545/(m\times 25.00/250.00)\times 100\% \qquad (1.7.4)$$

式中，$W(Cl)$ 为漂白粉中有效氯的质量分数（%）；c 为硫代硫酸钠标准溶液的浓度（mol/L）；V 为硫代硫酸钠标准溶液的体积（ml）；m 为试样质量（g）；0.03545 为氯的每毫摩尔质量（g/mmol）。

（三）水中游离氯的测定（3,3′,5,5′-四甲基联苯胺比色法）

1. 最低检测质量浓度

本方法最低检测质量浓度为 0.005mg/L。适用于经含氯消毒剂消毒后的生活饮用水及水源水中游离氯的测定。水样中超 0.12mg/L 的铁和 0.05mg/L 的亚硝酸盐对本方法有干扰。

2. 原理

在 pH 小于 2 的酸性溶液中，游离氯与 3,3′,5,5′-四甲基联苯胺（以下简称四甲基联苯胺）反应，生成黄色的醌式化合物，用目视比色法定量。本方法可用重铬酸钾溶液配制永久性氯标准色列。

3. 试剂

（1）氯化钾-盐酸缓冲溶液（pH 2.2）：称取 3.7g 经 100℃～110℃ 干燥至恒量的氯化钾，用纯水溶解，再加 0.56ml 盐酸（ρ_{20}=1.19g/ml），并用纯水稀释至 1000ml。

（2）盐酸溶液（1+4）。

（3）四甲基联苯胺溶液（0.3g/L）：称取 0.03g 四甲基联苯胺（$C_{16}H_{20}N_2$），用 100ml 盐酸溶液[c(HCl)=0.1mol/L]分批加入并搅拌，使试剂溶解（必需时可加温助溶），混匀，此溶液应无色透明，储存于棕色瓶中，在常温下可保存 6 个月。

（4）重铬酸钾-铬酸钾溶液：称取 0.1550g 经 120℃干燥至恒量的重铬酸钾（$K_2Cr_2O_7$）及 0.4650g 经 120℃干燥至恒量的铬酸钾（K_2CrO_4），溶解于氯化钾-盐酸缓冲溶液中，并稀释至 1000ml。此溶液生成的颜色相当于 1mg/L 氯与四甲基联苯胺生成的颜色。

（5）Na_2 EDTA 溶液（20g/L）。

4. 仪器设备 具塞比色管为 50ml，1000ml 容量瓶，玻璃棒。

5. 试验步骤

（1）永久性氯标准比色管（0.005～1.000mg/L）的配制。按表 1-7-3 所列用量分别吸取重铬酸钾-铬酸钾溶液，注入 50ml 具塞比色管中，用氯化钾-盐酸缓冲溶液稀释至 50mL 刻度，在冷暗处保存，可使用 6 个月。

表 1-7-3　永久性余氯标准的配制（0.005mg/L～1.0mg/L）

永久性氯/（mg/L）	重铬酸钾-铬酸钾溶液/（ml）	永久性氯/（mg/L）	重铬酸钾-铬酸钾溶液/（ml）
0.005	0.25	0.40	20.0
0.01	0.50	0.50	25.0
0.03	1.50	0.60	30.0
0.05	2.50	0.70	35.0
0.10	5.0	0.80	40.0
0.20	10.0	0.90	45.0
0.30	15.0	1.0	50.0

注：若水样氯大于 1mg/L 时，可将重铬酸钾-铬酸钾溶液的浓度提高 10 倍，配成相当于 10mg/L 的氯标准色，配制成 1.0mg/L～10mg/L 的永久性氯标准色列

（2）于 50ml 具塞比色管中，先加入 2.5ml 四甲基联苯胺溶液，加入澄清水样至 50ml 刻度，混合后立即比色，所得结果为游离氯；放置 10min，比色所得结果为总氯，总氯减去游离氯即为化合氯。

6. 注意事项

（1）pH 大于 7 的水样先用盐酸溶液调节 pH 为 4 再行测定。

（2）水样中铁离子大于 0.12mg/L 时，在每 50ml 水样中加 1 滴～2 滴 Na_2EDTA 溶液，以消除干扰。

（3）水温低于 20℃时先温热水样至 25～30℃，以加快反应速度。

（4）测试时，如显浅蓝色，表明显色液酸度偏低，多加 1ml 试剂，就出现正常颜色。又如加试剂后，出现橘色，表示氯含量过高，改用永久性氮 1~10mg/L 的标准系列，并多加 1ml 试剂进行处理。

（四）漂白粉加入量的测定（黄河水）

1. 原理　取一定体积的待测水样数份，分别加入不同量的已知浓度的漂白粉稀释液，经消毒 30min 后，测定余氯，取其余氯最适当（0.3～0.5mg/L）的水样，计算出漂白粉加入量。漂白粉中有效氯含量在 25%以上时，即可用本法测定加入量。

2. 器材　100ml 烧杯（5 个），100ml 量筒，10ml 吸管，玻璃棒，研钵。

3. 试剂　漂白粉（有效氯含量在 25%以上）。

4. 操作步骤

（1）0.1%漂白粉溶液：称取含有效氯 25%以上的漂白粉 0.1g，置于研钵中，加去离子水少许，研磨后倒入 100ml 量筒内，用少许去离子水洗研钵 3 次，洗液并入量筒内，稀释至 100ml。此溶液 1ml=1mg 漂白粉。

（2）将 5 个烧杯依次排列好，并依次标记为 1、2、3、4、5，每杯中加入 100ml 水样。

（3）用吸管吸取 0.1%漂白粉溶液 0.5ml、1.0ml、1.5ml、2.0ml、2.5ml，分别依次加入以上各杯中。此时各杯中所含漂白粉量分别为 5mg/L（第 1 杯）、10mg/L（第 2 杯）、15mg/L（第 3 杯）、20mg/L（第 4 杯）、25mg/L（第 5 杯）。用玻璃棒搅拌均匀，静置半小时。

（4）半小时后，用邻联甲苯胺比色法测定各杯中余氯含量（见余氯测定法）。选择

余氯在 0.3~0.5mg/L 的一杯，按下式计算出漂白粉的加入量：

$$漂白粉加入量（mg/L）=V\times 10 \qquad (1.7.5)$$

式中，V 为余氯最适宜的杯中加入的 0.1%漂白粉溶液量（ml）。

若在此漂白粉加入量范围（0.5~2.5ml）所测余氯达不到 0.3~0.5ml/L 范围，说明漂白粉加入量不够，则应以 3ml 漂白粉加入量为起始，直到所测余氯能达到要求为止。

附录 7

附表 9　常见水源消毒所需漂白粉量（漂白粉有效氯按 25%计）

水源	需氯量（mg/L）	需加漂白粉量（g）	
		1 吨水中	1 桶水（25kg）中
雨水	~1.0	~4	~0.10
深井水（污染水）	~1.0	~4	~0.10
浅井水（污染较轻）	1.0~1.5	4~6	0.10~0.15
泉水（相当污染）	1.5~2.0	6~8	0.15~0.20
河水（水质浑浊）	2.0~2.5	8~10	0.20~0.25
池塘水（环境好）	2.0~2.5	8~10	0.20~0.25
池塘水（环境差）	2.5~3.0	10~12	0.25~0.30
窖水（污染较轻）	2.0~2.5	8~10	0.20~0.25
窖水（污染较重）	2.5~3.0	10~12	0.25~0.30

实习八　土壤污染事件案例讨论

一、实习目的

掌握土壤污染的概念、特点，对环境生态及人体健康的可能危害；熟悉公害病的特点；熟悉土壤污染的常见原因及主要污染物种类；了解土壤污染的防治措施。

二、实习内容

1. 土壤污染的概念、特点及分类。
2. 土壤污染的主要成因及污染物种类。
3. 土壤污染对环境生态及人体健康的可能危害。
4. 公害病的特点及危害。
5. 生物富集效应。
6. 土壤污染物的防治措施。

三、实习案例

——日本"痛痛病"公害事件

在日本中部的富山平原上，一条名叫神通川的河流穿行而过，并注入富山湾。它不仅是居住在河流两岸人们的饮用水源,也灌溉着两岸的土地,是日本主要粮食基地的命脉水源。然而,谁也没有想到,多年后这条命脉水源竟成了"夺命"水源。

20世纪初期开始,人们发现这个地区的水稻普遍生长不良。不久后这里又出现了一种怪病,患者病症表现为腰、手、脚等关节疼痛。开始时人们只是在劳动后感到腰、背、膝等关节处疼痛。休息或洗澡后可以好转。可是如此几年之后疼痛遍及全身,人的正常活动受到限制,就是大喘气时都感到疼痛难忍。人的骨骼软化,身体萎缩,骨骼出现严重畸形,严重时,一些轻微的活动或咳嗽都可以造成骨折。曾有一个患者,打了一个喷嚏,竟使全身多处发生骨折。另一患者最后全身骨折73处,身长缩短了30cm。在疾病后期,患者饭不能吃、水不能喝,卧床不起,呼吸困难,病态十分凄惨,最终在极度疼痛中死去。这种怪病的发生和蔓延,引起人们的极度恐慌,但是谁也不知道这是什么病,只能根据患者不断地呼喊"痛啊,痛啊!"而称为"痛痛病"或"骨痛病",有人甚至因无法忍受痛苦而自杀。

"痛痛病"在当地流行20多年,造成200多人死亡。根据流行病学资料,本病在日本大正年代(1912~1926年)即已开始出现,长期被认为是原因不明的特殊地方病。直到第二次世界大战后,发病人数增加,1946年8月,该病才被正式报道。1955年,河野、荻野等在报告中称为"痛痛病",以后又以"妇中町熊野地区的奇病——痛痛病"为题公开发表在1955年8月4日的富山日报。1957年荻野等提出了矿毒学说,认为可能与其上游的矿山废水中铅、锌、镉有关。于1960年基本确认"痛痛病"是由镉中毒引发的。当年12月成立了富山县地方特殊病对策委员会,接着在1963年及1965年日本厚生省、文部省又先后组织了专门的研究团队进行了调查研究,通过十几年的流行病学、临床、病理以及动物实验等方面的深入研究工作,排除了各种假说,终于在1968年证实并指出"痛痛病"是由镉引起的慢性中毒。

据记载,富山县神通川上游的神冈矿山从19世纪80年代成为日本铅矿、锌矿的生产基地。日本明治初期,三井金属矿业公司在神通川上游发现了一个铅锌矿,于是在那里建了一个铅锌矿厂。在铅锌矿石中还含有一种叫作镉的金属,化学符号是Cd。铅锌矿厂在洗矿石时,将含有镉的大量废水直接排入神通川,使河水遭到严重的污染。河两岸的稻田用这种被污染的河水灌溉,有毒的镉经过生物的富集作用,使产出的稻米含镉量很高。人们长年吃这种被镉污染的大米、喝被镉污染的神通川水,久而久之就造成了慢性镉中毒,"痛痛病"实际就是典型的慢性镉中毒。

镉是对人体有害的重金属物质,广泛存在于环境中。环境中的镉可以通过被污染的水、食物、空气经消化道与呼吸道摄入体内,当镉的浓度蓄积到一定程度时,就会发生镉中毒。镉在体内的生物半衰期长达10~30年,为已知的最易在体内蓄积的有毒物质。镉的不断累积,可使接触者产生各种病变。镉进入人体后,主要蓄积于肾脏,会对肾脏造成损害,抑制维生素D的活性。维生素D是人体不可缺少的营养素,缺乏维生素D会妨碍钙、磷在人体骨质中的正常沉着和储存,最后导致骨软化。此外,缺钙会使肠道对镉的吸收率增高,加重骨质软化和疏松。另外,镉可以影响骨胶原的正常代谢,关节、韧带等联系各个骨块的结缔组织,同时又有润滑、保护、强化的功能,它们主要由胶原蛋白和弹性蛋白组成。这些蛋白的形成要通过许多以锌和铜为活性中心的酶促反应。当镉中毒后,它取代了这些酶的中心原子,使它们失活。例如,赖氨酸氧化酶的活性中心是铜,是形成胶原纤维的基础；当被镉毒化时，此酶的活性降低，影响胶原蛋白质的形成。

发生在日本的"痛痛病"事件是因镉对人类生活环境的污染而引起的，影响面很广，受害者众多，被称为日本第一号公害病。"痛痛病"不只在日本发生过，在其他国家也有发现，我国广西某些地区，也曾有人患有"痛痛病"。"痛痛病"至今尚无特效的治疗方法，而且体内积蓄的镉也没有安全有效的排出方法。因此，消除镉对环境的污染是防止"痛痛病"发生的根本措施。

请对上述案例进行分析讨论并回答下列问题。

问题1 该事件中的"痛痛病"是否属于公害病，理由是什么？

该事件中的"痛痛病"属于典型的公害病。符合公害病的定义，具有公害病的特点。公害病指由人类活动造成严重的环境污染引起公害所发生的地区性疾病。其特点为：

（1）在公害影响区域内的人群有与公害相关的共同性症状和体征。

（2）病区内人群不分年龄、性别都可能发病，甚至胎儿也受累。

（3）除急性中毒外，大多具有低剂量、长时期危害下陆续发病的特点。

（4）公害病与环境污染所致疾病的最大区别在于公害病具有严格的法律意义，必须经过科学的鉴定和国家法律的认可。

问题2 最初"痛痛病"为什么被认为是原因不明的地方病？如何区别地方病与公害病？

这是由于公害病与地方病有许多相似之处，如发病具有地区性、人群聚集、存在剂量-反应关系的特点，"痛痛病"正好具备这些特征，最初在未搞清楚其具体致病原因的情况下被误判为地方病。

地方病和公害病的关键区别在于致病原因不同。地方病是由于地壳表面化学元素分布的不均匀性，使某些地区水和土壤中的某些元素过多或过少，当地居民过多或过少摄入这些元素，而引起某特异性疾病，也称为生物地球化学性疾病。流行特征有明显的地区性分布，同时与环境中元素水平密切相关。而公害病属于环境污染性疾病的范畴。凡能污染环境，使环境质量恶化，而直接或间接使人患病的环境污染因素，统称为环境污染性致病因素。由此在暴露人群中引发的疾病称为环境污染性疾病。严重的环境污染可导致公害病的发生。由此可见，公害病是人为污染环境导致的，而地方病是由自然环境自身原因导致的，二者有本质上的区别。

问题3 "痛痛病"的具体病因是什么，它是如何发生的？

"痛痛病"是由于长期摄入有毒重金属——镉而导致的慢性镉中毒。其发生原因是铅锌矿厂在洗矿石时，将含有镉的大量废水直接排入神通川，使河水遭到严重污染。河两岸的稻田用这种被污染的河水灌溉，有毒的镉经过生物的富集作用，使产出的稻米含镉量很高。人们长年吃这种被镉污染的大米、喝被镉污染的神通川水，久而久之就造成了慢性镉中毒，"痛痛病"实际就是典型的慢性镉中毒。

问题4 何谓土壤污染？土壤污染的类型和常见原因有哪些？

1. 土壤污染的概念 土壤污染是指进入土壤中的有害、有毒物质超出土壤的自净能力，导致土壤的物理、化学和生物学性质发生改变，降低农作物的产量和质量，并危害人体健康的现象。

2. 土壤污染的分类

（1）化学污染物：包括无机污染物（如汞、镉、铅等重金属，过量的氮、磷营养元素以及氧化物和硫化物等）和有机污染物（如各种化学农药、石油及其裂解产物）。

（2）物理污染物：主要来自工厂、矿山的固体废弃物，如尾矿、废石、粉煤灰和工业垃圾等。

（3）生物污染物：主要来自带有各种病菌的城市垃圾和由卫生设施（包括医院）排出的废水、废物以及厩肥等。

（4）放射性污染物：主要来自核原料开采和大气层核爆炸，以锶和铯等在土壤中半衰期长的放射性元素为主。

3. 土壤污染的原因

（1）"三废"的排放：大气中的二氧化硫、氮氧化合物等随着雨水降落到地面上引起土壤的酸化；生活污水或工业废水灌溉，使土壤受到重金属、无机物和病原体的污染；固体废物的堆放，除占用土地外，还恶化周围环境。

（2）农药对土壤的污染：可分为直接污染和间接污染。前者是由在作物收获期前较短的时间内施用残效期较长的农药引起的，一部分直接污染了粮食、水果和蔬菜等作物，另一部分污染的是土壤、空气和水。农药施用后在土壤中的残留量为50%~60%，已经长期停用的六六六、滴滴涕目前在土壤中的可检出率仍然很高。

（3）化肥对土壤的污染：增施化肥作为现代农业增加作物产量的途径之一，在带来作物丰产的同时，过量施用化肥也会造成土壤污染，给作物的食用安全带来一系列问题。特别是硝酸盐的累积问题。

（4）污泥对土壤的污染：城市污水处理厂处理工业废水、生活污水时，会产生大量的污泥。污泥中含有丰富的氮、磷、钾等植物营养元素，常被用作肥料。但由于污泥的来源不同，一些污泥常含有某些有害物质，如大量使用或利用不当，会造成土壤污染，使作物中的有害成分增加，影响其食用安全。

（5）重金属污染物：进入土壤的重金属污染物以可溶性、不溶性颗粒的形式存在，如汞、铬、铜、锌、铅、镍等，土壤中的部分重金属可被植物吸收而得到的富集。

（6）微生物的污染：动物及人类的粪便肥料中含有大量微生物，如处理不当也可造成土壤污染。

（7）化学药品污染：弃漏的化学药品，如硝酸盐、硫酸盐、氧化物、多环芳烃、多氯联苯、酚等是常见的土壤污染物。这些污染物很难降解，多数是致癌物质，易造成长期潜在的危险。

问题5 土壤污染具有哪些特点？

1. 土壤污染具有隐蔽性、潜伏性和长期性　土壤污染的严重后果通过食物给动物和人类健康造成危害，因而不易被人们察觉。

2. 土壤污染具有累积性　污染物质在土壤中不容易迁移、扩散和稀释。因此容易在土壤中不断积累而超标，同时也使土壤污染具有很强的地域性。

3. 土壤污染具有不可逆转性　重金属对土壤的污染基本上是一个不可逆转的过程，许多有机化学物质的污染也需要较长的时间才能降解。

4. 土壤污染很难治理　积累在污染土壤中的难降解污染物，很难靠稀释作用和自净作用来消除，其他治理技术也见效较慢。治理污染土壤通常成本较高，治理周期较长。

问题6　土壤污染具有哪些危害？

1. 土壤污染导致严重的直接经济损失　土壤污染可能导致农作物的减产甚至绝收，造成经济损失。

2. 土壤污染导致生物品质下降　如粮食、蔬菜、水果等食物中镉、铬、铅等重金属含量超标可造成其营养及品质下降，食用价值降低。土壤污染除影响食物的卫生品质外，也明显地影响到农作物的其他品质。有些地区污灌已经使得蔬菜的味道变差，易烂，甚至出现难闻的异味；农产品的储藏品质和加工品质也不能满足深加工的要求。

3. 土壤污染危害人体健康　土壤污染会使污染物在植（作）物体中积累，并通过食物链富集到人体和动物体中，危害人畜健康，引发癌症和其他疾病等；土壤的生物污染也可能引发传染病和寄生虫病。

4. 土壤污染导致其他环境问题　土地受到污染后，重金属浓度较高的污染表土容易在风力和水力的作用下进入到大气和水体，导致大气污染、地表水污染、地下水污染和生态系统退化等其他次生生态环境问题。

问题7　本案例中稻米为什么出现镉含量很高的情况？什么是生物富集作用？

这是由于当地人用被镉污染的河水灌溉稻田，由于水稻对镉具有较强的生物富集作用，最终使产出的稻米镉含量很高。

生物富集作用是指某些生物不断从环境中摄取浓度极低的污染物，在体内逐渐聚集，使该物质在生物体内达到相当高浓度，甚至引起其他生物（或人）中毒的浓度。

问题8　污染物进入土壤的主要途径有哪些？

1. 污水灌溉　用未经处理或未达到排放标准的工业污水灌溉农田是污染物进入土壤的主要途径。

2. 酸雨和降尘　工业排放的二氧化硫、一氧化氮等有害气体在大气中发生反应而形成酸雨，以自然降水形式进入土壤，引起土壤酸化。冶金工业烟囱排放的金属氧化物粉尘，则在重力作用下以降尘形式进入土壤，形成以排污工厂为中心、半径为2~3km的点状污染。

3. 汽车排气　以前的汽油中添加的防爆剂四乙基铅随废气排出可污染土壤，行车频率高的公路两侧常形成明显的铅污染带。

4. 向土壤倾倒固体废弃物　堆积场所土壤直接受到污染，自然条件下的二次扩散会形成更大范围的污染。

5. 过量施用农药、化肥。

问题9　结合我国《土壤污染防治行动计划》（土十条）（附表10）以及农田土壤污染风险筛选值（基本项目）（附表11）提出土壤污染的预防与治理措施。

1. 土壤污染的预防措施

（1）科学利用污水灌溉农田：利用污水灌溉农田时，必须符合不同灌溉水质标准，否则，必须进行处理，符合标准要求后方可用于灌溉农田。

（2）合理使用农药，积极发展高效低残留农药：严格按《农药管理条例》的各项规定进行保存、运输和使用。使用农药的工作人员必须了解农药的有关知识，以合理选择不同农药的使用范围、喷施次数、施药时间以及用量等，使之尽可能减轻对土壤的污染。禁止使用残留时间长的农药。

（3）积极推广生物防治病虫害：积极推广生物防治方法，利用益鸟、益虫和某些病原微生物来防治农林病虫害。利用生物方法防治农林病虫害具有经济、安全、有效和无污染的特点。

（4）提高公众的土壤保护意识：在开发和利用土壤时，应进一步加强舆论宣传工作，使广大干部群众知道，土壤问题是关系到国泰民安的大事。

2. 土壤污染的治理措施

（1）污染土壤的生物修复方法：土壤污染物质可以通过生物降解或植物吸收而被净化。蚯蚓是一种能提高土壤自净能力的动物，利用它还能处理城市垃圾和工业废弃物以及农药、重金属等有害物质。积极推广使用农药污染的微生物降解菌剂，以减少农药残留量。也可利用植物吸收去除污染；严重污染的土壤可改种某些非食用的植物如花卉、林木、纤维作物等，也可种植一些非食用的、吸收重金属能力强的植物。

（2）污染土壤治理的化学方法：对于重金属轻度污染的土壤，使用化学改良剂可使重金属转为难溶性物质，减少植物对它们的吸收。例如，酸性土壤施用石灰，可提高土壤pH，使镉、锌、铜、汞等形成氢氧化合物沉淀，从而降低它们在土壤中的浓度，减少对植物的危害。

（3）增施有机肥料：可增加土壤有机质和养分含量，既能改善土壤理化性质，特别是土壤胶体性质，又能增大土壤容量，提高土壤净化能力。受到重金属和农药污染的土壤，增施有机肥料可增加土壤胶体对其的吸附能力，同时土壤腐殖质可络合污染物质，显著提高土壤钝化污染物的能力，从而减弱其对植物的毒害。

（4）调控土壤氧化还原条件：在很大程度上影响重金属变价元素在土壤中的行为，能使某些重金属污染物转化为难溶态沉淀物，控制其迁移和转化，降低其危害程度。

（5）改变轮作制度：可引起土壤条件的变化，消除某些污染物的毒害。据研究，实行水旱轮作是减轻和消除农药污染的有效措施。

（6）换土和翻土：对于轻度污染的土壤，采取深翻土或换无污染的客土的方法。对于污染严重的土壤，可采取铲除表土或换客土的方法。

四、拓展案例

——有毒化工废渣土壤污染案例

1992年10月和1993年5月，在未经有关部门同意的情况下，A省某冶炼厂两次非法向B省C市转移有毒化工废渣，造成重大环境污染事件。转移的废渣中含有三氧化二砷（又称砒霜）等10多种有毒物质332吨。这些有毒物质对当地河流的河下游约20km^{2}范围内的土壤、植物和地下水环境造成不同程度的污染。其中以土壤和植被受到的污染和破坏最为严重，残留在废渣堆放地及周围的铜、铅等重金属污染平均超标75倍，其中砷的超标指数最高,达到限值标准的 103 倍。废渣倾倒现场寸草不生,26 棵 20cm 直径的树木枯死,地表裸露面积达 500m^2,大约 7 公顷(1 公顷=10000m^2)地表植物受到较严重污染,污染深度 0~140cm。经专家预测,如不进行人为治理,在自然状况下,要想将土壤恢复到原有水平,大概需要几百年,甚至几千年以上的时间。

请对上述案例进行分析讨论并回答下列问题:

问题 1　什么是工业"三废"?常见工业废物主要包括哪些种类?

问题 2　工业废渣的不当处理可能产生什么危害后果?

问题 3　土壤砷污染对人群健康可造成哪些危害?有何临床症状?

问题 4　如何科学处理有毒的工业废渣?

问题 5　工业废渣是通过哪些途径污染土壤的?

问题 6　针对本案例中的土壤污染情况,请拟定一份污染土壤的修复方案?

问题 7　如何有效预防工业废渣的土壤污染?

附录 8

附表 10　《土壤污染防治行动计划》(土十条)核心内容

项目	主要内容
总体要求	全面贯彻党的十八大和十八届三中、四中、五中全会精神,按照"五位一体"总体布局和"四个全面"战略布局,牢固树立创新、协调、绿色、开放、共享的新发展理念,认真落实党中央、国务院决策部署,立足我国国情和发展阶段,着眼经济社会发展全局,以改善土壤环境质量为核心,以保障农产品质量和人居环境安全为出发点,坚持预防为主、保护优先、风险管控,突出重点区域、行业和污染物,实施分类别、分用途、分阶段治理,严控新增污染,逐步减少存量,形成政府主导、企业担责、公众参与、社会监督的土壤污染防治体系,促进土壤资源永续利用,为建设"蓝天常在、青山常在、绿水常在"的美丽中国而奋斗
工作目标	到 2020 年,全国土壤污染加重趋势得到初步遏制,土壤环境质量总体保持稳定,农用地和建设用地土壤环境安全得到基本保障,土壤环境风险得到基本管控。到 2030 年,全国土壤环境质量稳中向好,农用地和建设用地土壤环境安全得到有效保障,土壤环境风险得到全面管控。到 21 世纪中叶,土壤环境质量全面改善,生态系统实现良性循环
主要指标	到 2020 年,受污染耕地安全利用率达到 90% 左右,污染地块安全利用率达到 90% 以上。到 2030 年,受污染耕地安全利用率达到 95% 以上,污染地块安全利用率达到 95% 以上
第一条	开展土壤污染调查,掌握土壤环境质量状况。深入开展土壤环境质量调查,并建立每 10 年开展一次的土壤环境质量状况定期调查制度;建设土壤环境质量监测网络,2020 年底前实现土壤环境质量监测点位所有县(市、区)全覆盖;提升土壤环境信息化管理水平
第二条	推进土壤污染防治立法,建立健全法规标准体系。2020 年,土壤污染防治法律法规体系基本建立;系统构建标准体系;全面强化监管执法,重点监测土壤中镉、汞、砷、铅、铬等重金属和多环芳烃、石油烃等有机污染物,重点监管有色金属矿采选、有色金属冶炼、石油开采等行业
第三条	实施农用地分类管理,保障农业生产环境安全。按污染程度将农用地土壤环境划为三个类别;切实加大保护力度;着力推进安全利用;全面落实严格管控;加强林地草园地土壤环境管理
第四条	实施建设用地准入管理,防范人居环境风险。明确管理要求,2016 年底前发布建设用地土壤环境调查评估技术规定;分用途明确管理措施,逐步建立污染地块名录及其开发利用的负面清单;落实监管责任;严格用地准入
第五条	强化未污染土壤保护,严控新增土壤污染。结合推进新型城镇化、产业结构调整和化解过剩产能等,有序搬迁或依法关闭对土壤造成严重污染的现有企业

续表

项目	主要内容
第六条	加强污染源监管，做好土壤污染预防工作。严控工矿污染，控制农业污染，减少生活污染
第七条	开展污染治理与修复，改善区域土壤环境质量。明确治理与修复主体，制定治理与修复规划，有序开展治理与修复，监督目标任务落实，2017年底前，出台土壤污染治理与修复成效评估办法
第八条	加大科技研发力度，推动环境保护产业发展。加强土壤污染防治研究，加大适用技术推广力度，推动治理与修复产业发展
第九条	发挥政府主导作用，构建土壤环境治理体系。完善管理体制。按照"国家统筹、省负总责、市县落实"原则，完善土壤环境管理体制，全面落实土壤污染防治属地责任
第十条	加强目标考核，严格责任追究。2016年底前，国务院与各省区市人民政府签订土壤污染防治目标责任书，分解落实目标任务

附表11 农田土壤污染风险筛选值（基本项目）

序号	污染物项目[①②]		风险筛选值（mg/kg）			
			pH≤5.5	5.5<pH≤6.5	6.5<pH≤7.5	pH>7.5
1	镉	水田	0.3	0.4	0.6	0.8
		其他	0.3	0.3	0.3	0.6
2	汞	水田	0.5	0.5	0.6	1.0
		其他	1.3	1.8	2.4	3.4
3	砷	水田	30	30	25	20
		其他	40	40	30	25
4	铅	水田	80	100	140	240
		其他	70	90	120	170
5	铬	水田	250	250	300	350
		其他	150	150	200	250
6	铜	果园	150	150	200	200
		其他	50	50	100	100
7	镍		60	70	100	190
8	锌		200	200	250	300

注：出自《土壤环境质量 农用地土壤污染风险管控标准（试行）》（GB 15618—2018）
①重金属和类金属砷均按元素总量计
②对于水旱轮作地，采用其中较严格的风险筛选值

实习九 职业中毒案例讨论

一、实习目的

掌握职业中毒的概念及分类；掌握铅中毒和苯中毒的诊断、治疗和处理原则；熟悉职业中毒的调查方法和要求；熟悉铅中毒和苯中毒的临床表现和诊断分级标准；了解职业中毒案例的分析方法及职业中毒的预防。

二、实习内容

1. 职业中毒的识别、诊断与调查处理。
2. 铅中毒和苯中毒的诊断分级、治疗和处理。
3. 职业中毒的预防与控制。

三、实习案例

——金属加工厂工人铅中毒

2006年4月15日，某市职业病防治医院接诊了患者张某，男，40岁，主诉"近半年来反复出现头痛、头晕、失眠、记忆力减退、全身乏力、脐周和下腹部无固定的绞痛、纳差、手足麻木等不适感，经多家医院对症治疗后，症状反复，不见好转"。患者神志清楚，一般情况尚可，体温37.2℃，脉搏72次/分，呼吸20次/分，血压120/70mmHg，心肺听诊无异常，肝脾不大，腹软，脐周有轻微压痛，无反跳痛，四肢痛、触觉未见异常，未引出病理反射，无饮酒、吸烟嗜好。患者3日前在其他医院的血常规、尿常规、肝功能、心电图、胸部X线检查均正常。经询问，患者为当地某金属加工厂工人，入职金属加工厂工作2年左右后，出现前述症状。入职前在家务农，从未接触过金属加工类的工作。在出现身体不适后，曾前往多家医院就诊，均未查出病因，经对症治疗后，症状反复，不见好转。近期腹绞痛加剧，经工友建议，遂到该职业病防治医院就诊。医生通过初步检查和问诊，结合患者的职业，怀疑铅中毒，建议入院行进一步检查。经实验室检查，患者尿铅水平为13.5μmol/L、尿δ-氨基乙酰丙酸（ALA）为75.5μmol/L，血红细胞游离卟啉为5.6μmol/L，最终被诊断为慢性中度铅中毒，并上报了职业病监管部门。

后经监管部门调查，该金属加工厂厂房简易，面积约200m^2，有拆件、溶解和成品（铅锭）3个车间，生产设施落后，通风除尘设施简陋，属开放式生产工序，生产区和生活区距离只有10m左右，厂内的空气混浊，气味刺鼻，厂方不能提供生产车间的环境卫生监测报告，大部分作业人员没有佩戴个人防护用品。该厂也没有向卫生行政部门申报职业病危害项目。生产流程以废蓄电池为原料，通过土炼方法提炼铅锭，生产过程中大量铅蒸气逸出，在空气中形成铅烟（尘）污染环境，通过呼吸道或消化道进入人体引起铅中毒。全厂有工人48名，均未进行岗前知识培训，对法律法规及卫生知识知之甚少，个人防护意识差。厂方也未组织工人进行上岗前、在岗期间和离岗时的职业健康体检。除患者张某外，另有十余名工人也曾有类似症状，但由于该厂没有医疗室，身体不适的工人只是到厂办公室领取了一些药物（依地酸钙钠），自行到当地卫生院进行静脉注射治疗，症状缓解后继续返岗工作。

通过调查，该厂存在严重的违规违法行为，监管部门依据我国的《中华人民共和国职业病防治法》及相关规定对其下达了整改通知并进行了处罚。要求厂方组织全厂的职工进行职业健康检查，对身体不适的工人进行治疗，建立健全职业卫生管理制度和职工的职业健康档案，建立有效的职业病危害事故应急救援预案。改善生产工作环境，工人的宿舍要远离车间。给予限期整改和罚款的行政处罚。

请对上述案例进行分析讨论并回答下列问题。

问题1 如果你是临床医生，当你遇到腹绞痛的患者时，应考虑哪些病症？

腹绞痛是一种常见的胃肠道疾病，表现为腹部剧烈的疼痛和不适感，其常见的可能病症如下：

1. 腹腔器官急性炎症 如急性胃炎、急性肠炎、急性胰腺炎、急性出血性坏死性肠炎、急性胆囊炎。

2. 胸腔疾病所致的腹部牵涉性痛 如肺炎、肺梗死、心绞痛、心肌梗死、急性心包炎、胸膜炎、食管裂孔疝。

3. 整齐扭转或破裂 如肠扭转、肠绞窄、肠系膜或大网膜扭转、卵巢扭转、肝破裂、脾破裂、异位妊娠破裂等。

4. 腹膜炎症 多由胃肠穿孔引起，少部分为自发性腹膜炎。

5. 腹腔内血管阻塞 如缺血性肠病、夹层腹主动脉瘤等。

6. 腹壁疾病 如腹壁挫伤、脓肿及腹壁带状疱疹。

7. 空腔脏器阻塞或扩张 如肠梗阻、胆管结石、胆管蛔虫病、泌尿系结石梗阻等。

8. 全身疾病所致的腹痛 如腹型过敏性紫癜、尿毒症、铅中毒、卟啉病等。

问题2 常见的职业中毒有哪些分类？

常见的职业中毒有以下七类：

（1）金属和类金属中毒。

（2）刺激性气体中毒。

（3）窒息性气体中毒。

（4）有机溶剂中毒。

（5）苯的氨基、硝基化合物中毒。

（6）高分子化合物单体中毒。

（7）农药中毒。

问题3 何谓生产性毒物？其存在形态有哪些？可通过哪些途径进入人体？

1. 生产性毒物的定义 生产性毒物，或称职业性毒物，是指在生产过程的各个环节中存在的可能对人体产生有害影响的各种毒物。

2. 生产性毒物的存在形态

（1）气体：在生产场所的温度、气压条件下，散发于空气中的氯、溴、氨、一氧化碳、甲烷等。

（2）蒸气：固体升华、液体蒸发时形成蒸气，如水银蒸气、苯蒸气等。

（3）雾：混悬于空气中的液体微粒，如喷洒农药和喷漆时形成的雾滴、镀铬和蓄电池充电时逸出的铬酸雾和硫酸雾等。

（4）烟：直径小于 $0.1\mu m$ 的悬浮于空气中的固体微粒，如熔镉时产生的氧化镉烟尘、电焊时产生的电焊烟尘等。

（5）气溶胶尘：能较长时间悬浮于空气中的固体微粒，直径大多数为 $0.1\sim 10\mu m$。悬浮于空气中的粉尘、烟和雾等微粒，统称为气溶胶。

3. 生产性毒物进入人体的途径

（1）呼吸道：是工业毒物进入人体的最重要途径。凡是以气体、蒸气、雾、烟、气溶胶尘形式存在的毒物，均可经呼吸道进入人体。

（2）皮肤：在工业生产中，毒物经皮肤吸收引起中毒也比较常见。脂溶性的毒物经皮肤吸收后，还需要水溶性，才能进一步扩散到血液，两性物质容易被皮肤吸收。

（3）消化道：毒物经消化道吸收的情况比较少见，多半是误食，或个人卫生习惯不良，手沾染毒物随进食或饮水、吸烟进入消化道。

问题 4 引起腹绞痛的常见生产性毒物有哪些？哪些行业可接触到铅或者铅化合物？

引起腹绞痛常见的生产性毒物包括铅、毒蘑、毒扁豆碱、斑蝥、乌头碱、巴豆、砷、汞、磷化合物、腐蚀性毒物等。其中铅为最常见的导致职业中毒的生产性毒物。

接触铅或者铅化合物的行业如下：

1. 铅矿的开采及冶炼 自然界存在的主要是硫化铅矿（方铅矿），经焙烧还原成为铅。另外，冶炼锡、锑、锌等金属以及铅制成的合金时，亦有铅的接触。

2. 熔铅作业 制造含铅耐腐蚀的化工设备、管道、构件等，电力电子行业制造电线的外皮保险丝、电缆，焊接作业的焊镐等。

3. 蓄电池行业 使用量很大，用作铅蓄电池的电极板材料（氧化铅）。

4. 铅的化合物接触机会更多，如颜料行业、塑料工业、橡胶工业、制药行业等。

问题 5 铅对人体有哪些健康危害？慢性铅中毒有哪些主要临床表现？

1. 铅对人体的健康危害 铅是一种全身性毒物，可对人体神经系统、消化系统、血液系统等产生影响。

（1）神经系统：神经衰弱是铅中毒早期较常见的症状之一，表现为头昏、头痛、全身无力、记忆力减退、睡眠障碍、多梦等。铅对外周神经损害可呈运动型、感觉型或混合型，铅中毒性脑病在职业性中毒中极为少见。

（2）消化系统：轻者表现为一般消化道症状，如口内金属味，食欲不振，恶心，上腹部胀闷、不适，腹隐痛和便秘，大便干结等。重者出现腹绞痛，为突然发作，多在脐周，呈持续性疼痛，会阵发性加重，一般止痛药不易缓解，每次疼痛会持续数分钟至数小时。

（3）血液系统：铅可以抑制血红素的合成与铁、锌、钙等元素抗争，诱发贫血，并随铅中毒程度加重而加重。尤其是本身患有缺铁性贫血的儿童。

（4）心血管系统：调查发现人群中的心血管疾病与机体铅负荷增加有关。铅中毒患者主动脉、冠状动脉、肾动脉及脑动脉有变性改变，在因铅中毒死亡的儿童中亦发现有心肌变性。

（5）泌尿系统：铅会损害线粒体，影响ATP酶而干扰主动运转机制，使泌尿系统受到损害，表现为近曲小管损伤引起的氨基酸尿、糖尿和磷酸盐尿等。

（6）生育系统：女工对铅较敏感，特别是妊娠期和哺乳期，可引起不育、流产、早产、死胎及婴儿铅中毒。可引起男工精子减少、活动减弱及形态改变，还可引起甲状腺功能减退。

（7）免疫系统：铅能结合抗体，饮水中铅含量增加使循环抗体降低。铅可作用于淋巴细胞，使补体滴度下降，使机体对内毒素的易感性增加，抵抗力降低，常引起呼吸道、肠道反复感染。

（8）内分泌系统：铅可抑制维生素D活化酶、肾上腺皮质激素与生长激素的分泌，导致儿童体格发育障碍。

（9）骨骼：体内铅大部分沉积于骨骼中，通过影响维生素D_3的合成，抑制钙的吸收，作用于成骨细胞和破骨细胞，引起骨代谢紊乱，发生骨质疏松。

（10）其他：铅还可以引起各类营养素、微量元素丢失，造成酶系统紊乱，继而引发相关生理功能低下。

2. 慢性铅中毒的主要临床表现

（1）早期表现：主要为中毒性类神经征，如头痛、乏力、肌肉关节酸痛、失眠和食欲不振等。消化系统表现为口内有金属味、食欲不振、恶心、腹胀、腹隐痛、腹泻与便秘交替出现。

（2）典型表现：腹绞痛，特点为突然发作，多在脐周，呈持续性疼痛，会阵发性加重。贫血，正细胞低色素性贫血，多属轻度，周围血中可见嗜碱性点彩红细胞、网织红细胞及碱粒红细胞增多。周围神经病，表现为肢端麻木，呈手套或袜套样感觉障碍；伸肌无力，握力下降，重者可出现伸肌瘫痪，即腕下垂。严重铅中毒病例，可出现铅中毒性脑病。

问题6 铅干扰卟啉代谢，影响血红素合成的毒作用机制如何？

卟啉代谢和血红素合成是在一系列酶促作用下发生的，在这一过程中，目前较为清楚的影响机制是铅进入体内后可抑制δ-氨基-γ-酮戊酸脱水酶（ALAD）和亚铁络合酶（血红素合成酶）这两个关键酶，从而造成卟啉代谢障碍，影响血红素合成。具体过程如图1-9-1所示。

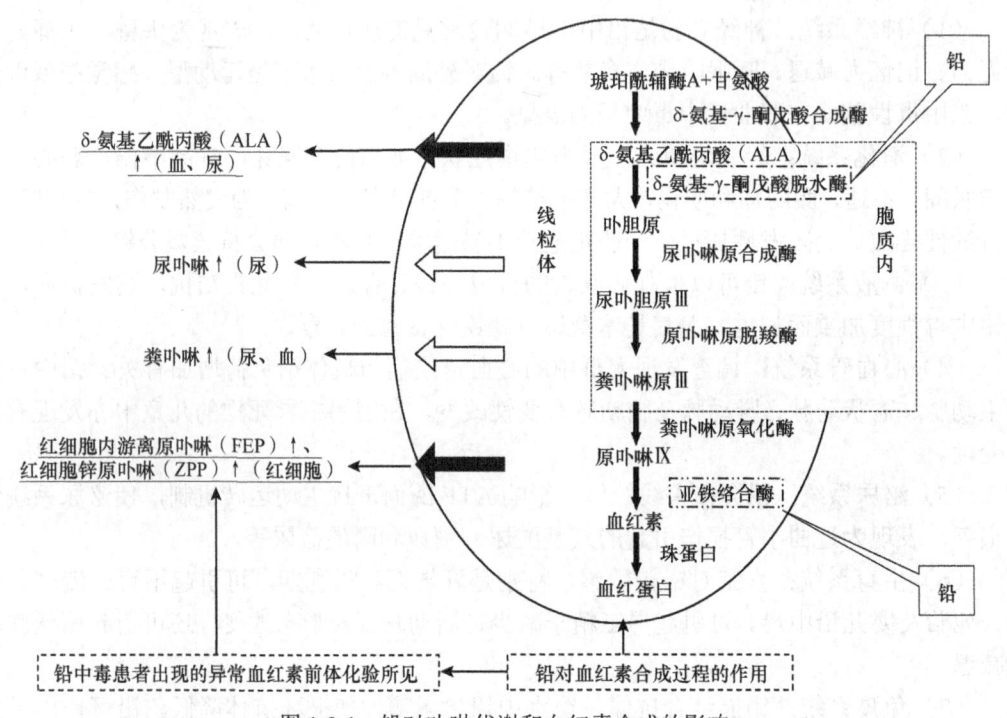

图1-9-1 铅对卟啉代谢和血红素合成的影响

问题 7 对职业中毒患者的生产环境应进行哪些卫生学方面的调查？

（1）调查收集当前生产工艺过程、劳动过程、生产环境的资料，尤其是可疑毒物监测资料。

（2）调查生产现场患者所在岗位的生产工艺过程、可能接触的职业性有害因素种类及环境浓度。

（3）个体在作业过程中的防护情况、所有防护设备及个人卫生情况等。

（4）调查患者的接触机会、接触方式、接触浓度和接触时间。

问题 8 临床常用的慢性铅中毒的解毒剂是什么？其作用机制是什么？用药时应注意哪些事项？

临床常用的慢性铅中毒的解毒剂是依地酸二钠钙，其可与铅形成稳定的络合物而排出体外。用药时必须注意过络合综合征，用完一个疗程后间隔 3~4 天再重复用药，根据驱铅疗效决定疗程，同时注意监测钙、锌等营养元素的水平。

问题 9 职业性慢性铅中毒的诊断应遵循什么原则？其诊断分级及处理原则如何？

1. 职业性慢性铅中毒的诊断原则 根据确切的铅职业接触史，以神经、消化、血液系统损害为主的临床表现和有关实验室检查结果为主要依据，结合现场职业卫生学调查资料，进行综合分析，排除其他原因引起的类似疾病后方可诊断。

2. 职业性慢性铅中毒的诊断分级及处理原则 见表 1-9-1。

表 1-9-1 职业性慢性铅中毒诊断分级及处理原则

铅中毒分级	诊断标准	处理原则
轻度中毒	血铅≥2.9μmol/L（600μg/L），或尿铅≥0.58μmol/L（120μg/L），且具有下列一项表现者： a）红细胞锌原卟啉（ZPP）≥2.91μmol/L（13.0μg/g Hb） b）尿 δ-氨基-γ-酮戊酸≥61.0μmol/L（8000μg/L） c）有腹部隐痛、腹胀、便秘等症状 络合剂驱排后尿铅≥3.86μmol/L（800μg/L）或 4.82μmol/24h（1000μg/24h）者，可诊断为轻度铅中毒	治疗原则：中毒患者宜根据具体情况，使用金属络合剂驱铅治疗，如依地酸钙钠、二巯丁二酸钠等注射或二巯丁二酸口服，辅以对症治疗 其他处理：如需劳动能力鉴定，按 GB/T 16180—2014 处理
中度中毒	在轻度中毒的基础上，具有下列一项表现者： a）腹绞痛 b）贫血 c）轻度中毒性周围神经病	
重度中毒	在中度中毒的基础上，具有下列一项表现者： a）铅麻痹 b）中毒性脑病	

注：出自《职业性慢性铅中毒的诊断》（GBZ 37—2015）

问题 10 职业中毒的诊断依据有哪些？

（1）详细可靠的职业史。

（2）职业病危害接触史和现场危害调查与评价。

（3）临床表现。

（4）辅助检查结果。

（5）排除其他。

问题 11 职业中毒的治疗原则和急救流程。

1. 职业中毒的治疗可分为病因治疗、对症治疗、支持疗法三种。

（1）病因治疗：目的是尽可能消除或减少致病的物质基础，并针对毒物致病的机制进行处理。

（2）对症治疗：缓解毒物引起的主要症状，促进机体功能的恢复。

（3）支持疗法：改善患者的全身状况，促进健康。

2. 急性职业中毒的急救流程

（1）现场急救：①脱离接触；②去除污染衣物，清洗皮肤；③保持呼吸道通畅；④重要脏器的保护；⑤严密观察生命体征的变化；⑥严重者尽快转送医院。

（2）阻止毒物继续吸收：清洗、吸氧、催吐、洗胃、导泻等。

（3）解毒和排毒：①金属络合剂：乙二胺四乙酸（EDTA）、二巯基丙醇等；②高铁血红蛋白还原剂：美蓝（亚甲蓝）；③氰化物中毒解毒剂：亚硝酸钠-硫代硫酸钠；④有机磷中毒解毒剂；⑤氟乙酰胺中毒解毒剂：解氟灵。

（4）对症治疗。

3. 慢性职业中毒的急救流程

（1）脱离毒物接触。

（2）及早使用特效解毒剂。

（3）对症治疗。

（4）营养和休息，促进患者的康复。

（5）治疗后进行劳动能力鉴定，安排合适的工作或休息。

问题 12 该工厂存在哪些问题？怎样改进？

1. 存在的问题

（1）没有向当地卫生行政部门申报职业病危害项目和职业卫生安全许可证。

（2）生产条件与工艺落后、生产流程不规范，通风除尘设施简陋。

（3）生产区和生活区没有保持足够的安全距离。

（4）未开展生产场所的环境卫生监测。

（5）没有监督职工按要求佩戴个人防护用品。

（6）对工人未进行岗前知识培训，导致工人对法律法规及卫生知识知之甚少，个人防护意识差。

（7）未组织工人进行上岗前、在岗期间和离岗时的职业健康体检。

（8）未对已出现职业病的职工进行及时规范治疗。

2. 改进措施 按要求向当地卫生行政部门申报职业病危害项目；依法办理职业卫生安全许可证；改革生产工艺、生产流程；提高生产过程的自动化、密闭化程度；改进通风设施设备；加强管理；加强职工的个人防护；加强宣传教育，提高工人自我保护意识；定期组织工人进行健康体检，建立职业卫生健康档案。

四、拓展案例

——职业性慢性二甲苯中毒事故案例

2020年7月5日，某县级市卫生局公共卫生监督所接到一起职业病诊断和处理的举报。起因是该市某乡镇企业职工李某被医院诊断为二甲苯中毒。

该所接到医院的举报后立即进行了调查。经调查获悉，李某于1997年进厂，1999年1月从事钙塑箱的印刷工作，1999年10月至2020年6月17日从事擦字工作。2020年4月底出现身体乏力、恶心、头晕及牙龈出血等症状。该厂在旧钙塑箱上擦字和在新钙塑箱上印字两道工序中，均使用了二甲苯等有机溶剂。2020年8月7日李某被该市疾病预防控制中心确诊为慢性重度苯中毒（再生障碍性贫血）。该市卫生局公共卫生监督所于7月17日调查该厂二甲苯的进货渠道，发现有苯的进货发票，并对印刷、擦字作业场所的6个测定点采样检测，检测结果示苯浓度全部超过国家卫生标准（国家卫生标准40mg/m³），其中最高浓度达995.3mg/m³。同时发现，该厂未申请职业危害因素登记和办理职业卫生审查手续；未对从事有害作业的职工进行职业性健康检查；未对印刷、擦字作业场所设立安全卫生警示标志和采取有效防护措施。根据调查，卫生监督所向该厂发出了卫生监督意见书，要求在7月20日前完成职业性体检和设立安全卫生警示标志，并安装防护设施后，方可从事印刷、擦字工作。9月15日，该市疾病预防控制中心根据体检结果，对该厂另外14名印刷、擦字工人进行职业病诊断，诊断结果为观察对象4人，慢性轻度苯中毒6人，慢性重度苯中毒1人。

事故发生后，卫生局公共卫生监督所向全市有关工业企业发出了针对该起中毒事故的情况通报，要求有关单位做好职业中毒和职业病的防治工作，并依据职业病防治相关规定，对该厂进行行政处罚。

请对上述案例进行分析讨论并回答下列问题。

问题1　引起再生障碍性贫血的常见生产性毒物有哪些？其常见的接触机会有哪些？

问题2　苯中毒对人体可造成哪些健康损害？

问题3　慢性苯中毒有哪些主要临床表现？其毒作用机制如何？

问题4　在本案例中造成患者慢性苯中毒的原因是什么？

问题5　该企业存在哪些违法违规问题？

问题6　慢性苯中毒的诊断、治疗和处理应遵循哪些原则（可参照附录9）？

附录9

职业性苯中毒诊断标准（GBZ 68—2022）

1　范围

本标准规定了职业性苯中毒的诊断原则、诊断及处理原则。

本标准适用于劳动者在职业活动中由于接触苯及含苯有机溶剂引起急性或慢性中毒的诊断及处理。

2　规范性引用文件

下列文件中的内容通过文中的规范性引用而构成本标准必不可少的条款。其中，注日期的引用文件,仅该日期对应的版本适用于本标准;不注日期的引用文件,其最新版本(包括所有的修改单)适用于本标准。

GB/T 16180—2014 劳动能力鉴定 职工工伤与职业病致残等级

GBZ 76—2002 职业性急性化学物中毒性神经系统疾病诊断标准

GBZ 78—2010 职业性化学源性猝死诊断标准

GBZ/T 157—2002 职业病诊断名词术语

WS/T 405—2012 血细胞分析参考区间

3 术语和定义

GBZ/T 157—2002 界定的术语和定义适用于本标准。

4 诊断原则

4.1 急性苯中毒

根据短期内吸入大量苯蒸气的职业接触史,出现以意识障碍为主的临床表现,结合现场职业卫生学调查,参考实验室检测指标,进行综合分析,并排除其他疾病引起的中枢神经系统等损害,方可诊断。

4.2 慢性苯中毒

根据 3 个月及以上密切接触苯的职业史,出现以造血系统损害为主的临床表现,结合现场职业卫生学调查,参考实验室检测指标,进行综合分析,并排除其他病因引起的血象、骨髓象等改变,方可诊断。

5 诊断

5.1 急性苯中毒

5.1.1 轻度中毒

短期内吸入大量苯蒸气后出现头晕、头痛、恶心、呕吐、黏膜刺激症状,伴有轻度意识障碍(GBZ 76—2002)。

5.1.2 重度中毒

短期内吸入大量苯蒸气后出现下列临床表现之一者:

a) 中、重度意识障碍(见 GBZ 76—2002);

b) 呼吸循环衰竭;

c) 猝死(见 GBZ 78—2010)。

5.2 慢性苯中毒

5.2.1 轻度中毒

有 3 个月及以上密切接触苯的职业史,可伴有头晕、头痛、乏力、失眠、记忆力减退、反复感染等临床表现。在3 个月内每 2 周复查一次外周血细胞分析,并具备下列条件之一者:

a) 白细胞计数 4 次及以上低于 3.5×10^9/L(见 WS/T 405—2012);

b) 中性粒细胞计数 4 次及以上低于 1.8×10^9/L(见 WS/T 405—2012);

c) 血小板计数 4 次及以上低于 80×10^9/L。

5.2.2 中度中毒

多有慢性轻度中毒症状,可伴有反复感染和(或)出血的临床表现,并具备下列条件之一者:

a) 白细胞计数低于 3.5×10^9/L 或中性粒细胞计数低于 1.8×10^9/L,伴血小板计数低于

$80×10^9$/L；

  b）白细胞计数低于 $2.5×10^9$/L 或中性粒细胞计数低于 $1.3×10^9$/L；

  c）血小板计数低于 $60×10^9$/L。

 5.2.3 重度中毒

 多有慢性中度中毒症状，并具备下列条件之一者：

  a）全血细胞减少症；

  b）再生障碍性贫血；

  c）骨髓增生异常综合征。

6 处理原则

 6.1 治疗原则

 6.1.1 急性中毒

 迅速将中毒患者转移至空气新鲜处，立即脱掉被污染衣物，清洗被污染皮肤黏膜，注意保暖，保持呼吸道通畅，监测生命体征。急救原则与内科急症相同。慎用β-肾上腺素能药物。

 6.1.2 慢性中毒

 治疗原则与血液系统疾病中造血系统损害相同。

 6.2 其他处理

 6.2.1 急性中毒

 患者病情恢复后，轻度中毒者可恢复原工作，重度中毒者原则上应脱离苯作业岗位。如需劳动能力鉴定，按照 GB/T 16180—2014 处理。

 6.2.2 慢性中毒

 一经诊断，即应脱离苯作业岗位。如需劳动能力鉴定，按照 GB/T 16180—2014 处理。

7 正确使用本标准的说明

 （1）引起苯中毒的作业及工种：苯在生产中主要用作溶剂、稀释剂和化工原料。接触含苯的各种有机溶剂或稀释剂，或以苯作为生产原料的作业、工种，均有可能发生急性、慢性苯中毒。

 （2）苯中毒引起的猝死：个别接触极高浓度苯的劳动者可发生猝死，其诊断可参照 GBZ 78—2010。

 （3）外周血细胞分析检验方法：本标准规定采用经静脉采血和血液分析仪检测方法（见 WS/T 405—2012）。采血方法按照 WS/T 225—2002 有关要求执行。采血时，采用真空采血方式自肘前静脉采血，要求使用含乙二胺四乙酸盐（EDTA）抗凝剂的采血管。

 （4）诊断分级中血细胞计数参考范围：慢性苯中毒诊断分级时，血细胞计数参考范围依据中国成年人群血细胞分析参考区间见 WS/T 405—2012。

 （5）血细胞形态学检查：外周血细胞计数异常时，应进行血细胞形态学检查。血细胞形态学检查是对血液有形成分质量的检查和数量的评估，主要包括对红细胞、白细胞及血小板的大小、形态、染色及结构等的检查。检查方法包括经典的显微镜检查和自动化数字式细胞图像分析等。一些患者在发生苯所致白血病或转变为白血病前，表现为外周血白细胞计数增高。此时，还可有白细胞核象改变和形态异常，包括出现原始细胞、幼稚细胞、粒细胞细胞核大小不一、空泡变性、核变性等；当苯毒性作用累及红系时，可以出现血红蛋白形成障碍，细胞大小改变等；在出现骨髓增生异常综合征时，外周血细胞多表现为细胞大小改变，核浆比例异常等。血细胞形态学检查有助于鉴别白细胞计数异常的病因，进行贫血的病因、红细胞计数和形态学分析，确认血小板计数减少并了解血细胞功能，发现血液中某些寄生虫感染，对慢性苯中毒具有诊断和鉴别诊断价值。

（6）骨髓象检查：针对慢性苯中毒患者，骨髓象检查有助于某系血细胞异常、全血细胞减少症、再生障碍性贫血、骨髓增生异常综合征，以及白血病的及时诊断与鉴别诊断。苯作业工人早期出现血细胞计数异常者，特别是脱离岗位后仍未恢复正常者，应尽早完善骨髓细胞形态学、免疫分型、染色体和基因检查，必要时进行骨髓活检病理检查。一次骨髓涂片的结果与病情不一定完全平行，对于不能明确诊断的病例，有必要多次、多部位骨髓穿刺进行骨髓细胞形态学检查和（或）骨髓活检病理检查。

（7）慢性苯中毒作业工龄的界定：慢性苯中毒多见于苯接触时间 3 个月及以上者。但部分患者连续作业工龄少于 3 个月，其每日苯接触时间长，苯浓度高，出现外周血一系或多系细胞计数减少，甚至表现为再生障碍性贫血，但此类再生障碍性贫血经积极治疗后，预后相对较好。这类患者发病特点与典型的慢性中毒有所区别，在发病时间上属于"亚急性"，但其临床表现与"慢性苯中毒"相似，这与通常"亚急性中毒与急性中毒临床表现接近"的普遍规律不符。本标准中仍将其归类于慢性苯中毒。

（8）职业性苯所致白血病：在诊断职业性苯所致白血病时，按照 GBZ 94—2014 执行。

（9）职业性苯中毒诊断的命名格式：

1）职业性急性苯中毒诊断的命名格式为：职业性急性轻/重度苯中毒。

2）职业性慢性苯中毒诊断的命名格式为

a. 职业性慢性轻度苯中毒：①职业性慢性轻度苯中毒（白细胞减少症）；②职业性慢性轻度苯中毒（中性粒细胞减少症）；③职业性慢性轻度苯中毒（血小板减少症）。

b. 职业性慢性中度苯中毒：①职业性慢性中度苯中毒（白细胞减少症伴血小板减少症）；②职业性慢性中度苯中毒（中性粒细胞减少症伴血小板减少症）；③职业性慢性中度苯中毒（白细胞减少症）；④职业性慢性中度苯中毒（中性粒细胞减少症）；⑤职业性慢性中度苯中毒（血小板减少症）。

c. 职业性慢性重度苯中毒：①职业性慢性重度苯中毒（全血细胞减少症）；②职业性慢性重度苯中毒（再生障碍性贫血）；③职业性慢性重度苯中毒（骨髓增生异常综合征）。

实习十　职业性尘肺病阅片与案例讨论

一、实习目的

掌握尘肺病的概念、生产性粉尘的概念及其对人体健康的危害；掌握职业病的概念及特点；基本掌握胸片质量的评定方法；了解我国尘肺病 X 线的诊断标准；了解尘肺病的病因、发病机制及主要临床诊断特点。

二、实习内容

1. 我国尘肺病 X 线诊断标准片阅片（示教）。

2. 尘肺病案例讨论。

三、主要实验仪器设备

1. 我国尘肺病诊断标准片（标准片光盘 GBZ 70—2015）。
2. 阅片机。

四、方法和步骤

内容一：我国尘肺病 X 线诊断标准片阅片（示教）

自我国尘肺病 X 线诊断标准片中选出 12 张阅片进行示教（表 1-10-1）。

表 1-10-1　尘肺病 X 线诊断标准片阅片示教目录

原编号	说明	原编号	说明
02 号	小阴影 p 标准密集度组合片，右上图示无小阴影，标准密集度 0/0，另 3 张图分别表示小阴影 p/p 的 1/1、2/2、3/3 标准密集度	09 号	石英粉碎工。小阴影总体密集度 1 级，分布范围达到 3 个肺区，诊断职业性硅肺一期。右侧肋膈角闭锁
03 号	小阴影 q 标准密集度组合片，右上图示无小阴影，标准密集度 0/0，另 3 张图分别表示小阴影 q/q 的 1/1、2/2、3/3 标准密集度	10 号	煤矿采掘工。小阴影总体密集度 2 级，分布范围达到 6 个肺区，诊断职业性硅肺二期，左侧第 6、7、8 后肋陈旧性骨折，右下肺有钙化灶
04 号	小阴影 r 标准密集度组合片，右上图示无小阴影，标准密集度 0/0，另 3 张图分别表示小阴影 r/r 的 1/1、2/2、3/3 标准密集度	12 号	硅砂矿粉碎工。小阴影总体密集度为 2 级，分布范围达到 6 个肺区，诊断职业性硅肺二期。右上肺区小阴影密集度 2/2，即组合片 q/q 的 2/2
05 号	小阴影 s 标准密集度组合片，右上图示无小阴影，标准密集度 0/0，另 3 张图分别表示小阴影 s/s 的 1/1、2/2、3/3 标准密集度	17 号	机械厂吹砂工。小阴影总体密集度为 2 级，分布范围达到 5 个肺区，诊断职业性铸工尘肺二期。右侧叶间胸膜增厚，两下肺区有对称的乳头影。右肺尖有肺大疱
06 号	小阴影 t 标准密集度组合片，右上图示无小阴影，标准密集度 0/0，另 3 张图分别表示小阴影 t/t 的 1/1、2/2、3/3 标准密集度	19 号	石棉矿采掘工。小阴影总体密集度为 2 级，分布范围达到 6 个肺区，诊断职业性石棉肺二期。右上肺区有肺大疱
07 号	小阴影 u 标准密集度组合片，右上图示无小阴影，标准密集度 0/0，另 3 张图分别表示小阴影 u/u 的 1/1、2/2、3/3 标准密集度	21 号	石棉厂配料工。小阴影总体密集度 3 级，分布范围达到 6 个肺区，由于有心缘蓬乱，右侧胸膜肥厚，诊断职业性石棉肺三期。左侧胸膜肥厚宽度小于 5mm

（一）我国尘肺病诊断标准(GBZ 70—2015)

1. 诊断原则　根据可靠的生产性矿物性粉尘接触史，以技术质量合格的 X 射线高千伏或数字 X 射线摄影（DR）后前位胸片表现为主要依据，结合工作场所职业卫生学、尘肺病流行病学调查资料和职业健康监护资料，参考临床表现和实验室检查，排除其他类似肺部疾病后，对照尘肺病诊断标准片，方可诊断。

劳动者临床表现和实验室检查符合尘肺病的特征，没有证据否定其与接触粉尘之间必然联系的，应当诊断为尘肺病。

2. 诊断分期

（1）尘肺一期：有下列表现之一者可诊断。

1）有总体密集度 1 级的小阴影，分布范围至少达到 2 个肺区。

2）接触石棉粉尘，有总体密集度 1 级的小阴影，分布范围只有 1 个肺区，同时出现胸膜斑。

3）接触石棉粉尘，小阴影总体密集度为 0，但至少有 2 个肺区小阴影密集度为 0/1，同时出现胸膜斑。

（2）尘肺二期：有下列表现之一者可诊断。

1）有总体密集度 2 级的小阴影，分布范围超过 4 个肺区。

2）有总体密集度 3 级的小阴影，分布范围达到 4 个肺区。

3）接触石棉粉尘，有总体密集度 1 级的小阴影，分布范围超过 4 个肺区，同时出现胸膜斑并已累及部分心缘或膈面。

4）接触石棉粉尘，有总体密集度 2 级的小阴影，分布范围达到 1 个肺区，同时出现胸膜斑并已累及部分心缘或膈面。

（3）尘肺三期：有下列表现之一者可诊断。

1）有大阴影出现，其长径不小于 20mm，短径不小于 10mm。

2）有总体密集度 3 级的小阴影，分布范围超过 4 个肺区并有小阴影聚集。

3）有总体密集度 3 级的小阴影，分布范围超过 4 个肺区并有大阴影。

4）接触石棉粉尘，有总体密集度 3 级的小阴影，分布范围超过 4 个肺区，同时单个或两侧多个胸膜斑长度之和超过单侧胸壁长度的 1/2 或累及心缘使其部分显示蓬乱。

（二）阅片中肺区的划分

在 X 射线胸片上，将肺尖至膈顶的垂直距离等分为三个区域，用等分点的水平线将左右肺野各分为上、中、下三个肺区，左右共 6 个肺区（图 1-10-1）。

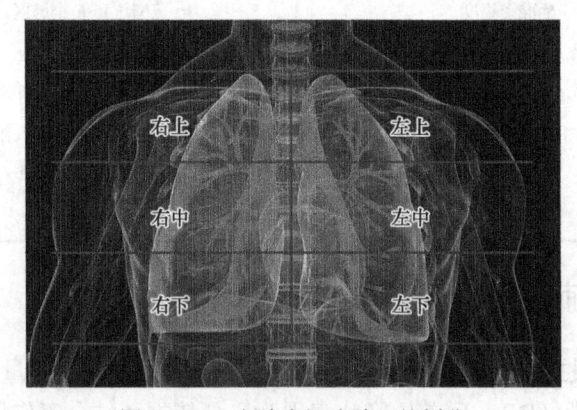

图 1-10-1　尘肺病阅片肺区的划分

（三）阅片中的相关术语及定义

（1）小阴影：在 X 射线胸片上，肺野内直径或宽度不超过 10mm 的阴影。小阴影按其形态分为圆形和不规则形两类。

（2）密集度：一定范围内小阴影的数量。密集度划分为 4 大级，每大级再划分为 3 小级，即 4 大级 12 小级分类法。

（3）大阴影：在 X 射线胸片上，肺野内直径或宽度大于 10mm 的阴影。

（4）小阴影聚集：在 X 射线胸片上，肺野内出现局部小阴影明显增多聚集成簇的状态，但尚未形成大阴影。

（5）胸膜斑：X 射线胸片上，肺野内除肺尖部和肋膈角区以外出现的厚度大于 5mm 的局限性胸膜增厚，或局限性钙化胸膜斑块。一般由于长期接触石棉粉尘而引起。

（四）X 射线胸片上小阴影形态、密集度、分布范围的判定及附加符号

1. 小阴影

（1）形态和大小

1）圆形小阴影：以英文字母 p、q、r 表示：

——p：直径最大不超过 1.5mm；

——q：直径大于 1.5mm，不超过 3mm；

——r：直径大于 3mm，不超过 10mm。

2）不规则形小阴影：以英文字母 s、t、u 表示：

——s：宽度最大不超过 1.5mm；

——t：宽度大于 1.5mm，不超过 3mm；

——u：宽度大于 3mm，不超过 10mm。

3）判定及记录方法：小阴影的形态及大小的判定以相应标准片所示为准。

阅读胸片时应记录小阴影的形态和大小。胸片上的小阴影几乎全部为同一形态和大小时，将其字母符号分别写在斜线的上面和下面，如 p/p、s/s 等；胸片上出现两种以上形态和大小的小阴影时，将主要形态和大小的小阴影字母符号写在斜线上面，次要的且有相当数量的另一种写在斜线下面，如 p/q、s/p、q/t 等。

（2）密集度

1）4 大级分级：密集度可简单地划分为四级：

——0 级：无小阴影或甚少，不足 1 级的下限；

——1 级：有一定量的小阴影；

——2 级：有多量的小阴影；

——3 级：有很多量的小阴影。

2）12 小级分级

小阴影密集度是一个连续的由少到多的渐变过程，为客观地反映这种改变，在 4 大级的基础上再把每级划分为 3 小级，即 0/-、0/0、0/1 为 0 级；1/0、1/1、1/2 为 1 级；2/1、2/2、2/3 为 2 级；3/2、3/3、3/+为 3 级，目的在于提供更多的信息，更细致地反映病变情况，进行流行病学研究和医学监护。

3）判定及记录方法

A. 判定原则：小阴影密集度的判定应以相应的标准片为依据，文字部分只起说明作用。

B. 肺区密集度判定：在小阴影形态判定的基础上，对照相应形态的密集度组合标准片判定各肺区小阴影密集度，以 12 小级分级表示。若小阴影密集度与标准片基本相同，可分别记录为 1/1、2/2、3/3。若小阴影密集度和标准片比较，认为较高一级或较低一级也应认真考虑，则同时记录下来，如 2/1 或 2/3，前者含义是密集度属 2 级，但 1 级也要考虑；后者含义是密集度属 2 级，但 3 级也要考虑。判定肺区密集度的原则是小阴影分布范围至少占该区面积的 2/3。

C. 总体密集度判定：总体密集度是指全肺内密集度最高肺区的密集度，是在对小阴影密集度分肺区判定的基础上对全肺小阴影密集度的一个总体判定，以 4 大级分级表示。

D. 分布范围判定：小阴影分布范围是指出现有密集度 1 级及以上小阴影的肺区数。

2. 附加符号

附加符号包括：

bu—肺大疱	ca—肺癌和胸膜间皮瘤	cn—小阴影钙化
cp—肺源性心脏病	cv—空洞	ef—胸腔积液
em—肺气肿	es—淋巴结蛋壳样钙化	ho—蜂窝肺
pc—胸膜钙化	pt—胸膜增厚	px—气胸
rp—类风湿性尘肺	tb—活动性肺结核	

内容二：尘肺病案例讨论

案例 1：煤矿工人洗肺洗出 48 瓶黑水

2010 年 10 月某煤业有限责任公司公费送 10 余名工人到省会城市的煤矿总医院进行职业病治疗。这批工人最小的 36 岁，最大的 59 岁，都多年从事井下作业。该院为 51 岁的龙某实施了肺灌洗手术，最终从龙某的双肺内洗出 48 瓶黑水。据龙某介绍，从 2004 年检查出尘肺一期他就不挖煤了，龙某拿着灌洗出"墨汁"的瓶子简直不敢相信自己的眼睛。他是这批患者中洗出"墨汁"最浓最多的。在井下工作 16 年后他不挖煤了，但仍担任安检工作，井下巡查并没有让他脱离粉尘环境。

案例 2：装修工人洗肺洗出 25 瓶混浊物

66 岁的詹先生为一名装修工人，从业二十多年后，出现胸闷气短，喉咙异物，呼吸困难。在当地医院多次求医无果，后前往某市胸科医院呼吸科就诊。经检查，患者 CT 显示两肺上叶部分结节影，还未融合成片。医院为其进行了右肺大容量灌洗术的治疗，灌洗出来 6000ml 白色浑浊状的液体，几天后又对左肺进行了灌洗，灌洗出来 6000ml 左右的浅红色液体。两次灌洗共洗出一万多毫升混浊物，相当于 25 瓶矿泉水的量。灌洗出来的液体和生理盐水相比，颜色有很大差别，所以考虑是他平时工作中没有防护，或者防护不到位，导致尘埃在肺部沉积。后据了解，詹先生是一名电路暗槽装修工人，从业也已经有二十多年的时间了，平日里少不了和电钻、电锤打交道，装修材料化成的微小颗粒，在防护不到位的情况下，不知不觉都吸进了肺里，导致出现尘肺病。

案例 3："尘肺病"村

某镇的一座村庄被称为"尘肺病"村，该村截至 2016 年 1 月，被查出一百多名尘肺病患者，其中已有三十多人去世。起因是 20 世纪 90 年代后，部分村民自发前往矿区务工，长期接触粉尘却没有采取有效防护措施。医疗专家组在普查和义诊中发现，当地农民对于尘肺病的危害及防治知识一无所知，得了尘肺病后认为"无法治疗"，很多患者只是苦熬，失去了最佳治疗时机。

请对上述案例进行分析讨论并回答下列问题：

问题 1 什么是职业病？职业病有哪些特点？

1. 职业病的概念 职业病是指企业、事业单位和个体经济组织等用人单位的劳动者在职业活动中，因接触粉尘、放射性物质和其他有毒、有害因素而引起的疾病。

2. 职业病的特点

（1）病因有特异性，在控制接触后可以控制或消除发病。

（2）病因大多数可以识别或检测，一般有剂量-反应关系。

（3）在接触同样有害因素的人群中，常有一定比例的发病率，很少只出现个别患者。

（4）如能早期诊断，合理处理，预后较好。

（5）大多数职业病，目前尚无特效疗法，关键在于开展三级预防措施。

问题 2 什么是尘肺病？如何预防和控制尘肺病的发生？

1. 尘肺病的概念 尘肺病是由于在职业活动中长期吸入生产性粉尘而引起的以肺部组织纤维化为主的全身性疾病。其特征是肺内有粉尘阻留并有胶原性纤维增生和肺组织反应，肺泡结构永久性破坏。

2. 预防和控制尘肺病的措施

（1）法律措施：①立法和执法；②粉尘的职业接触限制。

（2）组织措施：①加强领导和宣传教育；②加强防尘设备的管理和维修。

（3）技术措施：①改革工艺过程，革新生产设备；②密闭、抽风、除尘；③湿式作业。

（4）卫生保健措施：①接触粉尘工人的健康检查；②个人防护和个人卫生。

问题 3 什么是生产性粉尘？其常见来源有哪些？哪些行业易于产生生产性粉尘？

1. 生产性粉尘的概念 生产性粉尘是指在生产活动中产生的，并能够较长时间飘浮于生产环境中的固体微粒。

2. 生产性粉尘的来源 固体物质的机械加工；固体物质的不完全燃烧或爆破；物质加热时产生的蒸气在空气中凝结或碳氢化形成固体微粒，以气溶胶方式存在的粉尘。

3. 易于产生生产性粉尘的行业 矿山开采业；机械加工业；冶金业；建筑材料业/行业；纺织工业；筑路业；水电业；食品行业；石粉加工行业、工艺品制作加工业/行业。

问题 4 生产性粉尘是如何分类的？

1. 按粉尘的来源可分为

（1）尘：固态分散性气溶胶，固体物料经机械性撞击、研磨、碾轧而形成。

（2）雾：分散性气溶胶，为溶液经蒸发、冷凝或受到冲击形成的溶液粒子。

（3）烟：固态凝聚性气溶胶，金属熔炼过程中产生的氧化微粒或升华凝结物、燃烧过程中产生的烟。

2. 按粉尘的生产工序可分为

（1）吸湿性粉尘、非吸湿性粉尘。

（2）不黏尘、微黏尘、中黏尘、强黏尘。
（3）可燃尘、不燃尘。
（4）爆炸性粉尘、非爆炸性粉尘。
（5）高比电阻尘、一般比电阻尘、导电性尘。
（6）可溶性粉尘、不溶性粉尘。

3. 按粉尘的性质可分为

（1）无机粉尘：①矿物性粉尘：硅尘，含有相当量游离二氧化硅的粉尘；硅酸盐尘，石棉、滑石、云母、高岭土粉尘均属此类；含碳粉尘，煤尘、炭黑、石墨、活性炭等粉尘，其中以煤尘暴露人数最多。②金属性粉尘：金属冶炼、电焊时产生的烟雾，如铅、锰、铁、锌等。③人工无机尘：金刚砂、水泥、玻璃纤维等。

（2）有机粉尘：①动物性粉尘；②植物性粉尘；③微生物粉尘；④人工有机粉尘。

（3）混合性粉尘（生产环境中最多见）。

问题 5　粉尘的理化特性及其卫生学意义？

1. 粉尘的化学成分、浓度和接触时间

（1）化学成分不同对人体的作用也不同：①致纤维化作用（主要由矿物性粉尘引起）；②致癌作用；③中毒作用；④致敏作用（铍、铅粉尘导致过敏性哮喘或肺炎）。

（2）粉尘浓度和接触时间：同一种粉尘，作业环境空气中浓度越高，暴露时间越长，对人体危害越严重。

2. 粉尘的分散度和空气动力学直径

（1）分散度：指物体被粉碎的程度，以粉尘颗粒直径大小（μm）的数量（粒子分散度）或质量（质量分散度）组成百分比来表示。应注意的情况：①粉尘粒子分散度越高，在空气中浮游的时间越长，沉降速度越慢；②粉尘粒子分散度越高，比表面积越大，越易参与理化反应；③当粉尘粒子比重相同时，分散度越高，沉降速度越慢；④当粉尘粒子大小相同时，比重越大，沉降速度越快；⑤当质量相同，其形状越接近球形，沉降速度越快。

（2）空气动力学直径（AED）：指粉尘粒子a，无论其几何形状、大小和比重如何，如果它在空气中与一种比重为1的球形粒子b的沉降速度相同时，则b的直径即可算作为a的AED。粉尘按AED可分为：①非吸入粉尘—AED＞15μm，可进入呼吸道；②可吸入粉尘—AED＜15μm，可进入上呼吸道，呼吸道深部及肺泡区；③呼吸性粉尘—AED＜5μm，可进入呼吸道深部及肺泡区（导致尘肺病）。

3. 粉尘的硬度　粒径较大、外形不规则且坚硬的尘粒可能引起呼吸道黏膜机械损伤。

4. 粉尘的溶解度

（1）某些有毒粉尘：如铅、砷等的粉尘可在呼吸道溶解吸收，溶解度越高，对人体毒性作用越强。

（2）相对无毒的粉尘：如面粉，其溶解度越高，作用越低。

（3）石英粉尘等很难溶解，在体内持续产生危害作用。

5. 粉尘的荷电性　粉尘带电性的几种现象：①悬浮在空气中的尘粒90%~95%带电；②不同粉尘的荷电性不同：金属尘粒如铅、铁等多带负电；石英、石棉和高岭土多带正电；③同一种粉尘可带正电、负电或不带电；④带异性电荷时，可促进凝集，加速沉降；带同性电荷时，可增强悬浮颗粒的稳定性；⑤分散度越高、荷电性越强；⑥新形成的粉尘荷电量多；⑦温度升高、干燥环境使粉尘荷电性增加；⑧荷电尘粒易被阻留在肺内，被巨噬细胞吞噬。

6. 粉尘的爆炸性 易发生爆炸的粉尘为氧化速度快、分散度高、比表面积大的带电荷的粉尘，在采样时必须使用防爆采样器。

问题6 申请职业病诊断有哪些要求？

申请职业病诊断时应当提供：
（1）职业史、既往史。
（2）职业健康监护档案复印件。
（3）职业健康检查结果。
（4）工作场所历年职业病危害因素检测、评价资料。
（5）诊断机构要求提供的有关材料。用人单位和有关机构应当按照诊断机构的要求，如实提供必要的资料。没有职业病危害接触史或者健康检查没有发现异常的，诊断机构可以不予受理。

实习十一 突发公共卫生事件案例讨论

一、实习目的

掌握突发公共卫生事件的概念、特点及分类；掌握突发公共卫生事件应急处理的一般原则和流程，现场控制措施及医疗卫生机构的责任；了解突发公共卫生事件的流行病学调查指导原则；熟悉医院感染控制的指导原则和措施。

二、实习内容

1. 突发公共卫生事件的概念、特点及分类。
2. 突发公共卫生事件应急处理的一般原则和流程。
3. 突发公共卫生事件的应急、预防与控制措施。
4. 群体性不明原因疾病的现场调查与病因分析。
5. 不明原因肺炎的监测、排查与应急处置流程。

三、实习案例

——德国肠出血性大肠埃希菌（EHEC）O104：H4感染暴发疫情案例

2011年5月26日世界卫生组织通报，德国发生了一起肠出血性大肠埃希菌感染暴发疫情。疫情于2011年5月初自德国北部开始，迅速席卷整个德国和欧盟其他国家，并蔓延至美国和加拿大。疫情持续两个多月，先后报告了四千多例肠出血性大肠埃希菌（enterohemorrhagic *Escherichia coli*，EHEC）感染和溶血性尿毒综合征（hemolytic-uremic syndrome，HUS）病例，死亡近50例，调查最终确认引起疫情的病原体为EHEC O104：H4。这是迄今为止德国首次报道的最大规模的溶血性尿毒综合征及肠出血性大肠埃希菌暴发,而溶血性尿毒综合征报告病例数表明,这也是世界范围内同类暴发事件中规模最大的。

据调查,2011年5月初,德国罗伯特·科赫研究所公布了第1例由肠出血性大肠埃希菌所致的溶血性尿毒综合征的病例,随后德国东北部多个州出现类似病例,感染人数迅速增加。2011年5月26日,德国明斯特大学医院宣布,该院卫生研究所经调查确认,近日在德国暴发的肠出血性大肠埃希菌疫情是由一种名为"Husec41"的肠出血性大肠埃希菌变种引起。这一少见的变种对很多抗生素具有抗药性。与此同时,德国汉堡卫生研究所已查明这种病菌的一个来源是产自西班牙的黄瓜。明斯特大学医院卫生研究所的卡希说,"Husec41"是目前已知的42种肠出血性大肠埃希菌中的一种,但此前这一变种未在世界上任何地方引起过疫情。

2011年5月30日,德国因食用有毒黄瓜,感染出血性大肠埃希菌而死亡的人数已升至14人。疫情迅速蔓延,瑞典、丹麦、英国和荷兰等多个国家均出现感染病例,欧洲一时陷入恐慌。面对不断增多的死者和疫病感染人群,各国纷纷采取有毒黄瓜的应对措施。西班牙南部地方政府于5月28日表示,已禁止安达卢西亚地区的阿尔梅里亚省及马拉加省2家外销黄瓜的批发商出口,并进行严格的检查措施,以找出污染源。这些来自西班牙南部的有毒黄瓜,疑似遭到肠出血性大肠埃希菌污染,会引发溶血性尿毒综合征而死亡。德国汉堡卫生研究所宣布,除在西班牙进口的黄瓜上发现肠出血性大肠埃希菌之外,是否其他蔬果也带有大肠埃希菌病毒,需要进一步追踪确认。受肠出血性大肠埃希菌"污染"的黄瓜继续在欧洲蔓延,德国食品、农业与消费者保护部长伊尔塞·艾格纳发出警告,建议民众暂时不要吃黄瓜、番茄、莴苣和其他菜叶沙拉。世界卫生组织也指出,这种致病性大肠埃希菌可通过人际、食物、水和接触动物等渠道传播,民众应注意经常洗手,特别是在接触食物前和如厕后。欧盟方面则要求西班牙在5月31日或6月1日提交对受感染黄瓜的出产地阿尔梅里亚和马拉加的两家农场做出的分析检测报告。

截至2011年6月1日疫情造成德国至少15人死亡,超过1400人确诊或疑似;瑞典1人死亡,41人确诊;法国3人疑似;丹麦14人确诊,26人疑似;西班牙1人疑似;英国、荷兰、捷克、瑞士等国也相继发现相关病例。为查明疫情起源,各国均开展了疫情的溯源研究。德国汉堡卫生当局2011年5月31日宣布,实验室的最新化验结果显示,德国的肠出血性大肠埃希菌感染的致病源并非西班牙进口黄瓜。汉堡卫生部门负责人当天说,德国有关实验室对此前已被查出带有肠出血性大肠埃希菌的两根西班牙黄瓜进行了进一步化验,结果显示,黄瓜上携带的菌株特性与从德国两名患者粪便样本中分离出的血清型为O104的大肠埃希菌并不相符。由此推断,西班牙进口黄瓜上虽然携带肠出血性大肠埃希菌,但它并不是引起德国本次疫情的致病源。

就在官方发布公告几小时后,来自德国威斯特伐利亚州的官员也宣布,他们首次在同一家农场生产的未进行密封包装的豆芽中,找到了被认为引发此次疫情的病原体。另外,德国消费者保护部部长约翰·雷梅尔指出,在两位患者家中的垃圾桶内找到的食物标本也表明,此次疫情极有可能是由产于该农场的豆芽引发。

6月10日,德国官方防疫权威机构罗伯特·科赫研究所公布,通过研究疫情的传播方式、流行病学原理以及实验室的检测,证明黄瓜、番茄和莴苣是安全的,最有可能引发此次疫情的元凶基本锁定在食用豆芽上。该研究所所长莱因哈德·伯格说,调查人员在检查了112个感染者后发现,其中19人在同一家餐馆就餐,此后就感染了大肠埃希菌。之后,调查人员对他们所吃的食物进行了检查,最后发现吃过豆芽的人被感染的概率是吃过其他食物的人的9倍。正是这条线索将调查人员的目光引向汉堡西南部的一家有机农场。经过一个多月的排查,6月10日,德国官方宣布终于确定了"元凶"。产于德国北部的一家有机农场生产的芽苗类蔬菜中的豆芽,可能是造成此次大肠埃希菌疫情的罪魁祸首。疫情的罪魁祸首从"毒黄瓜"变成了"毒豆芽",由于发豆芽作坊卫生条件不佳,豆芽受污染,加上一些人喜好在蔬菜沙拉中拌入生豆芽,致使病菌直接进入人体消化道。

6月下旬,法国发现肠出血性大肠埃希菌O104:H4感染聚集病例,病例发病前均未到过德国。实验室检测聚集病例的菌株特征与德国疫情的暴发菌株一致,此外,使用包括基于重复序列的聚合酶链反应(polymerase chain reaction,PCR)以及脉冲场凝胶电泳(pulsed field gel electrophoresis,PFGE)在内的两种分子溯源技术对法国和德国的暴发菌株进行分析和比对,发现两者之间具有遗传相关性;流行病学调查发现病例都参加了一次集体聚餐,并提示可疑同源暴露为豆芽,表明法国感染聚集病例与德国的暴发事件可能存在相关性。至此,这场疫情的溯源虽然找到了一些线索,但是仍然没有最终定论。

经过进一步的调查后,2011年7月1日,德国负责食品安全的联邦风险评估研究所发表公报,根据德国防疫部门和欧洲食品安全局的追踪调查,产自埃及的葫芦巴种子"极可能"是德国和法国的肠出血性大肠埃希菌疫情暴发的共同源头。该研究所指出,法国患者患病前都食用了同一批混合种子培育的豆芽,而德国很多病例也被发现与食用下萨克森州一家企业培育的豆芽有关。调查人员已发现两者的唯一共同点都是用了葫芦巴种子培育的豆芽。同时,下萨克森州一家多人患病的家庭患病前食用的豆芽中也包含葫芦巴种子培育的豆芽。但是,由于同一批葫芦巴种子已被用完,种子上是否带有大肠埃希菌已无法检验确认。

请对上述案例进行分析讨论并回答下列问题:

问题1 按照我国对突发公共卫生事件的定义,这次事件是否属于突发公共卫生事件?依据是什么?

按照我国《突发公共卫生事件应急条例》中对突发公共卫生事件的定义,这一事件属于突发公共卫生事件。判断依据其概念及特点。

突发公共卫生事件的概念:突发公共卫生事件是指那些突然发生、造成或者可能造成社会公众健康严重损害的重大传染病疫情、群体性不明原因疾病、重大食物和职业中毒以及其他严重影响公众健康的事件。

突发公共卫生事件的特点:

1. 突发性 突发公共卫生事件往往在人们意想不到的时间、地点突然发生,人们较难预测,有的甚至不可预测,由于人们对其病因、病原、传播途径、治疗方法、预防方法等一系列防治问题没有一个深刻的认识,常常使人措手不及,难以防范。

2. 复杂性 由于突发公共卫生事件发生突然,时间紧迫,缺乏充分有效的信息,其现场抢救、控制和救治、原因的调查和善后处理涉及多系统、多部门,十分复杂。

3. 公共性 突发公共卫生事件并非仅仅影响少数人的健康,而是牵涉到广泛的社会群体。

4. 社会危害严重性 突发公共卫生事件往往影响严重、涉及范围广,常导致大量伤亡和妨碍居民的身心健康,主要表现为发病人数较多,死亡率较高,并且在较长时间内对人们的心理产生影响，造成巨大的社会危害。

  问题 2 突发公共卫生事件是如何分类、分级的？按照我国的分类、分级依据该事件属于哪一类，哪一级？

  根据我国《突发公共卫生事件应急条例》可将突发公共卫生事件分为以下四类：①重大传染病疫情；②群体性不明原因疾病；③重大食物中毒和职业中毒；④其他严重影响公众健康的事件。该事件属于第一类，即重大传染病疫情事件。

  根据突发公共卫生事件性质、危害程度、涉及范围，突发公共卫生事件划分为一般（Ⅳ级）、较重（Ⅲ级）、严重（Ⅱ级）和特别严重（Ⅰ级）四级，依次用蓝色、黄色、橙色和红色进行预警。

1. 一般突发公共卫生事件（Ⅳ级）

（1）腺鼠疫在县（区）域内发生，一个平均潜伏期内病例数未超过20例。

（2）霍乱在县（区）域内发生，1周内发病10例以下。

（3）一次食物中毒人数30～100人，无死亡病例报告。

（4）一次发生急性职业中毒10人以下，未出现死亡。

（5）一次放射事故超剂量照射人数10～50人，或轻、中度放射损伤人数3～10人。

（6）县级以上人民政府卫生主管部门认定的其他一般突发公共卫生事件。

2. 较重突发公共卫生事件（Ⅲ级）

（1）在边远、地广人稀、交通不便的局部地区发生肺鼠疫、肺炭疽病例，流行范围在一个乡（镇）以内，一个平均潜伏期内病例数未超过5例。

（2）发生传染性非典型肺炎病例。

（3）霍乱在县（区）域内发生，1周内发病10～30例；或疫情波及2个及以上县；或地级以上城市的市区首次发生。

（4）一周内在一个县（区）域内乙、丙类传染病发病水平超过前5年同期平均发病水平1倍。

（5）在一个县（区）域内发现群体性不明原因疾病。

（6）一次食物中毒人数超过100人，或出现死亡病例；或食物中毒事件发生在学校、地区性或全国性重要活动期间的。

（7）预防接种或学生预防性服药出现群体心因性反应或不良反应。

（8）一次发生急性职业中毒10～50人，或死亡5人以下。

（9）一次放射事故超剂量照射人数51～100人，或轻、中度放射损伤人数11～20人。

（10）地市级以上人民政府卫生主管部门认定的其他较重突发公共卫生事件。

3. 严重突发公共卫生事件（Ⅱ级）

（1）在边远、地广人稀、交通不便地区发生肺鼠疫、肺炭疽病例，疫情波及2个及以上乡（镇），一个平均潜伏期内发病5例及以上；或其他地区出现肺鼠疫、肺炭疽病例。

（2）发生传染性非典型肺炎续发病例；或疫情波及2个及以上地（市）。

（3）腺鼠疫发生流行，流行范围波及2个及以上县（区），在一个平均潜伏期内多点连续发病20例及以上。

（4）霍乱在一个地（市）范围内流行，1周内发病30例及以上；或疫情波及2个及以上地市，1周内发病50例及以上。

（5）乙类、丙类传染病疫情波及2个及以上县（区），一周内发病水平超过前5年同期平均发病水平2倍及以上。

（6）发生群体性不明原因疾病，扩散到县（区）以外的地区。

（7）预防接种或学生预防性服药出现人员死亡。

（8）一次食物中毒人数超过100人并出现死亡病例，或出现10例及以上死亡病例。

（9）一次发生急性职业中毒50人以上，或死亡5人及以上。

（10）一次放射事故超剂量照射人数101～200人，或轻、中度放射损伤人数21～50人，或重度放射损伤人数3～10人，或极重度放射损伤人数3～5人。

（11）鼠疫、炭疽、传染性非典型肺炎、艾滋病、霍乱、脊髓灰质炎等菌种、毒种丢失。

（12）省级以上人民政府卫生主管部门认定的其他严重突发公共卫生事件。

4. 特别严重突发公共卫生事件（Ⅰ级）

（1）肺鼠疫、肺炭疽在大、中城市发生；或人口稀少和交通不便地区，1个县（区）域内在一个平均潜伏期内发病10例及以上；或疫情波及2个及以上的县。

（2）传染性非典型肺炎，疫情波及2个及以上省份，并有继续扩散的趋势。

（3）群体性不明原因疾病，同时涉及多个省份，并有扩散趋势，造成重大影响。

（4）发生新发传染病或已消灭传染病。

（5）一次放射事故超剂量照射人数200人以上，或轻、中度放射损伤人数50人以上，或重度放射损伤人数10人以上，或极重度放射损伤人数5人以上。

（6）国务院卫生主管部门认定的其他特别严重突发公共卫生事件。

根据上述分级依据，该事件属于特别严重突发公共卫生事件（Ⅰ级）。

问题3　如何有效预防突发公共卫生事件的发生？

1. 建立完善的监测、预警与报告制度　国家突发公共卫生事件应急预案中对我国突发公共卫生事件的监测、预警与报告作出了如下规定：

（1）监测：国家建立统一的突发公共卫生事件监测、预警与报告网络体系。各级医疗卫生、疾病预防控制、卫生监督和出入境检疫机构负责开展突发公共卫生事件的日常监测工作。

省级人民政府卫生行政部门要按照国家统一规定和要求，结合实际，组织开展重点传染病和突发公共卫生事件的主动监测。

国务院卫生行政部门和地方各级人民政府卫生行政部门要加强对监测工作的管理和监督，保证监测质量。

（2）预警：各级人民政府卫生行政部门根据医疗卫生机构、疾病预防控制机构、卫生监督机构提供的监测信息，按照公共卫生事件的发生、发展规律和特点，及时分析其对公众身心健康的危害程度、可能的发展趋势，及时作出预警。

（3）报告：任何单位和个人都有权向国务院卫生行政部门和地方各级人民政府及其有关部门报告突发公共卫生事件及其隐患，也有权向上级政府部门举报不履行或者不按照规定履行突发公共卫生事件应急处理职责的部门、单位及个人。

县级以上各级人民政府卫生行政部门指定的突发公共卫生事件监测机构、各级各类医疗卫生机构、卫生行政部门、县级以上地方人民政府和检验检疫机构、食品药品监督管理机构、环境保护监测机构、教育机构等有关单位为突发公共卫生事件的责任报告单位。执行职务的各级各类医疗卫生机构的医疗卫生人员、个体开业医生为突发公共卫生事件的责任报告人。

突发公共卫生事件责任报告单位要按照有关规定及时、准确地报告突发公共卫生事件及其处置情况。

2. 加强对公众的宣传教育 通过开展有效的公共卫生健康教育与健康促进，提升群众对于公共卫生的正确认识以及公共卫生突发事件的了解。可以通过电视、广播、网络以及新媒体技术等多种传统的和现代化的宣传手段，传播公共卫生的相关知识和理念，使疾病预防知识得到普及，促使群众的疾病预防意识得到提升，且能够积极主动地进行相关的疾病预防，从而提升其自我保护能力。

3. 提高卫生从业人员及医疗卫生机构对突发公共卫生事件的防范意识和早期识别能力 通过日常培训、教育和突发公共卫生事件的应急演练等方式，不断提升卫生从业人员及医疗卫生机构对突发公共卫生事件的防范意识和早期识别能力。有效落实各项监测、预警与报告制度。

4. 开展突发公共卫生事件的风险隐患排查工作 重点加强高致病性病原微生物隐患排查工作，传染病控制隐患、食品和饮用水安全等隐患排查。

问题4 突发公共卫生事件发生时应采取哪些应急反应措施？

1. 各级人民政府

（1）组织协调有关部门参与突发公共卫生事件的处理。

（2）根据突发公共卫生事件处理需要，调集本行政区域内各类人员、物资、交通工具和相关设施、设备参加应急处理工作。涉及危险化学品管理和运输安全的，有关部门要严格执行相关规定，防止事故发生。

（3）划定控制区域：甲类、乙类传染病暴发、流行时，县级以上地方人民政府报经上一级地方人民政府决定，可以宣布疫区范围；经省、自治区、直辖市人民政府决定，可以对本行政区域内甲类传染病疫区实施封锁；封锁大、中城市的疫区或者封锁跨省（区、市）的疫区，以及封锁疫区导致中断干线交通或者封锁国境的，由国务院决定。对重大食物中毒和职业中毒事故，根据污染食品扩散和职业危害因素波及的范围，划定控制区域。

（4）疫情控制措施：当地人民政府可以在本行政区域内采取限制或者停止集市、集会、影剧院演出，以及其他人群聚集的活动；停工、停业、停课；封闭或者封存被传染病病原体污染的公共饮用水源、食品以及相关物品等紧急措施；临时征用房屋、交通工具以及相关设施和设备。

（5）流动人口管理：对流动人口采取预防工作，落实控制措施，对传染病患者、疑似患者采取就地隔离、就地观察、就地治疗的措施，对密切接触者根据情况采取集中或居家医学观察。

（6）实施交通卫生检疫：组织铁路、交通、民航、质检等部门在交通站点和出入境口岸设置临时交通卫生检疫站，对出入境、进出疫区和运行中的交通工具及其乘运人员和物资、宿主动物进行检疫查验，对患者、疑似患者及其密切接触者实施临时隔离、留验和向地方卫生行政部门指定的机构移交。

（7）信息发布：突发公共卫生事件发生后，有关部门要按照有关规定做好信息发布工作，信息发布要及时主动、准确把握，实事求是，正确引导舆论，注重社会效果。

（8）开展群防群治：街道、乡（镇）以及居委会、村委会协助卫生行政部门和其他部门、医疗卫生机构，做好疫情信息的收集、报告、人员分散隔离及公共卫生措施的实施工作。

（9）维护社会稳定：组织有关部门保障商品供应，平抑物价，防止哄抢；严厉打击造谣传谣、哄抬物价、囤积居奇、制假售假等违法犯罪和扰乱社会治安的行为。

2. 卫生行政部门

（1）组织医疗卫生机构、疾病预防控制机构和卫生监督机构开展突发公共卫生事件的调查与处理。

（2）组织突发公共卫生事件专家咨询委员会对突发公共卫生事件进行评估，提出启动突发公共卫生事件应急处理的级别。

（3）应急控制措施：根据需要组织开展应急疫苗接种、预防服药。

（4）督导检查：国务院卫生行政部门组织对全国或重点地区的突发公共卫生事件应急处理工作进行督导检查。省、地（市）级以及县级卫生行政部门负责对本行政区域内的应急处理工作进行督查和指导。

（5）发布信息与通报：国务院卫生行政部门或经授权的省、自治区、直辖市人民政府的卫生行政部门及时向社会发布突发公共卫生事件的信息或公告。国务院卫生行政部门及时向国务院各有关部门和各省、自治区、直辖市卫生行政部门以及军队有关部门通报突发公共卫生事件情况。对涉及跨境的疫情线索，由国务院卫生行政部门向有关国家和地区通报情况。

（6）制定技术标准和规范：国务院卫生行政部门对新发现的突发传染病、不明原因的群体性疾病、重大中毒事件，组织力量制定技术标准和规范，及时组织全国培训。地方各级卫生行政部门开展相应的培训工作。

（7）普及卫生知识：针对事件性质，有针对性地开展卫生知识宣教，提高公众健康意识和自我防护能力，消除公众心理障碍，开展心理危机干预工作。

（8）进行事件评估：组织专家对突发公共卫生事件的处理情况进行综合评估，包括事件概况、现场调查处理概况、患者救治情况、所采取的措施、效果评价等。

3. 医疗卫生机构

（1）开展患者接诊、收治和转运工作，实行重症和普通患者分开管理，对疑似患者及时排除或确诊。

（2）协助疾病预防控制机构人员开展标本的采集、流行病学调查工作。

（3）做好医院内现场控制、消毒隔离、个人防护、医疗垃圾和污水处理工作，防止院内交叉感染和污染。

（4）做好传染病和中毒患者的报告。对因突发公共卫生事件而引起身体伤害的患者，任何医疗卫生机构不得拒绝接诊。

（5）对群体性不明原因疾病和新发传染病做好病例分析与总结，积累诊断治疗的经验。重大中毒事件，按照现场救援、患者转运、后续治疗相结合的原则进行处置。

（6）开展科研与国际交流：开展与突发事件相关的诊断试剂、药品、防护用品等方面的研究。开展国际合作，加快病源查寻和病因诊断。

4. 疾病预防控制机构

（1）突发公共卫生事件信息报告：国家、省、地（市）、县级疾病预防控制机构做好突发公共卫生事件的信息收集、报告与分析工作。

（2）开展流行病学调查：疾病预防控制机构人员到达现场后，尽快制订流行病学调查计划和方案，地方专业技术人员按照计划和方案，开展对突发事件累及人群的发病情况、分布特点进行调查分析，提出并实施有针对性的预防控制措施；对传染病患者、疑似患者、病原携带者及其密切接触者进行追踪调查，查明传播链，并向相关地方疾病预防控制机构通报情况。

（3）实验室检测：中国疾病预防控制中心和省级疾病预防控制机构指定的专业技术机构在地方专业机构的配合下，按有关技术规范采集足量、足够的标本，分送国家和省级应急处理功能网络实验室检测，查找致病原因。

（4）开展科研与国际交流：开展与突发事件相关的诊断试剂、疫苗、消毒方法、医疗卫生防护用品等方面的研究。开展国际合作，加快病源查寻和病因诊断。

（5）制定技术标准和规范：中国疾病预防控制中心协助卫生行政部门制定全国新发现的突发传染病、不明原因的群体性疾病、重大中毒事件的技术标准和规范。

（6）开展技术培训：中国疾病预防控制中心具体负责全国省级疾病预防控制中心突发公共卫生事件应急处理专业技术人员的应急培训。各省级疾病预防控制中心负责县级以上疾病预防控制机构专业技术人员的培训工作。

5. 卫生监督机构

（1）在卫生行政部门的领导下，开展对医疗卫生机构、疾病预防控制机构突发公共卫生事件应急处理各项措施落实情况的督导、检查。

（2）围绕突发公共卫生事件应急处理工作，开展食品卫生、环境卫生、职业卫生等的卫生监督和执法稽查。

（3）协助卫生行政部门依据《突发公共卫生事件应急条例》和有关法律法规，调查处理突发公共卫生事件应急工作中的违法行为。

6. 出入境检验检疫机构

（1）突发公共卫生事件发生时，调动出入境检验检疫机构技术力量，配合当地卫生行政部门做好口岸的应急处理工作。

（2）及时上报口岸突发公共卫生事件信息和情况变化。

7. 非事件发生地区的应急反应措施 未发生突发公共卫生事件的地区应根据其他地区发生事件的性质、特点、发生区域和发展趋势，分析本地区受波及的可能性和程度，重点做好以下工作：

（1）密切保持与事件发生地区的联系，及时获取相关信息。

（2）组织做好本行政区域应急处理所需要的人员与物资准备。

（3）加强相关疾病与健康监测和报告工作，必要时，建立专门报告制度。

（4）开展重点人群、重点场所和重点环节的监测和预防控制工作，防患于未然。

（5）开展防治知识宣传和健康教育，提高公众自我保护意识和能力。

（6）根据上级人民政府及其有关部门的决定，开展交通卫生检疫等。

问题5　什么是群体性不明原因疾病？有何特点？常见病因有哪些？

1. 概念　群体性不明原因疾病是指一定时间内（通常是指2周内），在某个相对集中的区域（如同一个医疗卫生机构、自然村、社区、建筑工地、学校等集体单位）内同时或者相继出现3例及以上相同临床表现，经县级及以上医院组织专家会诊，不能诊断或解释病因，有重症病例或死亡病例发生的疾病。

2. 特点　具有临床表现相似性、发病人群聚集性、流行病学关联性、健康损害严重性的特点。

3. 常见病因　传染病（包括新发传染病）、中毒（包括食物中毒、职业中毒、环境污染引起的中毒等）以及其他未知因素引起。

问题6　如何进行群体性不明原因疾病的现场调查分析与应急处置？

【现场调查分析】

1. 核实与判断

（1）核实：卫生行政部门接到报告后应立即派出专业人员（包括流行病学或卫生学、临床、检验等专业人员）对不明原因疾病进行初步核实，核实内容主要包括：

1）病例的临床特征、诊断、治疗方法和效果。

2）发病经过和特点：发病数、死亡数及三间分布等。

3）样本采集种类、方式、时间、保存及运输方法等。

4）实验室检测方法、仪器、试剂、质控和结果。

5）危及人群的范围和大小。

6）不明原因疾病性质的初步判断及其依据。

7）目前采取的措施和效果。

8）目前的防治需求。

（2）判断：根据核实结果进行综合分析，初步判断群体性不明原因疾病是否存在，若确认疫情存在，应对群体性不明原因疾病的性质、规模、种类、严重程度、高危人群、发展阶段和趋势进行初步判断，并制定初步的调查方案和控制措施。

2. 病例调查及分析

（1）病例搜索：根据病例定义的内容，在一定的时间、范围内搜索类似病例并开展个案调查、入户调查和社区调查。设计调查表，培训调查人员，统一调查内容和方法。

（2）初步分析：统计病例的发病数、死亡数、病死率、病程等指标，描述病例的三间分布及特征，进行关联性分析。

3. 提出病因假设

（1）从临床、流行病学基本资料入手，寻找病因线索：根据病例的临床表现、病情进展情况、严重程度、病程变化，先按感染性与非感染性两类查找病因线索，然后逐步细化。根据患者的临床症状、体征、常规实验室检测结果、临床治疗及转归和初步的流行病学资料进行分析，判定疾病主要影响的器官、病原种类、影响流行的环节等，作出初步诊断。

分析思路：首先考虑常见病、多发病，再考虑少见病、罕见病，最后考虑新出现的疾病。如果初步判定是化学中毒，首先考虑常见的毒物，再考虑少见毒物。

1) 根据临床表现（发热、咳嗽、腹泻、皮疹等）、病情进展、常规检验结果，以及基本的流行病学调查（个人史、家族史、职业暴露史等），初步判定是感染性疾病还是非感染性疾病；如果为感染性疾病，需要考虑是否具有传染性。

若判定为感染性疾病可能性大，可根据患者的症状、体征、实验室检测结果，以及试验性治疗效果，判定是细菌性、病毒性、还是其他病原微生物的感染。根据临床主要特征提出病因假设。

2) 如考虑为非感染性疾病，需要先判定是否中毒，再考虑是否心因性、过敏性、放射性（辐射）或其他的原因引起的疾病。

A. 结合进食史、职业暴露史、临床症状和体征、发病过程等，判定是否中毒，以及可能引起的中毒物。

B. 结合患者的临床表现、周围人群特征等，判定是否心因性疾病。

C. 结合进食史、用药史、生活或职业暴露史、临床症状和体征、发病过程等，判定是否是过敏性疾病（如药疹等）。

D. 结合生活或职业暴露史、临床症状和体征、发病过程等，判定是否辐射病。

（2）从流行病学特征入手，建立病因假设

1) 掌握背景资料：现场环境、当地生活习惯、方式、嗜好、当地动物发病情况以及其他可能影响疾病发生、发展、变化的因素。

2) 归纳疾病分布特征，形成病因假设：通过三间分布，提出病因假设，包括致病因子、危险因素及其来源、传播方式（或载体）、高危人群等。

提出可能的病因假设，可以不止1个假设，适宜的病因假设包括导致暴发、流行的疾病、传染源及传播途径、传播方式、高危人群，提出病因假设后，在验证假设的同时，应尽快实施有针对性的预防和控制措施。

4. 验证病因

（1）流行病学病因验证：根据病因假设，通过病例对照研究、队列研究等分析性流行病学方法进行假设验证。在进行病因推断时，应注意以下原则：

1) 根据患者暴露在可疑因素中的时间关系，确定暴露因素与疾病联系的时间先后顺序。

2) 如果可疑因素可按剂量进行分级，了解该疾病病情的严重程度与某种暴露因素的数量间的关系。

3) 根据疾病地区、时间分布特征，分析疾病病因分布与疾病的地区、时间分布关系。

4) 观察不同的人群、不同的地区和不同的时间，判定暴露因素与疾病可重复性联系。

5) 根据所掌握的生物医学等现代科学知识，合理地解释暴露与疾病的因果关系。

6) 观察暴露因素与疾病的关系，判定是否存在着一对一的关系，或其他关系。

7) 观察可疑致病因素的变化（增加、减少或去除）和疾病发生率变化（升高或下降）关系，进一步确定暴露因素与疾病的因果联系。

（2）实验室证据：收集样本（血、咽拭子、痰、大便、尿、脑脊液、尸体解剖组织等），通过实验室检测验证假设。

（3）干预（控制）措施效果评价：针对病原学病因假设进行临床试验性治疗；根据流行病学病因假设，提出初步的控制措施，包括消除传染源或污染源、减少暴露或防止进一步暴露、保护易感或高危人群。通过对所采取的初步干预（控制）措施的效果评价也可验证病因假设，并为进一步改进和完善控制措施提供依据。

（4）如果通过验证假设无法成立，则必须重新考虑或修订假设，根据新的线索制定新的方案，有的群体性不明原因疾病可能需要反复多次的验证，方能找到明确原因。

5. 判断和预测 综合分析调查结果，对群体性不明原因疾病的病因、目前所处阶段、影响范围、患者救治和干预（控制）措施的效果等方面进行描述和分析，得出初步结论，同时对患者的预后、群体性不明原因疾病发展趋势及其影响进行分析和预测，并对下一步工作提出建议。

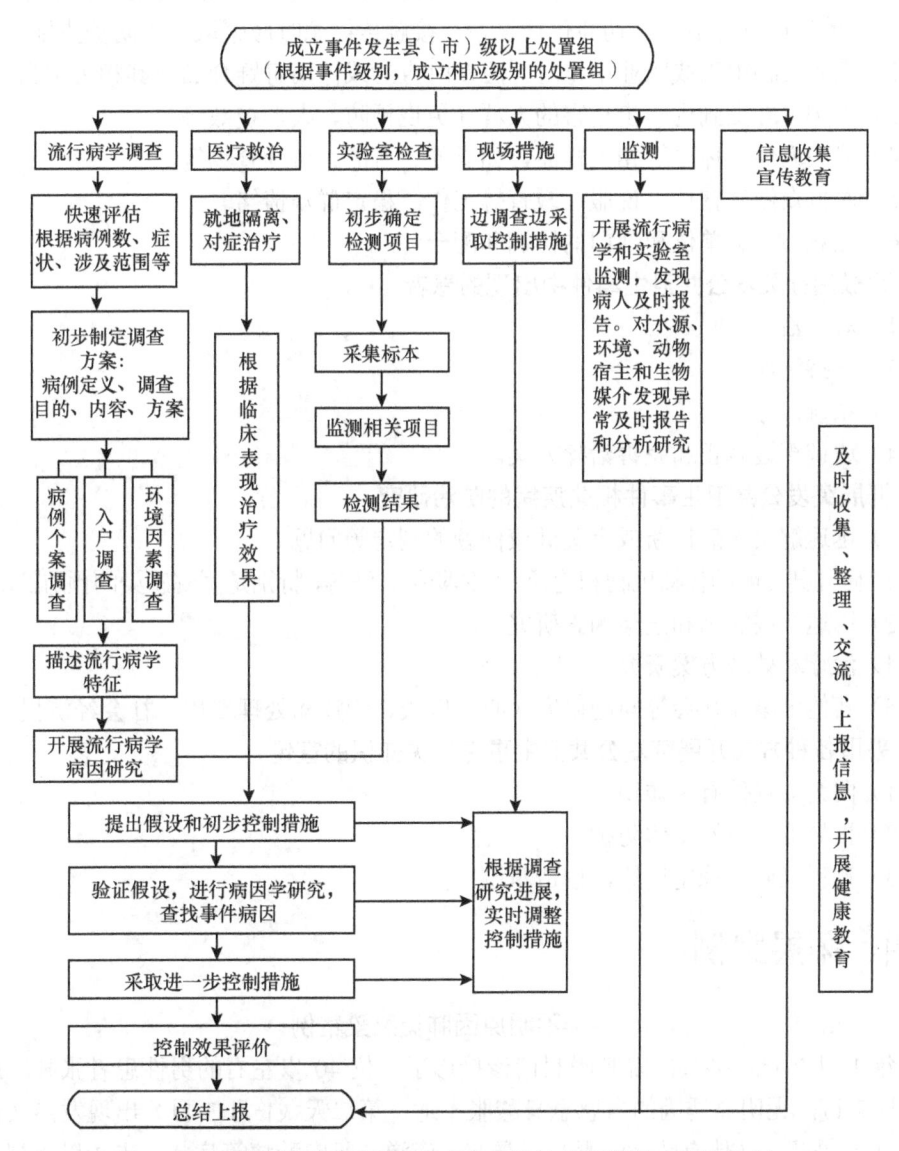

【应急处置】（图 1-11-1）

图 1-11-1 群体性不明原因疾病应急处置技术流程图（仅供参考）

问题 7　突发公共卫生事件预防控制中临床医生需要发挥哪些作用？

1. 突发公共卫生事件或重大疫情的报告

临床工作中遇到下列几种情况应考虑突发公共卫生事件发生的可能性：

（1）短时间内接诊或发现多例病因不明且临床表现相同或相似的患者。

（2）短时间内接诊或发现多例某种传染病的患者，特别是在这些病例之间具有存在相互传播关系或共同传染源的可能。

（3）短时间接诊大量的可能是食物中毒或可能与职业有关的中毒患者。

（4）发现可能对公众健康造成危害的事件，如毒物泄漏造成严重环境污染等。

（5）发现烈性传染病的患者，如肺鼠疫患者。

2. 采取有效可行的预防控制措施

（1）如果是传染病或病因不明但可能具有传染性，应及时隔离传染源、易感接触者，同时对污染的环境进行消毒以切断传播途径。接触传染源时应采取个人防护措施。

（2）遇到食物中毒或职业中毒时，应及时查封或停用可疑食品及其相关用品。

（3）保护可能受到进一步危害的人群（免疫预防、人群疏散等）。

（4）采集人体、环境等相关样品，如粪便、血液、可疑食物等。

（5）对群众做好宣传、说服、教育等工作，稳定群众情绪。

（6）注意与有关单位和部门的协调和配合。

3. 积极治疗突发公共卫生事件中出现的患者

（1）对症治疗。

（2）支持治疗。

（3）系统治疗。

（4）边调查边修正和完善治疗方案。

4. 开展突发公共卫生事件相关疾病的防治研究

（1）迅速解决疾病诊断或有关健康问题的判定等问题。

（2）研究其可能的传播机制和途径、个体防护方法等，特别是医院感染的预防控制手段。

（3）迅速开展病因和危险因素研究。

（4）治疗和处理方案研究。

（5）其他健康和社会等问题研究（心理健康、治疗和处理费用、社会经济损失等）。

5. 采用各种方式开展突发公共卫生事件相关知识的宣传

（1）向公众宣传有关知识。

（2）指导群众做好个体防护。

（3）解释疑问，稳定情绪，创造氛围。

四、拓展案例

——不明原因肺炎感染案例

某年 1 月 7 日，某县医院呼吸科门诊接诊了一位 40 岁左右的男性患者张某，患者主诉"1 月 2 日，无明显诱因的自感全身酸胀不适，第二天（1 月 3 日）出现发热（自测腋温 39℃）、畏寒，并伴有咳嗽、咽痛、鼻塞、流涕、肌肉酸痛等症状，未予以重视，自认为得了感冒,便于当日中午自行购买并服用了阿莫西林,连续服药2日,症状不但没有减轻,而且还出现了轻微腹泻、呕吐、呼吸困难、全身乏力明显",遂前来就诊。门诊初步检查:患者神清,皮肤黏膜未见出血点、唇绀;呼吸促,34次/分;体温测量39.5℃;右下肺叩诊稍浊,双肺听诊呼吸音粗,双下肺可闻及湿啰音,瓣膜区未闻及病理性杂音;腹软,无压痛,肝脾肋下未触及;双下肢无水肿。接诊医生对患者详细询问了病史,该患者既往身体健康,有饮酒史及吸烟史,否认呼吸系统及心血管系统疾病史,有禽类接触和宰杀史。进一步询问得知,该患者为家庭农家乐经营户,平日由患者本人和其妻子共同打理。其妻子及家庭其他成员目前尚未出现任何症状。

经医院专家会诊,初步诊断为"不明原因肺炎,疑似禽流感?",遂对该患者采取了隔离治疗措施,并立即报告了县疾病预防控制中心。疾病预防控制中心立即组织人员赶赴医院及患者居住地开展流行病学调查,了解到患者发病前一个月内,一直在本地经营自家的农家乐,否认异地逗留史,否认与发热患者密切接触史。患者12月30日,曾向其所在村庄的3户农民购买过家庭散养的18只鸡和15只鸭,其中10只鸡和8只鸭已由其本人宰杀、加工,供游客食用殆尽,其余的仍圈养在家中。患者家中5口人(患者本人、妻子、父亲、儿子、女儿),共同居住在自家院落中的同一栋两层楼房,目前尚未出现任何症状。家中同时养有猫、狗各2只,均无异常。经进一步调查,该村近期出现过家禽生病和死亡的情况,该村家禽家畜免疫史不详,出现病死家禽后也未向兽医站进行报告。

疾病预防控制中心的人员随后对该患者及本村居民家中的家禽及养殖环境进行了取样送检,同时对患者的血清及气管吸取物进行了取样送检。结果家禽及环境样本禽流感病毒核酸检测均出现多个样本阳性,经鉴定为H5N1型禽流感病毒。患者的检测结果显示,患者病后第20天禽流感病毒(H5N1)抗体滴度较病后第8天呈4倍以上增高;气管吸取物标本采用反转录PCR(reverse transcription PCR,RT-PCR)法检测为A/H5N1阳性,病毒分离阳性,确诊为禽流感病毒感染。

请对上述案例进行分析讨论并回答下列问题:

问题1　如果你是接诊医生,你会做何处理?该患者还需要做哪些检查?

问题2　不明原因肺炎如何界定?我国实行不明原因肺炎病例监测、排查和管理工作的目的是什么?

问题3　如果要开展本次疫情的现场调查,常用方法有哪些?如果要采取问卷调查,调查表的基本项目应该涵盖哪些?

问题4　如果对该事件进行流调,流调人员到现场后应如何开展工作?

问题5　针对这一事件,应进行哪些消杀工作?可选用哪些消毒剂?

问题6　针对这一事件,检验人员到现场后需要采集哪些标本?需要注意哪些事项?

问题7　医院收治该患者后需要做好哪些工作?

第二篇　流行病学实习

实习一　疾病频率测量

一、实习目的

掌握流行病学研究中常用的疾病和死亡频率测量指标的计算方法及适用条件；掌握这些指标的具体定义、用途及其意义；理解率标化的目的；熟悉率标化的具体方法。

二、实习内容

1. 常用发病频率测量指标概念、应用条件和计算方法（发病率、累积发病率、发病密度、罹患率、续发率）。
2. 常用患病频率测量指标概念、应用条件和计算方法（患病率、感染率）。
3. 常用死亡频率测量指标概念、应用条件和计算方法（死亡率、病死率、生存率）。

课题一　某地为了解当地肺癌的发病情况，于2010~2012年选取了5000名未患肺癌的普通人进行了3年的连续观察（图2-1-1），观察期间无迁走、无其他原因导致的失访、无因非肺癌原因造成的死亡者。

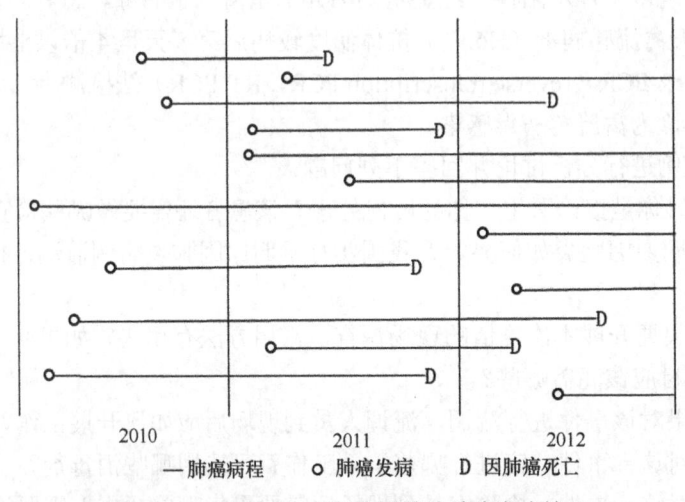

图2-1-1　2010~2012年我国某地肺癌发病情况

问题1　请分析该地2010年、2011年和2012年每年的肺癌发病情况，以及3年总的发病情况。

问题2　请分析该地2010年、2011年和2012年每年的肺癌患病情况。

问题3　分析发病情况时，可以计算哪些指标？这些指标各有什么特点？其应用条件如何？

问题4　患病率和发病率有哪些区别与联系？

问题5　影响患病率升高或降低的因素有哪些？

课题二　某疾控部门对辖区甲、乙两镇的家庭伤寒续发率进行了调查，对每个研究病例接诊后及时进行了家庭访视，并定期随访，对家庭密切接触者观察有无发病，并留粪便做伤寒杆菌分离，请分析甲、乙两镇家庭伤寒续发情况，资料见表2-1-1。

表2-1-1　甲、乙两镇家庭伤寒续发率（%）

		1	2	3	4	5	6	7	8	合计
甲镇	A 家庭数	0	7	28	18	10	7	1	0	71
	B 人口数	0	14	84	72	50	42	7	0	269
	C 原发病例	0	7	28	18	10	7	1	0	71
	D（B−C）									
	E 续发病例	0	2	1	3	1	2	0	0	9
	F 续发率									
乙镇	A 家庭数	2	25	47	36	22	7	3	1	143
	B 人口数	2	50	141	144	110	42	21	8	518
	C 原发病例	2	25	47	36	22	7	3	1	143
	D（B−C）									
	E 续发病例	0	6	8	14	4	3	2	1	38
	F 续发率									

问题6　请计算城乡家庭伤寒续发率，填入表2-1-1中并进行比较。

课题三　某地于2010年1月1日至2010年12月31日采用抽样调查的方式，了解当地城市及农村人口脑卒中的发病和死亡情况，共调查2 010 566人，其中城市人口为1 105 860人，农村人口为904 706人，资料如下（表2-1-2）。

表2-1-2　某地城市及农村人口脑卒中发病和死亡情况

	人口数	新发病例数	发病率（/10万）	死亡数	死亡率（/10万）	病死率（%）
城市	1 105 860	1356		926		
农村	904 706	1024		812		
合计						

问题7　请计算该地城市和农村人群脑卒中的发病率、死亡率、病死率，将结果填入表2-1-2中相应栏内（假设年初没有人患病）。

课题四　某省对所辖甲、乙两县的年龄别人口数及食管癌死亡率进行了调查，结果见表2-1-3。

问题8　甲、乙两县的食管癌死亡率可否直接进行比较？如果不能请说明理由。

问题9　请计算并比较两县食管癌标准化死亡率（采用直接法进行计算）。

问题10　标准化法的目的和用途是什么？常见的方法有哪些？

表 2-1-3　甲、乙两县的年龄别人口数及食管癌死亡率（/10 万）

年龄组	甲县 人口数	甲县 人口构成	甲县 死亡率（/10 万）	乙县 人口数	乙县 人口构成	乙县 死亡率（/10 万）
0～	1129726	0.6327	0	1008073	0.6355	0
30～	171358	0.0960	6.2	192509	0.1214	9.1
40～	176073	0.0986	42.6	155336	0.0979	52.3
50～	144761	0.0810	112.3	113843	0.0718	156.7
60～	100624	0.0564	288.6	71246	0.0449	291.7
70～	63088	0.0353	352.2	45169	0.0285	326
合计	1785630	1.0000	42.6	1586176	1.0000	39.9

实习二　流行病描述性研究

一、实习目的

通过案例分析，学会认识疾病在不同人群、不同时间、不同地区的各种分布形式及其特点，了解描述性研究的用途及意义；掌握疾病按时间、地区及人群分布的流行病学描述方法；能够根据相关理论和知识对疾病的不同分布现象进行科学合理的解释和理解。

二、实习内容

描述性研究是指利用已有的资料或对特殊调查的资料包括实验室检查结果，按不同地区、不同时间及不同人群的特征进行分组，把疾病或健康状况的分布情况真实地揭示出来的一种方法，又称"三间分布"。描述性研究是流行病学研究方法中的最基本类型，目的是提出病因假设，为进一步的调查提供研究线索，是后期开展分析性研究的基础，还可以用来确定高危人群，评价公共卫生措施的效果等。

（一）疾病的时间分布

疾病的时间分布是指疾病流行过程随时间的推移而不断变化的现象。研究疾病的时间分布规律常可提供病因及流行因素的线索。按时间的分布，不同的疾病流行过程可表现为短期波动、季节性、周期性、长期趋势等情况。

1. 短期波动　指疾病在某一集体或固定人群中，短时间内发病数突然增多，也称"时点流行"，与"暴发"相似，多半是由许多人短期内接触同一致病因子引起。

课题一　2008 年非洲某地发生疟疾流行疫情，其发病及死亡病例情况，如图 2-2-1 所示。

问题 1　请分析该地疟疾疫情的流行特点，并分析该地疟疾流行疫情出现短期时间波动的可能原因。

2. 季节性　即疾病每年在一定的季节内出现发病率升高的现象，也称季节性波动。

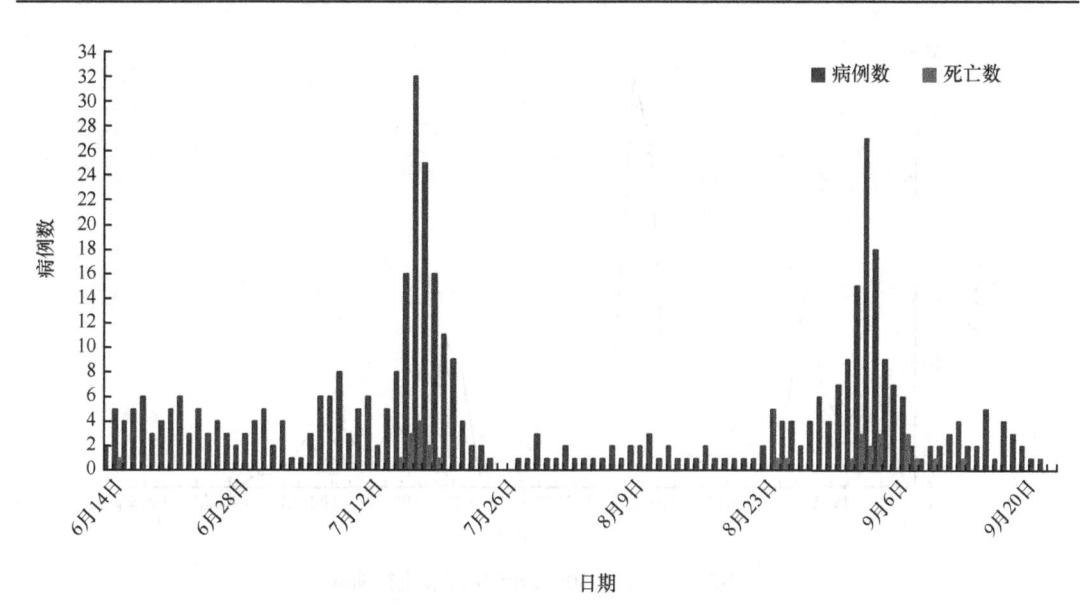

图 2-2-1 2008 年非洲某地发生疟疾流行疫情的发病及死亡病例情况

课题二 某地连续监测了 2000~2003 年流行性乙型脑炎的发病情况，其流行时间分布，如图 2-2-2 所示。

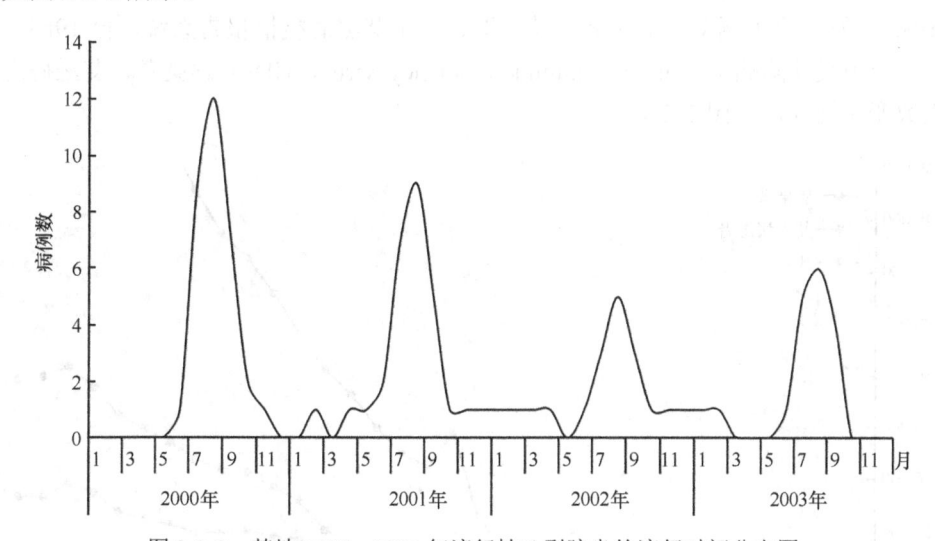

图 2-2-2 某地 2000~2003 年流行性乙型脑炎的流行时间分布图

问题 2 请描述该地流行性乙型脑炎的时间分布规律，并分析出现这种时间分布特点的可能原因。

3. 周期性 即疾病呈现规律性的时间间隔流行的现象。

课题三 某市 1950~1995 年麻疹流行曲线，如图 2-2-3 所示。

问题 3 该市的麻疹流行有何特点？请结合有关背景知识分析其出现周期性变化的原因。

问题 4 疾病出现周期性流行的常见原因有哪些？周期性间隔时间的长短取决于哪些因素？

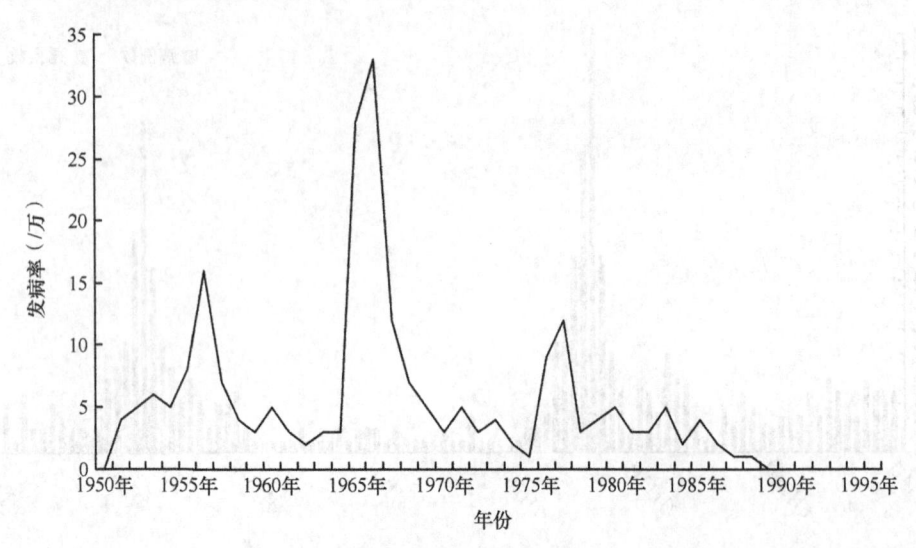

图 2-2-3　某市 1950~1995 年麻疹流行曲线

4. 长期趋势　又称长期变异、长期变动，指在一个相当长的时间内（几年或几十年），疾病的临床表现、发病率、死亡率及病原体型别同时发生显著变化。

课题四　为预测艾滋病流行趋势，了解主要受影响人群和指导公共卫生应对措施，中国自 1985 年发现第 1 例艾滋病患者开始，即建立了艾滋病疫情报告系统，自 1985~2021 年我国人类免疫缺陷病毒（human immunodeficiency virus，HIV）感染者、艾滋病患者及死亡人数变化情况，如图 2-2-4 所示。

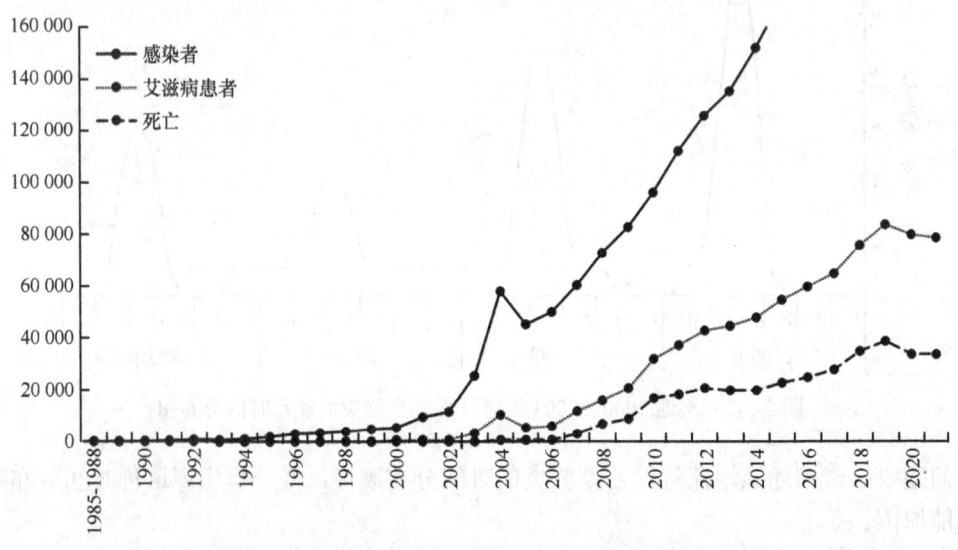

图 2-2-4　1985~2021 年 HIV 感染者、艾滋病患者及死亡人数变化情况
据 CDC 公开数据整理

问题 5　试描述上图中我国艾滋病流行的时间分布特征？根据你了解的我国艾滋病流行的现状，试分析一下产生上述特征的原因。

（二）疾病的地区分布

疾病的发生往往受不同地区的自然环境、经济条件、社会因素等的影响，从而造成疾病在不同国家间、在同一国家不同地区间及城乡间等的分布呈现差异。研究疾病地区分布可为疾病的病因、流行因素等提供线索，为制定防治对策提供依据。

1. 疾病在不同国家间的分布　有些疾病呈现全球性流行，但在不同国家间的流行强度往往呈现较大差异。

课题五　登革热是全球传播最广泛的蚊媒传染病之一，登革热在全球不同国家和地区间的分布差异明显，主要在南北纬 25°之间的热带和亚热带地区流行，目前登革热已经分布在非洲、美洲、东地中海、东南亚和西太平洋等区域，流行国家及地区超过一百多个，美洲、东南亚和西太平洋地区是发生最严重的地区。

问题 6　请查阅最新的登革热全球分布数据，并结合登革热传播方式，分析影响全球登革热分布的主要因素有哪些。

2. 疾病在同一国家不同地区间的分布　疾病在同一国家不同地区间的流行强度存在明显差异。

课题六　我国部分地区 2004 和 2005 年布鲁氏菌病疫情病例分布情况，如表 2-2-1 所示。

表 2-2-1　我国部分地区 2004 和 2005 年布鲁氏菌病疫情病例分布情况

地区名称	2004 年（例）	2005 年（例）	增加百分比（%）
山东省	41	163	296
内蒙古自治区	4356	8663	99
陕西省	265	483	81
黑龙江省	2219	3943	74
河北省	718	1181	64
山西省	1599	2320	43
吉林省	444	521	15

问题 7　请结合上述表格，描述我国部分地区布鲁氏菌病疫情病例分布情况，并阐述对病例进行地区分布描述的意义。

3. 疾病在城乡间的分布　受生活环境、生活方式、经济状况、饮食习惯、心理压力以及卫生服务水平等因素的影响，疾病的病种、死因顺位、发病率、死亡率等均可呈现明显的城乡差异。

课题七　2020 年中国城乡居民前 10 位疾病死亡专率与构成，如表 2-2-2 所示。

表 2-2-2　2020 年中国城乡居民前 10 位疾病死亡专率与构成

死亡原因	城市 顺位	城市 死亡率（/10 万）	城市 构成（%）	农村 顺位	农村 死亡率（/10 万）	农村 构成（%）
心脏病	1	171.36	24.47	2	155.86	24.56
脑血管病	2	164.77	23.53	3	135.18	21.30

续表

死亡原因	城市 顺位	城市 死亡率（/10万）	城市 构成（%）	农村 顺位	农村 死亡率（/10万）	农村 构成（%）
恶性肿瘤	3	161.85	23.00	1	161.40	25.43
呼吸系统疾病	4	63.64	9.09	4	55.36	8.72
损伤和中毒外部原因	5	50.93	7.27	5	35.87	5.65
内分泌、营养和代谢性疾病	6	19.01	2.71	6	22.79	3.59
消化系统疾病	7	15.30	2.18	7	15.82	2.49
神经系统疾病	8	9.31	1.33	8	9.06	1.43
泌尿系统疾病	9	7.35	1.05	9	6.64	1.05
传染病（含呼吸系统结核病）	10	6.61	1.00	10	5.49	0.86

问题8 请结合表2-2-2分析中国城乡居民前10位疾病死亡专率的顺位差别及其原因。

4. 疾病地方性 地方病是指具有严格的地方性区域特点的一类疾病。地方病往往只发生在某一特定地区，同一定的自然环境因素有密切的关系，如地质、地貌、水质、气候、食物、居住条件等。地方病主要分为化学性地方病和生物性地方病两大类。例如，碘元素的缺乏可引起地方性甲状腺肿或克汀病，氟元素分布过多的地方会引起地方性氟中毒。生物性地方病则与病原微生物及宿主的生活习性的关系更为密切。

课题八 据2021年我国卫生健康事业发展统计公报，2021年底，全国克山病病区县（市、区）数330个，已消除330个，现症患者0.4万人；大骨节病病区县（市、区）数379个，已消除379个，现症患者17.2万人；碘缺乏病病区县（市、区）数2799个，消除2799个。地方性氟中毒（饮水型）病区县（市、区）数1041个，控制953个，病区村（居委会）数73 902个，8~12周岁氟斑牙患者29.8万人，氟骨症患者6.6万人；地方性氟中毒（燃煤污染型）病区县（市、区）数171个，控制数171个，8~12周岁氟斑牙患者5.5万人，氟骨症患者15.4万人。

问题9 结合以上数据请分析我国地方病防治的现状，并分析地方病的特点。

（三）疾病的人群分布

疾病的人群分布是疾病分布随人群的性别、年龄、职业、种族、阶层、婚姻状况、家庭状况、行为方式等特征的不同而有所差异的现象。研究疾病在不同人群中的分布特征，可以帮助人们确定高危人群、探索病因及流行因素。

1. 疾病的年龄分布 年龄作为人群最主要的人口学特征之一，几乎和所有疾病的发生、发展均有不同程度的关系。研究疾病的年龄分布，有助于探索疾病的流行因素，发现高危人群，为疾病的防控提供参考。

课题九 我国某省2006年与2007年流行性乙型脑炎发病的年龄分布情况，如表2-2-3所示。

表 2-2-3 某省 2006 年与 2007 年流行性乙型脑炎发病年龄分布情况

年龄组	2007 年 发病数（例）	构成比（%）	2006 年 发病数（例）	构成比（%）
0~	7	10.00	6	7.23
1~	20	28.57	24	28.92
4~	19	27.14	29	34.94
7~	20	28.57	19	22.89
15~	2	2.86	3	3.61
20~	2	2.86	2	2.41
合计	70	100.00	83	100.00

问题 10　请结合上表描述该省 2006 年与 2007 年流行性乙型脑炎发病的年龄分布情况，并联系相关知识解释其原因。

2. 疾病的性别分布　某些疾病的发生与死亡率存在显著的男、女性别差异，这与男、女的生理特征、遗传特征、内分泌代谢等有关，也可能与不同性别对疾病致病因子的暴露概率不同有关。

课题十　我国某省 1990~2009 年布鲁氏菌病感染者各年龄组性别分布情况，如表 2-2-4 所示。

表 2-2-4　某省 1990~2009 年布鲁氏菌病感染者各年龄组性别分布情况

年龄组	检查数	男性感染数量	女性感染数量	感染总数	阳性率（%）
0~	1150	10	5	15	1.30
10~	3500	35	15	50	1.43
20~	3200	70	30	100	3.13
30~	3900	142	43	185	4.74
40~	6000	220	110	330	5.50
50~	4450	120	55	175	3.93
60~	1700	23	47	70	4.12
合计	23 900	620	305	925	3.87

问题 11　请结合表 2-2-4 描述该省布鲁氏菌病感染者性别分布特点，并解释出现性别差异的原因。

3. 疾病的职业分布　其特点与暴露有害因子有直接关系，职业性暴露于不同物理因素、化学因素、生物因素及其他职业性因素均可导致疾病分布的不同。研究疾病的职业分布有助于发现高危人群，提早进行疾病的防控。

课题十一　2005 年全国布鲁氏菌病发病的职业分布，如图 2-2-5 所示。

问题 12　请描述我国布鲁氏菌病发病的职业分布特点，并解释其职业分布不同的原因。

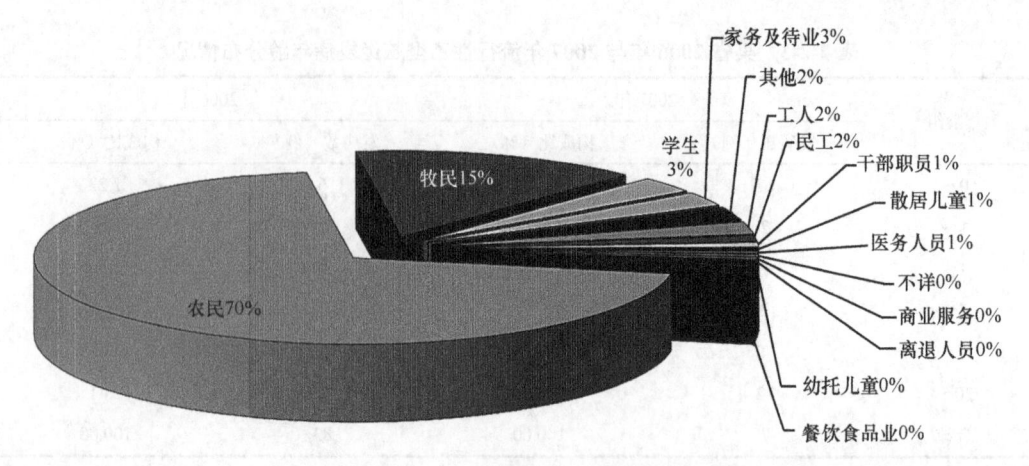

图 2-2-5　2005 年全国布鲁氏菌病发病职业分布

实习三　病例对照研究

一、实习目的

通过案例分析，熟悉病例对照研究设计的基本原则和方法；掌握病例对照研究常用指标的计算及其结果解释；了解病例对照研究的优缺点。

二、实习内容

病例对照研究是比较患某病者与未患该病的对照组既往暴露于某个（或某些）可能危险因素的百分比差异，以判断这个（些）因素与该病有无关联及关联程度大小的观察性研究方法。基本原理：以确诊患某种特定疾病的个体作为病例，以未患该病但具有可比性的个体作为对照，通过询问、实验室检查或复查病史，收集既往危险因素，测量并比较两组各因素的暴露比例，经过统计学检验，判断该因素与疾病之间是否存在统计学关联。

课题　小王 2000 年曾在上海市区开展过一项男性肺癌危险因素研究。他通过在上海市所有医院建立的肿瘤快速传报系统，收集了上海市区所有 30 岁以上男性肺癌新发病例 1400 例作为病例组，同时，他又选取上海市区 30 岁以上正常男性 1500 例作为对照组，采用问卷调查的方法，调查病例组与对照组的吸烟情况，并将吸烟定义为每天至少吸 1 支，并持续 6 个月以上。结果发现，病例组吸烟率为 69%，对照组为 40%。

请结合上述课题开展讨论并回答下列问题：

问题 1　本研究是什么类型的研究？
问题 2　本研究的目标人群是什么，源人群又是什么？
问题 3　本次研究的暴露因素是什么？是否有明确的定义？
问题 4　对该研究可以进行哪些流行病学分析？
问题 5　请将本研究结果绘制成相应的表格。
问题 6　请利用研究数据进行相关指标的计算及解释。

问题7　小李想在上海市开展一项以医院病例为基础的乳腺癌病例对照研究,他与肿瘤医院合作,想以肿瘤医院今后两年确诊的女性乳腺癌新发病例为病例组,他该如何选取对照?

问题8　本课题的研究类型存在哪些偏倚?如何控制?

问题9　病例对照研究有何优缺点?

实习四　队列研究

一、实习目的

通过案例分析,掌握队列研究的基本原理和方法;掌握队列研究常用指标的计算及结果解释;了解队列研究的优缺点。

二、实习内容

队列研究是在目标人群中抽取一个样本,按照目前或过去某个时期内是否暴露于所研究的疑似病因或其不同的水平而将研究对象分成不同的组,各组除暴露于该因素的情况不同外,其他与发病或死亡有关的因素基本相似,随访一段时间后,比较各组某病的发病率或死亡率,用以研究暴露与后来发病或死亡危险的关联。

(一)队列研究的基本原理

为证实非职业性环境接触青石棉与恶性肿瘤,特别是肺癌和间皮瘤危险的关系,某研究者对某县青石棉污染区和无污染的另一县进行研究,两县在民族构成、生活习惯、文化教育、地理气候以及性别和年龄构成上均具有可比性,研究者连续随访观察了10年,记录了两个县的肺癌和间皮瘤的发病情况。

问题1　本研究是什么类型的研究?研究的目的是什么?

问题2　本研究的暴露人群与目标人群分别是什么?

问题3　本研究中,研究者开展随访观察的前提条件是什么?

(二)队列研究常用指标计算及结果解释

上述研究中,研究者进行了10年的随访观察,结果如下:2500例有青石棉接触史的人中有250例患了肺癌或间皮瘤,2500例未接触青石棉的人中有50例患了肺癌或间皮瘤。

问题4　请将本研究结果绘制成对应的表格。

问题5　请利用上述研究数据进行相关指标的计算及结果解释。

问题6　相对危险度与归因危险度(attributable risk,AR)有何联系与区别?

问题7　队列研究有哪些优缺点,与病例对照研究相比,队列研究最突出的优势是什么?

实习五 筛检试验

一、实习目的

熟悉筛检的目的及筛检试验的应用原则；掌握评价筛检试验的常用指标、计算方法及其意义；了解筛检试验的影响因素。

二、实习内容

筛检是运用快速、简便的检验、检查或其他措施在人群中将那些可能有病或有缺陷但表面健康的人同那些真正无病或无缺陷的人区别开来。

（一）筛检试验的应用原则

问题 1　请结合下列疾病讨论筛检试验的应用原则：①宫颈癌；②肺癌；③高血压；④胆石症。

（二）筛检试验的常用指标及其计算方法

前列腺癌是发生在前列腺的上皮性恶性肿瘤，是男性泌尿生殖系统最常见的恶性肿瘤。直肠指检是临床上前列腺癌的常用诊断检查方法之一，在指检中若触及不规则结节样变或硬块，则直肠指检为"阳性"。张医师是一名省级医院的男性泌尿系统疾病专家，他收集了近年来收治的 300 名因尿路阻塞症状入院的男性患者的直肠指检及组织活检的检查结果。所有直肠指检均是在未获取活检结果的情况下进行的。假设活检结果可以完全正确诊断前列腺癌，表 2-5-1 是两种检查方法检测结果的比较。

表 2-5-1　两种检查方法检测结果的比较

直肠指检结果	活检结果 前列腺癌	活检结果 非前列腺癌	合计
阳性	48	25	73
阴性	21	206	227
合计	69	231	300

问题 2　请根据表 2-5-1 中的数据，计算直肠指检在这些患者中应用的灵敏度和特异度。
问题 3　本筛检试验的约登指数、阳性预测值、阴性预测值分别是多少？

（三）综合运用

筛检试验常常是分步骤、分阶段进行的。第一步常采用廉价、方便、容易被大家所接受的方法，第一步检测阳性的人再进行下一步检查。第二步的检测方法较为昂贵，有时还会有一定的侵入性，但往往也具有更高的灵敏度和特异度。第二步检测阳性的人最终被判断为阳性，两步检测中阴性的人被判断为阴性。假定在 10 000 人中进行糖尿病筛检，估计该人群糖尿病的患病率为 5%左右。

问题 4　第一步进行血糖检测，若该方法的灵敏度为 70%，特异度为 80%，请列出血糖检测试验结果的四格表。

问题 5　血糖检测试验阳性的再进行葡萄糖耐量试验检查，若该方法的灵敏度为 90%，特异度也为 90%。请列出葡萄糖耐量试验结果的四格表。

第三篇　医学统计学实习

实习一　医学统计学基本概念与统计图表

一、目的要求

1. 掌握常用的统计学基本概念。
2. 了解统计资料的搜集、整理方法。
3. 了解统计表和统计图的意义，形象直观地表述统计资料的数量特征。
4. 掌握常用统计表和统计图的性质，能利用 Excel 绘制并正确应用。

二、实习步骤及内容

1. 复习理论概念。
2. 完成实习作业。
3. 完成思考练习题并讨论。

三、实习作业

1. 表 3-1-1 是某病两个治疗组并发休克的疗效对比。

表 3-1-1　两个治疗组并发休克的疗效对比

并发症	西药组			中药组		
	例数	结果		例数	结果	
		良好	死亡		良好	死亡
休克	13	6	7	10	10	0

（1）指出其不足。
（2）绘制正确的统计表。

2. 用表 3-1-2 资料绘制统计图。

表 3-1-2　某班级学生身高分布

	身高（cm）							
	122~	126~	130~	134~	138~	142~	146~	150~	154~158
人数	4	9	10	22	33	20	11	6	4

3. 某地 1951~1956 年肺结核的死亡专率（/10 万），如表 3-1-3 所示。请绘制统计图。

表 3-1-3　某地 1951～1956 年肺结核的死亡专率（/10 万）

	年份					
	1951	1952	1953	1954	1955	1956
肺结核死亡专率	164.4	135.8	79.9	64.7	74.5	63.0

4. 某地 1978 年各种传染病的病例数和构成比为痢疾 6026（50.4%），肝炎 2336（19.5%），流行性乙型脑炎 900（7.5%），麻疹 1260（10.5%），其他 1440（12.1%）；1980 年各种传染病的病例数和构成比为痢疾 3685（48.6%），肝炎 2111（27.9%），流行性乙型脑炎 522（6.9%），麻疹 410（5.4%），其他 850（11.2%），将以上资料用统计表表示，并绘制统计图。

5. 调查 2005 年 A 市某中学学生的近视情况，如表 3-1-4 所示。请绘制统计图。

表 3-1-4　2005 年 A 市某中学学生的近视情况

	年龄（岁）					
	12	13	14	15	16	17
人数	120	110	120	130	100	120
近视人数	28	25	30	38	40	58

注：勿直接用表中的数据绘制统计图

四、思考练习题

1. 统计学中的总体是指（　　）
a）根据调查范围确定的研究对象的全体
b）根据一定的标准确定的研究对象的全体
c）研究对象的全体
d）根据研究目的确定的同质研究对象的全体
e）以上都不是

2. 为了由样本推断总体，样本应该是（　　）
a）总体中的任意一部分　　　　b）总体中典型的部分
c）总体中有意义的一部分　　　d）总体中有价值的一部分
e）总体中有代表性的一部分

3. 欲研究某种药物治疗糖尿病的疗效，临床上观察了 200 名糖尿病患者的血糖情况，此次研究的总体是（　　）
a）此 200 名糖尿病患者　　　　b）此 200 名糖尿病患者的血糖值
c）所有的糖尿病患者　　　　　d）所有糖尿病患者的血糖值
e）该药物的治疗效果

4. 统计学上所说的系统误差、测量误差和抽样误差在实际工作中（　　）
a）三种误差都不可避免　　　　b）系统误差和测量误差不可避免
c）系统误差和抽样误差不可避免　d）测量误差和抽样误差不可避免

e) 三种误差都可避免
5. 抽样误差是指（　　）
a) 个体值和总体参数值之差
b) 个体值和样本统计量值之差
c) 样本统计量和总体参数值之差
d) 总体参数值和总体参数值之差
e) 以上都包括
6. 一时性资料的来源是（　　）
a) 统计报表
b) 日常的医疗工作记录
c) 专用报告卡
d) 门诊病历或住院病历
e) 专题调查或实验研究
7. 下列有关概率与频率，说法正确的是（　　）
a) 概率常用符号 M 表示
b) 频率常用符号 P 表示
c) 概率就是频率
d) 概率的取值范围为（-1, +1）
e) 概率是描述某随机事件发生可能性大小的指标
8. 统计学中的小概率事件（　　）
a) $P<0.05$ 的事件为小概率事件
b) $P<0.01$ 的事件为小概率事件
c) $P<0.05$ 的事件发生的可能性大
d) $P=0.05$ 的事件归为大概率事件
e) 具有"一次实验的实际不可能性"的特性
9. 计量资料、计数资料和等级资料的关系是（　　）
a) 计量资料兼有计数资料和等级资料的一些特性
b) 计数资料兼有计量资料和等级资料的一些特性
c) 等级资料兼有计量资料和计数资料的一些特性
d) 计数资料可以转换为计量资料，计量资料也可以转换为计数资料
e) 等级资料又叫半计量资料，也具有确切的观察值
10. 监测某小学 100 名小学生粪便标本，发现蛔虫卵阳性 60 人，阴性 40 人，该资料为（　　）
a) 计量资料　　b) 计数资料　　c) 等级资料
d) 一时性资料　　e) 经常性资料
11. 医师用某药物治疗某病患者 60 例，治疗结果为治愈 30 例，好转 20 例，无效 10 例。该资料为（　　）
a) 计量资料　　b) 计数资料　　c) 等级资料
d) 一时性资料　　e) 经常性资料
12. 随机测量 200 名城乡大学生视力资料，该资料为（　　）
a) 计量资料　　b) 计数资料　　c) 等级资料
d) 一时性资料　　e) 经常性资料
13. 随机抽样是（　　）
a) 用目标人群来推断样本人群患病情况
b) 用观察单位来推断样本人群患病情况
c) 用总体人群来推断样本人群患病情况
d) 用样本人群推断目标人群患病情况

e）用目标人群来推断总体人群的患病情况

14. 调查研究中，从总体中按照相同的间隔抽取调查单位的方法是（　　）
    a）单纯随机抽样　　b）系统抽样　　c）分层抽样
    d）整群抽样　　　　e）普查

15. 调查研究中，先将总体按某种特征分成若干组群，然后在每组群中进行随机抽样的方法是（　　）
    a）单纯随机抽样　　b）系统抽样　　c）分层抽样
    d）整群抽样　　　　e）普查

16. 小样本随机抽样中较准确而且便于实行的方法是（　　）
    a）单纯随机抽样　　b）机械抽样　　c）分层抽样
    d）整群抽样　　　　e）分层抽样+整群抽样

17. 已知某省山区、丘陵、湖区婴幼儿体格发育有较大的差异，现需要制定该省婴幼儿体格发育有关指标的参考值范围，抽样的方法最好采取（　　）
    a）单纯随机抽样　　b）系统抽样　　c）分层抽样
    d）整群抽样　　　　e）机械抽样

18. 某研究者在社区进行糖尿病患病情况调查时，首先将全区的人群按经济条件分为好、较好、差三类，然后每一类各随机抽取 1/100 的人做调查。该研究者使用的抽样方法分别是（　　）
    a）整群抽样，机械抽样　　　　b）系统抽样，单纯随机抽样
    c）单纯随机抽样，系统抽样　　d）分层抽样，整群抽样
    e）分层抽样，单纯随机抽样

19. 用统计图表示某市 8 年内的肝炎发病率随时间变化情况，最好选用（　　）
    a）折线图　　b）条形图　　c）饼形图
    d）柱形图　　e）散点图

20. 探索胎儿出生体重（kg）和围生期死亡率（%）的关系，宜绘制（　　）
    a）折线图　　b）条形图　　c）饼形图
    d）柱形图　　e）散点图

21. 分析某学校各班学生近视患病率情况，宜绘制（　　）
    a）折线图　　b）条形图　　c）饼形图
    d）柱形图　　e）散点图

22. 某研究者打算描述 5 种职业与冠心病患病率的关系，宜绘制（　　）
    a）折线图　　b）条形图　　c）饼形图
    d）柱形图　　e）散点图

23. 用于描述连续型变量资料频率分布的统计图是（　　）
    a）折线图　　b）条形图　　c）饼形图
    d）柱形图　　e）散点图

24. 用于构成比资料，描述事物内部各组成部分所占比重，宜使用（　　）
    a）折线图　　b）条形图　　c）饼形图
    d）柱形图　　e）散点图

25. 绘制统计图时，纵轴坐标轴刻度可不从"0"开始，除了（　　）
a）折线图　　　　b）条形图　　　　c）柱形图
d）条形图+柱形图　e）散点图

实习二　计量资料（数值变量资料）统计描述

一、目的要求

1. 掌握均数、几何均数、中位数及标准差的概念和意义。
2. 掌握正态分布的概念、分布特征，正态曲线下面积及正态分布的应用。
3. 能正确应用均数和标准差描述一套计量资料。
4. 掌握 Excel 编制频数表及均数、标准差和百分位数等统计指标的计算方法。

二、实习步骤及内容

1. 复习理论概念。
2. 完成实习作业。
3. 完成思考练习题并讨论。

三、实习作业

1. 某地 101 名 30~49 岁健康男子血清总胆固醇值（mg/100ml）测定结果，如表 3-2-1 所示。

表 3-2-1　某地 101 名 30~49 岁健康男子血清总胆固醇值（mg/100ml）

184.0	180.0	237.0	152.5	137.4	163.2	172.6	117.9	246.4
166.3	181.7	219.7	176.0	168.8	208.0	140.6	159.2	196.6
243.1	201.0	278.8	214.4	151.7	201.0	167.6	251.4	155.4
199.9	222.6	194.9	197.8	200.6	197.0	199.9	181.1	175.7
181.4	183.1	135.0	169.0	188.6	241.2	237.1	164.0	189.2
205.5	173.6	178.8	139.4	171.6	171.1	125.1	153.4	160.8
155.7	225.7	157.9	129.2	157.5	185.1	176.7	172.6	230.0
204.8	191.7	122.7	199.1	196.7	226.3	220.7	131.2	211.5
185.0	206.2	163.8	166.9	184.0	245.6	252.9	150.9	170.0
188.5	241.3	117.3	175.7	129.3	188.0	183.6	104.2	207.8
160.9	225.7	199.2	174.6	168.9	166.3	177.9	177.5	150.0
157.9	177.7							

（1）利用 Excel 编制频数分布表并绘制频数分布图，简述其分布特征。
（2）计算 $\bar{x}$、S、CV 值。
（3）请制定该地 30~49 岁健康男子的血清总胆固醇值的 95% 参考值范围。

（4）现测得一名男子的血清总胆固醇值为 270mg/100ml，问其血清总胆固醇值是否正常？

2. 现测得 52 例麻疹患者恢复期抗体滴度频数分布，如表 3-2-2 所示。求平均抗体滴度。

表 3-2-2　52 例麻疹患者恢复期抗体滴度频数分布

	抗体滴度					
	1∶40	1∶80	1∶160	1∶320	1∶640	1∶1280
例数	3	22	17	9	0	1

3. 调查 50 例链球菌咽峡炎患者潜伏期分布，如表 3-2-3 所示。求平均潜伏期。

表 3-2-3　50 例链球菌咽峡炎患者潜伏期分布

	潜伏期（小时）							
	12~	24~	36~	48~	60~	72~	84~	96~	108~
病例数	1	7	11	11	7	5	4	2	2

4. 调查测定某地 107 名正常人尿铅含量分布（mg/L），如表 3-2-4 所示。求该地正常人尿铅含量的 95% 参考值范围。

表 3-2-4　某地 107 名正常人尿铅含量分布

	尿铅含量（mg/L）							
	0~	4~	8~	12~	16~	20~	24~	28~32
例数	14	22	29	18	15	6	1	2

5. 某市调查 98 例正常人尿汞含量（nmol/L），如表 3-2-5 所示。

表 3-2-5　某市 98 例正常人尿汞含量（nmol/L）

1.89	2.39	1.40	1.74	0.70	2.89	4.59	6.78	4.84	5.98
8.18	2.84	1.45	2.40	5.48	3.59	5.98	1.50	1.40	1.89
3.59	7.33	2.74	0.65	4.34	12.26	1.94	2.64	1.79	4.00
4.09	7.33	2.19	2.34	7.13	2.29	3.99	2.09	4.24	0.90
5.73	1.99	1.94	5.63	5.28	2.09	4.09	2.29	0.40	2.19
4.19	2.59	0.70	5.13	1.74	1.89	2.39	2.04	3.59	2.54
8.97	1.79	1.00	2.24	2.64	1.65	1.74	2.04	0.80	2.09
2.09	1.74	0.90	21.79	0.80	1.10	2.64	2.04	1.89	7.48
2.54	2.09	0.80	3.09	2.99	2.04	1.99	3.04	2.04	1.89
18.54	3.70	0.35	2.04	1.99	2.24	1.30	1.79		

（1）编制频数表，绘制柱形图。

（2）计算 P_1、$P_{2.5}$、P_5、P_{25}、P_{50}、P_{75}、P_{95}、$P_{97.5}$、P_{99}。

（3）计算尿汞含量平均值和变异指标。
（4）制定该地正常人尿汞含量的95%参考值范围。

6. 某地2012年55～58岁健康成人空腹血糖（mmol/L）测定值，如表3-2-6所示。

表3-2-6　某地2012年55～58岁健康成人空腹血糖（mmol/L）

5.17	5.56	4.86	4.87	4.74	5.24	5.51	4.46	4.96	4.82	4.90
5.30	5.22	5.58	4.48	4.80	4.60	4.02	5.16	5.36	4.34	4.24
4.64	4.27	4.16	4.44	4.46	4.20	4.87	4.34	4.90	5.25	4.77
4.85	5.07	5.24	4.66	4.70	4.62	3.95	4.09	6.4	4.33	5.21
4.61	4.98	4.44	4.60	4.25	4.78	5.00	3.60	4.11	4.61	4.08
4.78	4.26	4.68	4.38	4.79	4.76	4.92	4.60	4.78	5.03
4.35	4.18	4.06	4.65	4.57	4.27	4.99	4.21	4.89	4.71	4.72
4.41	4.38	5.08	4.79	4.96	4.83	4.45	4.51	4.27	4.50	4.31
5.05	5.59	4.25	5.16	3.74	4.36	5.36	4.64	5.09	4.57	4.46
4.56	4.39	5.24	4.61	4.21	4.96	4.34	4.45	4.86	4.50	4.90
4.45	4.49	4.42	4.68	4.56	5.38	4.34	4.46	4.16	4.98	4.29
4.83	4.27	3.68	3.85	3.86	4.56	4.56	4.55	5.16	5.15	5.16

（1）编制频数表。
（2）绘制柱形图。
（3）计算该地55～58岁健康成人空腹血糖平均值和变异指标。
（4）制定95%参考值范围。

四、思考练习题

1. 表示一群性质相同变量值集中趋势的统计指标，不包括（　　）
    a）全距　　　　　　　　b）均数　　　　　　　　c）几何均数
    d）中位数　　　　　　　e）众数
2. 表示正态分布资料变量值变异程度（离散趋势）最常用指标是（　　）
    a）四分位数间距　　　　b）全距　　　　　　　　c）方差
    d）标准差　　　　　　　e）变异系数
3. 比较身高和体重两组数据变异程度的大小，宜选用统计指标（　　）
    a）标准差　　　　　　　b）四分位数间距　　　　c）全距
    d）方差　　　　　　　　e）变异系数
4. 比较大学生和小学生身高变异程度，宜选用统计指标（　　）
    a）S　　　　　　　　　b）QR　　　　　　　　　c）R
    d）σ　　　　　　　　　e）CV
5. 6名幼儿园大班儿童接种百白破疫苗，抗体滴度分别为1∶20、1∶40、1∶80、1∶160、1∶320、1∶640，描述其抗体滴度集中趋势的指标，应选用（　　）
    a）均数　　　　　　　　b）几何均数　　　　　　c）中位数

d）四分位数间距　　　　　　　e）百分位数

6. 计算某病的平均潜伏期，一般选用（　　）
   a）均数　　　　　　b）几何均数　　　　　　c）中位数
   d）百分位数　　　　e）众数

7. 算术均数和中位数相比，算术均数（　　）
   a）抽样误差更大　　　　　　b）不易受极端值的影响
   c）更充分利用数据信息　　　d）更适用于偏态分布的资料
   e）更适用于分布不明确的资料

8. 算术均数等于中位数的资料，属于下列哪种分布（　　）
   a）对数分布　　　　b）正偏态分布　　　　　c）负偏态分布
   d）偏态分布　　　　e）正态分布

9. 9 名肺癌患者治疗后存活天数分别为 49，65，79，128，162，215，215，243，784，反映本组资料的平均水平取值应该为（　　）
   a）215.6　　　　　　b）215　　　　　　　　c）162
   d）784　　　　　　　e）153

10. 偏态分布资料宜用下列哪项指标描述其分布的集中趋势（　　）
    a）均数　　　　　　b）几何均数　　　　　　c）中位数
    d）百分位数　　　　e）众数

11. 描述一组偏态分布资料的离散趋势，宜用下列哪项指标（　　）
    a）全距　　　　　　b）四分位数间距　　　　c）标准差
    d）方差　　　　　　e）变异系数

12. 为了解某地区的铅污染情况，抽样收集了 130 人的尿铅含量，经分析发现数据为偏态分布，若要对数据进行描述，应选择集中趋势和离散程度的指标为（　　）
    a）中位数和标准差　　b）中位数和极差　　　c）中位数和四分位数间距
    d）均数和四分位数间距　　e）均数和标准差

13. 可以全面描述正态分布资料特征的两个指标是（　　）
    a）均数和中位数　　b）均数和标准差　　　　c）均数和极差
    d）中位数和方差　　e）全距和平均数

14. 均数和标准差的关系是（　　）
    a）均数越大，标准差越小
    b）均数越大，标准差越大
    c）标准差越小，均数与总体均数的差距越小
    d）标准差越小，均数对各变量值代表性越好
    e）标准差越大，均数对各变量值的代表性越好

15. 正态分布资料，当 μ 恒定时，σ 越大（　　）
    a）曲线变窄　　　　b）曲线变宽　　　　　　c）曲线变高
    d）曲线变低　　　　e）曲线右移

16. 正态分布曲线下，横轴上（$-\infty, \mu+1.96\sigma$）的区间面积占总面积的（　　）
    a）80%　　　　　　　b）90%　　　　　　　　c）95%

d）97.5%   e）99%

17. 均数为 0，标准差为 1 的分布是（   ）
a）正态分布   b）标准正态分布   c）负偏态分布
d）正偏态分布   e）对数正态分布

18. 标准正态分布的两个参数值分别是（   ）
a）$\mu=0$，$\sigma=1$ b）$\mu=1$，$\sigma=0$ c）$\mu=1$，$\sigma=-1$
d）$\mu=-1$，$\sigma=1$ e）$\mu=0$，$\sigma=0$

19. 近似正态分布条件下，$(\bar{x}-1.96s, \bar{x}+1.96s)$ 表示（   ）
a）总体的 95%个体值在该范围内
b）样本的 95%个体值在该范围内
c）每 100 人中有 95 人在该范围内
d）正态分布曲线下面积是 95%
e）以该表达式来制定 99%参考值范围

20. 参考值（正常值）范围的制定（   ）
a）正态分布总体可用百分位数法
b）偏态分布资料可用正态分布法
c）采用双侧界值
d）参考值的意义是指绝大多数的观察值都在这个范围内，最常用的参考值是 99%
e）以上都不正确

21. 参考值（正常值）范围的制定，不包括（   ）
a）资料的观察例数必须大于 100
b）根据专业知识确定单双侧界值
c）能用正态分布法的资料不用百分位数法
d）偏态分布资料可用正态分布法
e）根据资料的分布特点，选用正确的制定方法

22. 一组资料，身高均数为 166.06cm，标准差为 4.95cm，体重均数为 53.72kg，标准差为 4.96kg，比较身高和体重变异程度，可用下列数据比较得出结论（   ）
a）166.06＞53.72   b）4.96＞4.95   c）9.2%＞3.0%
d）得不出结论   e）不能比较

23. 一组资料，身高均数为 121.16cm，标准差为 4.31cm；胸围均数为 57.71cm，标准差为 2.82cm，比较身高和胸围变异程度，可用下列数据比较得出结论（   ）
a）121.16cm＞57.71cm   b）4.31cm＞2.82cm   c）4.9%＞3.6%
d）得不出结论   e）不能比较

24. 偏态分布的资料制定 95%参考值范围时，应计算下列哪项指标（   ）
a）P_5 b）P_{95} c）$P_{2.5}$
d）$P_{97.5}$ e）根据专业知识确定需要计算的 P_x

25. 要评价某地区一名 7 岁儿童的身高是否偏高，其统计学方法是（   ）
a）用均数来评价   b）用中位数来评价   c）用几何均数来评价
d）用变异系数来评价   e）用参考值范围来评价

26. 某人群的一项生理指标或生化指标的正常值范围一般指（　　）
a）该指标在所有人中的波动范围
b）该指标在所有正常人中的波动范围
c）该指标在绝大多数人中的波动范围
d）该指标在少部分正常人中的波动范围
e）该指标在一个人不同时间的波动范围

实习三　计量资料（数值变量资料）统计推断

一、目的要求

1. 掌握均数抽样误差概念、计算方法并能正确应用。
2. 掌握总体均数置信区间的含义及估计方法。
3. 掌握 t 分布的概念，t 值和 P 值的关系。
4. 明确 t 检验的意义，掌握其步骤并能应用。
5. 掌握 Excel 中 t 检验、方差分析的方法和步骤。
6. 了解 SPSS 中 t 检验、方差分析的方法和步骤。

二、实习内容及步骤

1. 复习理论概念。
2. 完成实习作业。
3. 完成思考练习题并讨论。

三、实习作业

1. 某地抽样调查了部分健康成人的红细胞数和血红蛋白测量值，如表 3-3-1 所示。

表 3-3-1　某地部分健康成人的红细胞数和血红蛋白测量值

	性别	例数	样本均数	标准差	总体均数
红细胞数（$10^4/mm^3$）	男	360	466.02	57.46	483.50
	女	255	417.80	29.10	433.20
血红蛋白（g/L）	男	360	134.5	7.10	140.20
	女	255	117.60	10.20	124.70

（1）说明女性的红细胞数与血红蛋白的变异程度哪个更大？
（2）分别计算男、女两项指标的抽样误差。
（3）试估计该地健康成年男、女红细胞的 95% 置信区间。
（4）试制定该地健康成年男、女血红蛋白的 95% 参考值范围。
（5）该地男、女两项血液指标是否均低于表中的总体均数？

2. 通过以往大量资料得知某地 20 岁男子平均身高为 1.68m，今随机抽得当地 16 名 20 岁男子，算得其平均身高为 1.72m，标准差为 0.14m，问当地现在 20 岁男子是否比以往高？

3. 将 20 名某病患者随机分为两组，分别用甲、乙两药治疗，测得治疗前后（治疗 1 个月）的血沉（mm/h），如表 3-3-2 所示。

表 3-3-2　甲、乙两药治疗前后（治疗 1 个月）的血沉（mm/h）

		患者号									
		1	2	3	4	5	6	7	8	9	10
甲药	治疗前	10	13	6	11	7	10	8	8	5	9
	治疗后	6	9	3	10	4	10	2	5	3	3
乙药	治疗前	9	10	9	13	8	6	10	11	10	10
	治疗后	6	3	5	3	3	5	8	2	7	4

（1）甲、乙两药是否都有效？

（2）甲、乙两药疗效有无差别？

4. 某医生测得 20 例慢性支气管炎患者和 18 例健康人的尿 17-酮类固醇排出量（mg/dl）如表 3-3-3 所示。问慢性支气管炎患者和健康人的尿 17-酮类固醇排出量是否不同？

表 3-3-3　20 例慢性支气管炎患者和 18 例健康人的尿 17-酮类固醇排出量（mg/dl）

慢性支气管炎患者	3.14	7.35	4.05	4.98	4.35
	5.83	4.62	5.08	4.22	2.35
	5.55	4.4	3.8	4.1	2.89
	5.94	5.35	4.12	4.2	2.16
健康人	4.12	6.36	4.67	4.2	6.54
	7.89	3.48	7.38	5.34	4.62
	3.4	6.74	4.95	4.27	5.92
	5.18	5.3	5.4		

5. 某油田随机抽取了 13 名正常人、11 名糖尿病患者和 10 名糖耐量减低（impaired glucose tolerance，IGT）患者，测定其血浆胆固醇含量（mmol/L），结果如表 3-3-4 所示。问 3 种人的血浆胆固醇有无差别？

表 3-3-4　正常人、糖尿病患者和 IGT 患者血浆胆固醇含量（mmol/L）

正常人	3.02	2.01	3.12	2.41	4.22	2.98	3.55	3.62	4.02
	3.75	2.55	2.63	3.33					
糖尿病患者	3.85	4.56	5.22	6.26	5.02	7.01	5.32	4.56	3.89
	5.56	7.56							
IGT 患者	4.22	5.02	3.12	5.00	4.21	3.45	6.22	4.23	5.26
	3.52								

6. 为研究某药物的抑癌作用，使一批小白鼠致癌后，随机分为 A、B、C 三组，分别注射 0.5ml、1.0ml、1.5ml 30%的注射液，一定时间后测定三组小白鼠的肿瘤重量（g），测定结果见表 3-3-5，请问不同剂量药物注射液的抑癌作用有无差别？

表 3-3-5　某药物对小白鼠抑癌作用实验结果（g）

	_____ 编号 _____									
	1	2	3	4	5	6	7	8	9	10
A 组	3.0	2.3	2.4	1.1	4.0	3.7	2.8	1.9	2.6	1.3
B 组	0.4	1.8	2.1	4.5	3.6	1.3	3.2	2.1	2.6	2.3
C 组	3.3	1.2	1.3	2.5	3.1	3.2	0.6	1.4	1.3	2.1

四、思考练习题

1. 从一个计量资料的总体中抽样，产生抽样误差的原因是（　　）
a）总体中的个体值存在差异　　　b）样本中的个体值存在差异
c）样本中包含总体的一部分个体　　d）总体均数≠0
e）样本均数≠0

2. 随机抽样的特点是（　　）
a）能消除随机测量误差　　　b）能消除系统误差
c）能减少抽样误差　　　d）能减少样本偏性，保持代表性
e）以上都对

3. 从一个呈正态分布的总体中随机抽样，$\bar{x} \neq \mu$，该差别被称为（　　）
a）系统误差　　　b）个体差异　　　c）过失误差
d）抽样误差　　　e）无误差

4. 以下用哪个指标来反映均数抽样误差大小是最好的（　　）
a）标准差　　　b）标准误　　　c）全距
d）均数　　　e）变异系数

5. 医院抽样调查 100 名健康人的促甲状腺激素（TSH），求得平均数 4.80，标准差 0.792，求其标准误为（　　）
a）0.0792　　　b）0.7920　　　c）0.0079
d）0.0480　　　e）7.9200

6. 在同一总体中随机抽取多个样本，用样本来估计总体均数的 95%置信区间，则估计精密的是（　　）
a）均数大的样本　　　b）均数小的样本　　　c）标准差小的样本
d）标准差大的样本　　　e）标准误小的样本

7. t 分布曲线下，中间 95%的面积所对应的横轴的范围是（　　）
a）$(\bar{x}-1.96s, \bar{x}+1.96s)$　　　b）$(-1.96, 1.96)$
c）$(\mu-1.96\sigma, \mu+1.96\sigma)$　　　d）$(-t_{0.05/2,\nu}, t_{0.05/2,\nu})$
e）$(-\infty, +\infty)$

8. $(\bar{x}-t_{0.05/2,\nu}S_{\bar{x}}, \bar{x}+t_{0.05/2,\nu}S_{\bar{x}})$ 表示（　　）

a）总体的95%个体值在该区间内
b）样本的95%个体值在该区间内
c）平均每100个总体均数，有95%个总体均数在该区间内
d）平均每100个样本均数（含量相同），有95个样本均数在该区间内
e）100个样本（含量相同），估计100次区间，有95个区间包括总体均数

9. $\bar{x} \pm t_{0.05/2,\nu} S_{\bar{x}}$ 可用来制定（　　）
a）95%总体均数置信区间　　　　b）99%总体均数置信区间
c）95%参考值范围　　　　　　　d）99%参考值范围　　e）以上都不正确

10. 对于表达式 $\bar{x} \pm u_{0.05/2} S$，下列说法不正确的是（　　）
a）95%的参考值范围　　　　　　b）总体中有95%的个体值在该范围内
c）95%的置信区间　　　　　　　d）$u_{0.05/2}=1.96$　　e）$n \geq 100$ 时候使用

11. 某地随机抽取了100名健康女性，算得其血清总蛋白含量的均数为74g/L，标准差为4g/L，则95%的置信区间为（　　）
a）（74±1.96×4）　　　b）（74±2.58×4）　　　c）（74±1.96×4）/10
d）（74±2.58×4）/10　　e）以上都不正确

12. 由两样本均数的差别推断两总体均数的差别，所谓差别有显著性是指（　　）
a）两总体均数差别有显著性
b）两样本均数差别有显著性
c）两样本均数和两总体均数的差别都有显著性
d）两总体均数不同
e）以上都不是

13. 两样本均数比较，经 t 检验差别有显著性，则 P 越小说明（　　）
a）两样本均数差别越大　　　　　b）两总体均数差别越大
c）越有理由认为两样本均数不同　d）越有理由认为两总体均数不同
e）抽样误差造成两样本均数差别的可能性越大

14. 随机抽样调查甲乙两地正常成年男子身高，得甲地身高均值为1.75m，乙地为1.79m，经 t 检验得 $P<0.05$，差别有统计学意义，其结论为（　　）
a）两地正常成年男子平均身高相差不大
b）两地正常成年男子平均身高相差较大
c）可认为两地正常成年男子平均身高不同
d）两地接受调查的正常成年男子平均身高差别较大
e）两地接受调查的正常成年男子平均身高不同

15. t 检验时由 $P=0.006$ 得出两总体均数的差别比由 $P=0.032$ 得出的差别（　　）
a）大　　　　　　　　b）小　　　　　　　　c）相等
d）不相等　　　　　　e）得不出结论

16. 已知男性血红蛋白（hemoglobin, Hb）标准值为14g/dl，甲、乙二人分别在高原的两地区抽样91和151人研究，结果为甲 $t>t_{0.05/2,90}$，乙 $t>t_{0.01/2,150}$，可认为两人结果（　　）
a）乙的差别大　　　　b）甲的差别大　　　　c）乙结果更可信
d）甲结果更可信　　　e）有矛盾

17. 在两样本均数比较的 t 检验中，检验假设的无效假设是（　　）
a）两样本均数差别无显著性　　b）两总体均数差别无显著性
c）两样本均数相等　　d）两总体均数相等
e）两总体均数不等

18. 两样本均数比较的 t 检验，其目的是检验（　　）
a）两样本均数是否相等
b）两样本所属总体的均数是否相等
c）两样本所属总体的均数相差有多大
d）两样本所属总体的均数为多大
e）两样本均数相差有多大

19. t 检验时，下列何种说法正确（　　）
a）样本均数与总体均数比较目的是推断样本均数与已知总体均数是否相等
b）配对资料比较的目的是推断差值的均数是否等于 0
c）两个样本均数比较的目的是推断两个样本均数是否相等
d）t 检验有显著性时，$t < t_{\alpha,\nu}$
e）以上都不正确

20. 某学校随机体检同年级学生，测定其体重指数（BMI），如表 3-3-6 所示。请问用何种方法判断男女体重指数有无差异（　　）

表 3-3-6　某学校随机体检同年级学生的体重指数（BMI）

男生	20.7	22.4	19.6	20.1	23.1	18.2	19.6	19.9	21.7	22.5
女生	18.5	17.6	19.5	18.7	21.3	20.5	17.5	21.9	22.1	20.8

a）单样本 t 检验　　b）配对 t 检验　　c）两样本 t 检验
d）方差分析　　e）以上都不正确

21. 应用某药治疗肺气肿患者 10 名，治疗前后 Hb 含量的结果，如表 3-3-7 所示。请问用何种方法判断该药对白细胞有无影响（　　）

表 3-3-7　应用某药治疗肺气肿患者治疗前后 Hb 含量的结果

患者号	1	2	3	4	5	6	7	8	9	10
治疗前	11.3	15	15	13.5	12.8	10	11	12	13	12.3
治疗后	14	13.8	14	13.5	13.5	12	14.7	11.4	13.8	12

a）单样本 t 检验　　b）配对 t 检验　　c）两样本 t 检验
d）方差分析　　e）以上都不正确

22. t 检验时，下列自由度计算方法哪项正确（　　）
a）单样本 t 检验时 $\nu = n-1$　　b）配对 t 检验时 $\nu = n-2$
c）两样本 t 检验时 $\nu = n_1 + n_2 - 1$　　d）以上都正确
e）以上都不正确

23. 在四个样本均数比较的检验中，检验假设中的无效假设是（　　）
a) 四个样本均数差别无显著性　　b) 四个总体均数差别无显著性
c) 四个样本均数相等　　d) 四个总体均数相等
e) 以上都不正确

24. 当样本含量固定时，第一类错误 α 和第二类错误 β 的关系是（　　）
a) α 越大，β 可能越大　　b) $\alpha > \beta$　　c) $\alpha < \beta$
d) α 越大，β 可能越小　　e) $\alpha = \beta$

实习四　计数资料统计描述

一、目的要求

1. 明确使用相对数的意义。
2. 正确计算、应用各种相对数指标，避免错用。
3. 掌握标准化法的思想和计算方法。

二、实习内容及步骤

1. 复习理论概念。
2. 完成实习作业。
3. 完成思考练习题并讨论。

三、实习作业

1. 某地 2000~2004 年流行性乙型脑炎（简称"乙脑"）发病率资料，如表 3-4-1 所示。请计算年增长率。

表 3-4-1　2000~2004 年乙脑发病率

年份	2000	2001	2002	2003	2004
发病率（1/万）	1.38	2.29	2.31	2.47	2.76
年增长率（%）					

2. 2000 年某大学 6 个专业男、女考生录取情况，如表 3-4-2 所示。有人据此批评说，"该大学考生录取率男生 44.5%，明显高于女生 30.3%"。校方不同意此看法，但找不到依据。你能用统计学方法协助解决以上争议吗？

表 3-4-2　某大学 6 个专业男、女考生录取率（%）

专业	男考生人数	录取率（%）	女考生人数	录取率（%）
A	825	62	108	82
B	561	63	25	68
C	325	37	593	34

续表

专业	男考生人数	录取率（%）	女考生人数	录取率（%）
D	417	33	375	35
E	191	28	398	24
F	373	6	341	7
合计	2692	44.5	1840	30.3

3. 某地1968年与1971年几种主要急性传染病情况，如表3-4-3所示。某医师根据此资料中痢疾与乙脑的发病率由1968年的44.2%与3.4%分别增加到1971年的51.9%与5.2%，认为该地1971年痢疾与乙脑的发病率升高了，值得注意。你的看法如何？为什么？

表3-4-3 某地1968年与1971年几种主要急性传染病情况

	1968年		1971年	
	病例数	发病率（%）	病例数	发病率（%）
痢疾	4206	44.2	3079	51.9
麻疹	2813	29.6	1465	24.7
流脑	1650	17.3	824	13.9
乙脑	327	3.4	310	5.2
白喉	524	5.5	256	4.3

4. 某地各年龄组恶性肿瘤死亡率情况，如表3-4-4所示。问该资料能否说明40～岁组的恶性肿瘤死亡率最高？为什么？通过计算说明哪个年龄组恶性肿瘤死亡率最高？

表3-4-4 某年某地各年龄组恶性肿瘤死亡情况

年龄（岁）	人口数	死亡总数	恶性肿瘤死亡数	恶性肿瘤死亡占死亡总数的比例（%）
0～	82 920	138	4	2.9
20～	46 639	63	12	19.0
40～	28 161	172	42	24.4
60～	9370	342	32	9.4
合计	167 090	715	90	12.6

5. 甲乙两矿工人的尘肺病患病率资料，如表3-4-5所示。试分析两矿工人的尘肺病患病率哪个更高？

表3-4-5 某年某地甲乙两矿工人尘肺病患病率（%）

工龄（年）	甲矿			乙矿		
	检查人数	尘肺病人数	患病率（%）	检查人数	尘肺病人数	患病率（%）
<6	14 029	120	0.86	992	2	0.20
6～9	4285	168	3.92	1905	8	0.42
≥10	2542	316	12.43	1014	117	11.53
合计	20 856	604	2.90	3911	127	3.25

6. 某医院2003~2010年年收治患者数和平均住院天数的统计数据见表3-4-6，请对"年收治患者数"和"平均住院天数"做动态分析。

表3-4-6　某医院2003~2010年年收治患者数和平均住院天数

年份	年收治患者数	平均住院天数
2003	10174	25.7
2004	9621	26.3
2005	8972	25.2
2006	8669	24.9
2007	8542	22.0
2008	9210	22.6
2009	9652	21.8
2010	10561	20.6

四、思考练习题

1. 描述计数资料的主要统计指标是（　　）
a）率　　　　　　　　b）相对数　　　　　　　c）构成比
d）相对比　　　　　　e）动态数列
2. 相对比的特点有（　　）
a）各相对比的和等于100%　b）可小于也可大于100%　c）一定大于100%
d）一定小于100%　　　　　e）以上都不对
3. 医院日门诊各科疾病分类资料，可作为计算下列哪项指标的基础（　　）
a）死亡率　　　　　　b）构成比　　　　　　　c）发病率
d）病死率　　　　　　e）患病率
4. 使用相对数时容易犯的错误是（　　）
a）将构成比当作率看待
b）将构成比当作相对比看待
c）将率当作构成比看待
d）将率当作相对比看待
e）将标准化率当作构成比看待
5. 在实际工作中，发生把构成比当作率分析的错误的主要原因是（　　）
a）构成比和率的计算方法一样
b）构成比较率容易计算
c）率和比都有%
d）计算构成比的原始资料较计算率的原始资料容易得到
e）以上都对
6. 某年甲乙两人群中，几种肿瘤报告病例的构成比（%），如表3-4-7所示，据此表推论甲人群较乙人群更容易患肺癌、乳腺癌和宫颈癌，该推论（　　）

表 3-4-7　甲乙人群几种肿瘤报告病例的构成比（%）

	肺癌	乳腺癌	宫颈癌	其他肿瘤	合计
甲人群	15.0	30.0	25.0	30.0	100.0
乙人群	7.7	20.0	15.7	56.6	100.0

a）不正确，因未用率指标测量
b）不正确，因未进行率的标化
c）不正确，因没有设立对照组
d）不正确，未区分发病率或死亡率
e）正确

7. 甲县恶性肿瘤粗死亡率比乙县高，经标化后甲县恶性肿瘤标准化死亡率比乙县低，其原因是（　　）
a）甲县诊断水平比乙县低
b）甲县诊断水平比乙县高
c）甲县肿瘤防治工作比乙县差
d）甲县老年人在总人口中所占比重小
e）甲县老年人在总人口中所占比重大

8. 已知甲地老年人比例大于乙地，经普查甲地冠心病死亡率为 5%，乙地冠心病死亡率为 4%，若希望比较甲乙两地冠心病死亡率的高低，则（　　）
a）计算标化率后再比较
b）可用两地的死亡率直接比较
c）应做两个率比较的 χ^2 检验
d）应该做两个率的 $u(z)$ 检验
e）应该做秩和检验

9. 已知男性钩虫感染率高于女性，今欲比较甲乙两乡居民的钩虫感染率，由于甲乡人口女多于男，乙乡人口男多于女，适当的比较是（　　）
a）两个率比较的 χ^2 检验
b）两个率比较的 u 检验
c）计算其性别标准化后的率进行比较
d）无可比性，不能比较
e）直接比较

10. 比较两省恶性肿瘤死亡率，计算标准化率是为了消除两省（　　）
a）各年龄组死亡率不同的影响
b）人口数不同的影响
c）人口年龄构成不同的影响
d）人口性别构成不同的影响
e）产生的抽样误差

11. 某市有甲、乙、丙三个区，调查某年流感发病率分别为 40%、30%、20%，三个

区的人口分别为 100 万、150 万、200 万人，则该年全市的流感发病率为（　　）
 a）30%　　　　　　　　b）27.78%　　　　　　c）90%
 d）41.67%　　　　　　 e）20%
12. 计算某年某病的发病率分子是（　　）
 a）该地体检发现的该病患者数
 b）该地某年就诊的该病患者数
 c）该地某年新发生该病患者数
 d）该地某年该病新老患者数
 e）该地平均患病人数
13. 定基比（定比）和环基比（环比）属于下面哪项指标（　　）
 a）发展速度　　　　　　b）增长速度　　　　　c）构成比
 d）相对比　　　　　　　e）频率
14. 以下哪个指标的分母不用年人口数（　　）
 a）年发病率　　　　　　b）年死亡率　　　　　c）年患病率
 d）年婴儿死亡率　　　　e）年病死率

实习五　计数资料统计推断

一、目的要求

1. 掌握率的抽样误差的概念及计算、总体率的区间估计。
2. 掌握 u 检验、χ^2 检验的检验方法和运用条件并能运用。
3. 了解 SPSS 中 χ^2 检验的步骤和方法。

二、实习内容及步骤

1. 复习理论概念。
2. 完成实习作业。
3. 完成思考练习题并讨论。

三、实习作业

1. 某县根据随机原则抽取 4000 人，血吸虫感染率为 15%，全县有人口 705 000，试计算该县血吸虫感染率的 99% 置信区间的上限和下限，估计该县血吸虫感染人数至少有多少人？至多有多少人？
2. 某病的年发病率对全国人口来说为 8.27%，现在某县回顾 1 年，抽样调查 120 人，有 16 人发生该病，问该县该病的发病率是否高于全国的发病率？
3. 某医生用两种药物治疗十二指肠球部溃疡，结果如表 3-5-1 所示。问两种方法治疗效果有无差别？

表 3-5-1　两种药物治疗十二指肠球部溃疡结果比较

治疗方法	治疗例数	愈合例数	愈合率（%）
呋喃硝胺	62	54	87.10
西咪替丁	64	44	68.75

4. 某地对甲乙两零售点的羊肉抽样检查，其表层沙门菌带菌情况，如表 3-5-2 所示。问两零售点的羊肉沙门菌带菌率有无差别？

表 3-5-2　甲乙两零售点羊肉表层沙门菌带菌率

采样地点	采样例数	阳性例数	带菌率（%）
甲零售点	28	2	7.14
乙零售点	14	5	35.71
合计	42	7	16.67

5. 为了解少数民族人群牙周健康状况，某口腔医师对三个民族的 445 名 35~44 岁年龄组人群牙龈出血情况进行了调查，资料如表 3-5-3 所示。请问三个民族牙龈出血检出情况有无差别？

表 3-5-3　三个民族牙龈出血检出率

民族	受检人数	出血人数	检出率（%）
东乡	145	126	86.9
保安	151	136	90.1
裕固	149	98	65.8

6. 某医院用三种方案治疗急性无黄疸型病毒性肝炎，结果如表 3-5-4 所示。问三种疗法的有效率是否一致？

表 3-5-4　三种方案治疗急性无黄疸型病毒性肝炎疗效的结果比较

组别	治疗人数	有效人数	有效率（%）
西药组	100	51	51.00
中药组	80	35	43.75
中西结合组	74	59	79.73

7. SPSS 软件检验计算输出结果，如表 3-5-5 所示。

表 3-5-5　SPSS 软件检验计算输出结果

	Value	df	Asymp. Sig.（2-sided）	Exact Sig.（2-sided）	Exact Sig.（1-sided）
Pearson Chi-Square	4.755[a]	1	.029		
Continuity Correction[b]	3.418	1	.064		
Likelihood Ratio	4.781	1	.029		

	Value	df	Asymp. Sig.（2-sided）	Exact Sig.（2-sided）	Exact Sig.（1-sided）
Fisher's Exact Test				.045	.032
Linear-by-Linear Association	4.687	1	.030		
N of Valid Cases	70				

a. 1 cell（25.0%）have expected count less than 5. The minimum expected count is 4.71

b. Computed only for a 2×2 table

1）①Pearson Chi-Square，②Continuity Correction，③Fisher's Exact Test 三项检验结果是什么？如何正确选取？

2）本表选择的检验结果是什么？为什么？

3）按照统计检验步骤，完成检验。

四、思考练习题

1. 率的总体标准误是描述（　　）
a）一个样本率对总体率的离散程度　b）一些样本率之间的离散程度
c）所有样本率之间的离散程度　　　d）所有总体率之间的离散程度
e）所有某个含量相同的样本率之间的离散程度

2. 由样本估计总体率的95%置信区间计算公式为（　　）
a）$\bar{x} \pm 1.96 sp$
b）$p \pm 1.96 \delta p$
c）$\pi \pm 1.96 S_{\bar{x}}$
d）$p \pm 1.96 sp$
e）$p \pm t_{0.05/2,\nu} sp$

3. 总体率置信区间估计在下列何种条件下可用近似正态法（　　）
a）n 足够大
b）$np>5$
c）$n(1-p)>5$
d）$a+b+c$
e）以上都不可用

4. 两个样本率差别的显著性检验的目的是（　　）
a）推断两个样本率有无差别
b）推断两个总体率有无差别
c）推断两个总体率的差别有无显著性
d）推断两个样本率和两个总体率有无差别
e）推断两个样本率和两个总体率的差别有无显著性

5. 在样本率与总体率差别的显著性检验中有（　　）
a）$\chi^2 > \chi^2_{0.05,\nu}$ 时 $P<0.05$
b）$\chi^2 > 3.84$ 时 $P<0.05$
c）$t < t_{0.05/2,\nu}$ 时 $P>0.05$
d）$u < 1.96$ 时 $P>0.05$
e）$r < r_{0.05,\nu}$ 时 $P>0.05$

6. 四格表资料用基本公式或专用公式求 χ^2 值的条件为（　　）
a）$A_{RC} \geqslant 5$ 和 $N \geqslant 40$
b）$T_{RC} \geqslant 5$ 和 $N \geqslant 40$
c）$1 \leqslant A_{RC} < 5$ 和 $N \geqslant 40$
d）$1 \leqslant T_{RC} < 5$ 和 $N \geqslant 40$
e）$T_{RC} < 1$ 或 $N < 40$

7. 从甲乙两文中，查到同类研究的两个率比较的四格表资料，其 χ^2 检验结果为甲文 $\chi^2 > \chi^2_{0.05,1}$，乙文 $\chi^2 > \chi^2_{0.01,1}$，则可认为（　　）
   a）两文结果有矛盾　　　　　　b）甲文结果更为可信
   c）乙文结果更为可信　　　　　　d）乙文说明总体差别较大
   e）甲文说明总体差别较大

8. 四格表资料的 χ^2 检验矫正公式的适用条件是（　　）
   a）$T_{RC} \geq 5$ 且 $n < 40$　　　　b）$T_{RC} \geq 5$ 且 $n \geq 40$
   c）$1 \leq T_{RC} < 5$ 且 $n \geq 40$　　d）$1 \leq T_{RC} < 5$ 且 $n < 40$
   e）$T_{RC} < 1$ 且 $n \geq 40$

9. 比较五种不同职业人群冠心病患病率的假设检验，应计算的统计量为（　　）
   a）t　　　　　　　　　　b）u　　　　　　　　　c）F
   d）χ^2　　　　　　　　　e）P

10. 在五种不同职业人群冠心病患病率比较的检验中，无效假设是（　　）
    a）五个样本率差别无显著性　　　　b）五个总体率差别无显著性
    c）五个总体率不等或不全等　　　　d）五个总体率相等
    e）五个样本率相等

11. 四个样本率作比较，$\chi^2 > \chi^2_{0.05,3}$ 可认为（　　）
    a）各总体率不同或不全相同　　　　b）各总体率不相同
    c）各样本率不同或不全相同　　　　d）各样本率不相同
    e）各总体率相等

12. 采用新治疗方法的脑出血患者恢复率为 78.5%，采用传统的治疗方法的脑出血患者恢复率为 11.8%，应该用哪种方法进行统计学处理（　　）
    a）u 检验　　　　　　b）t 检验　　　　　　c）χ^2 检验
    d）率的标准化　　　　　e）方差分析

13. 采末梢血与静脉血检查乙肝表面抗原，结果如表 3-5-6 所示。要说明两种方法检查表面抗原的阳性率有无差别，应采用下列哪种统计方法分析（　　）
    a）四格表资料 χ^2 检验　　　　　b）四格表资料校正公式 χ^2 检验
    c）行×列表资料 χ^2 检验　　　　d）配对资料 χ^2 检验
    e）率的 u 检验

表 3-5-6　采末梢血与静脉血检查乙肝表面抗原的结果构成比

静脉血	末梢血 +	末梢血 −	合计
+	48	3	51
−	4	55	59
合计	52	58	110

14. 表 3-5-6 中，要说明两种方法检查乙肝表面抗原的阳性率有无差别，应根据下列哪个公式计算 χ^2 值（　　）

a) $\chi^2 = \dfrac{(ad-bc)^2 \cdot N}{(a+b)(a+c)(b+d)(c+d)}$

b) $\chi^2 = \dfrac{(|ad-bc|-\frac{N}{2})^2 \cdot N}{(a+b)(a+c)(b+d)(c+d)}$

c) $\chi^2 = \dfrac{(|b-c|-1)^2}{b+c}$

d) $\chi^2 = \dfrac{(b-c)^2}{b+c}$

e) 以上都不对

15. 为比较三个民族大学生间鼻中隔偏曲患病情况有无差别，统计结果见表 3-5-7。对表 3-5-7 资料应用何种统计方法进行比较（　　）
 a) 四格表资料 χ^2 检验　　　　b) 四格表资料校正 χ^2 检验
 c) 行×列表资料 χ^2 检验　　　d) 配对资料 χ^2 检验
 e) 率的 u 检验

表 3-5-7　某校三个民族大学生鼻中隔偏曲情况

	回族	汉族	维吾尔族
例数	225	201	150
患病率（%）	17.33	7.96	15.33

16. 用两种不同剂量的电离辐射照射小白鼠 14 天后小白鼠死亡情况，如表 3-5-8 所示。想知道两种剂量对小白鼠致死作用是否相同，应用何种统计方法进行比较（　　）
 a) 四格表资料 χ^2 检验　　　　b) 四格表资料校正 χ^2 检验
 c) 行×列表资料 χ^2 检验　　　d) 配对资料 χ^2 检验
 e) 直接概率计算

表 3-5-8　两种不同剂量的电离辐射照射小白鼠死亡情况（只）

组别	死亡	存活	合计
剂量 1 组	4	21	25
剂量 2 组	5	13	18

17. 某医师拟比较四类人群 ABO 血型分布的差别，适宜的统计分析方法为（　　）
 a) t 检验　　　　　b) u 检验　　　　　c) 方差分析
 d) χ^2 检验　　　　e) z 检验

18. 表 3-5-9 是比较四种疗法治疗慢性胃炎效果的 χ^2 检验，自由度为（　　）
 a) 0　　　　　　　b) 1　　　　　　　c) 2
 d) 3　　　　　　　e) 4

表 3-5-9　四种疗法治疗慢性胃炎效果的 χ^2 检验

有效	无效	合计	有效率（%）
35	15	50	70.0
32	18	50	64.0
31	19	50	62.0
28	22	50	56.0

实习六　直线相关与直线回归

一、目的要求

1. 掌握相关、回归概念和回归方程的建立方法。
2. 掌握 Excel 中相关分析、回归分析的步骤和方法。
3. 了解 SPSS 中相关分析、回归分析的步骤和方法。

二、实习内容及步骤

1. 复习理论概念。
2. 完成思考练习题并讨论。
3. 完成实习作业。

三、实习作业

1. 调查的某克山病病区 10 名健康儿童头发与全血中的硒含量，如表 3-6-1 所示。问发硒和血硒是否有直线相关关系？如有，求发硒推算血硒的直线方程并绘制相应回归直线。

表 3-6-1　某克山病病区 10 名健康儿童的发硒与血硒含量（1000ppm）

项目	编号									
	1	2	3	4	5	6	7	8	9	10
发硒	74	66	88	69	91	73	66	96	58	73
血硒	13	10	13	11	16	9	7	14	5	10

注：1000ppm 表示每百万分之 1000，即千分之一

2. 某地方病研究所调查了 8 名儿童的尿肌酐含量（mmol/24h），资料结果见表 3-6-2。

（1）年龄和尿肌酐含量有无直线回归关系？为什么？回归系数是多少？

（2）写出尿肌酐含量（Y）对年龄（X）的回归方程并绘制回归直线图。

（3）年龄和尿肌酐含量有无相关关系？为什么？相关系数是多少？

（4）写出用 Excel 进行统计回归分析的命令步骤。

表 3-6-2 8 名儿童的尿肌酐含量（mmol/24h）

检测项目	编号							
	1	2	3	4	5	6	7	8
年龄（X）	13	11	9	6	8	10	12	7
尿肌酐含量（Y）	3.54	3.01	3.09	2.48	2.56	3.36	3.18	2.65

3. 某护士对某不明原因高热患者进行体温和呼吸次数监测，连续 10 次测量资料如表 3-6-3 所示。

表 3-6-3 某不明原因高热患者体温和呼吸次数

测量项目	编号									
	1	2	3	4	5	6	7	8	9	10
呼吸次数（次/分）	32	30	29	28	25	27	29	28	24	21
体温（℃）	40.2	40.6	39.8	39.6	38.6	39.6	40.8	39.2	38.6	37.6

（1）呼吸次数和体温有无直线回归关系？为什么？回归系数是多少？
（2）建立由呼吸推测体温的回归方程并绘制回归直线图。
（3）呼吸与体温有无直线相关关系？为什么？相关系数是多少？
（4）写出利用 Excel 做回归分析的命令步骤。

4. 表 3-6-4～表 3-6-6 是利用 SPSS 进行回归分析的计算输出结果，请解释三张表中相关指标及其意义，判断父亲身高（x_1）、母亲身高（x_2）及年锻炼次数（x_3）和儿子身高（y）有无回归关系，并写出回归方程。

表 3-6-4 模型摘要

模型	R	R^2	调整后的 R^2	估计的标准误差
1	0.981[a]	0.963	0.956	1.120

a. 预测变量：（常量）

表 3-6-5 方差分析[b]

模型		平方和	df	均方	F	显著性
1	Regression	527.139	3	175.713	140.143	0.000[a]
	Residual	20.061	16	1.254		
	Total	547.200	19			

a. 预测变量：（常量）
b. 因变量：y 为儿子身高

表 3-6-6 系数[a]

模型		非标准化系数		标准化系数	t	显著性
		B	标准误差	Beta		
1	（常量）	−3.669	18.864		−1.255	0.228
	x_1 父亲身高	0.303	0.137	0.244	2.216	0.042

续表

模型		非标准化系数		标准化系数	t	显著性
		B	标准误差	Beta		
1	$x2$ 母亲身高	0.880	0.181	0.566	4.852	0.000
	$x3$ 年锻炼次数	0.059	0.021	0.224	2.764	0.014

a. 因变量：y 为儿子身高。B. 回归方程的斜率

四、思考练习题

1. 可用于描述两连续型变量之间相关关系的统计图是（　　）
   a）散点图　　　　　　b）线图　　　　　　c）直条图
   d）柱形图　　　　　　e）饼形图
2. 在分析相关系数时，下列哪种说法是正确的（　　）
   a）根据 r 的大小可将两变量关系分为低、中、高度相关
   b）根据两组 r 的大小可直接比较相关的密切程度
   c）若 r 绝对值接近 1 时，可直接比较相关的密切程度
   d）根据 r 值进行检验后才能得出两变量有相关关系
   e）以上都正确
3. $|r| > r_{0.05, \nu}$，可认为 x, y 两变量间（　　）
   a）有相关关系　　　　b）无相关关系　　　　c）有直线相关关系
   d）一定有直线相关关系　　　e）无直线相关关系
4. 直线相关系数 r 的检验结果表示两个指标（　　）
   a）相关密切程度　　　b）无直线相关关系的概率　　　c）相关的性质
   d）相关的方向　　　　e）有因果关系
5. 随机抽取 100 名大学生身高和体重资料，经统计学检验 $P < 0.01$，说明身高和体重（　　）
   a）成正比　　　　　　b）成反比　　　　　　c）存在相关性
   d）存在紧密联系　　　e）存在直线相关关系
6. 在直线回归分析中，如果回归系数 $b > 0$，则（　　）
   a）不需要进行假设检验确定 β 是否等于 0
   b）还需要进行假设检验确定 β 是否等于 0
   c）$\beta > 0$
   d）$\beta = 0$
   e）$\beta < 0$
7. 直线回归系数 b 的假设检验得到 $P > 0.05$，可认为（　　）
   a）有回归关系　　　　b）无回归关系　　　　c）有直线回归关系
   d）一定有直线回归关系　　　e）无直线回归关系
8. 在双变量（x, y）的相关与回归分析中有（　　）
   a）r 值与 b 值的符号相同

b）t_r 值与 t_b 值不等于 0
c）r 值显著性检验有显著性时，还必须对 b 进行显著性检验
d）有相关关系则必定有因果关系
e）回归直线可超出实例范围绘制

9. 两个正态双变量资料，自变量记为 X，因变量记为 Y，进行回归分析，回归系数 b 为 0.2，经统计学检验，$P=0.05$，则（　　）

a）X 增大 1 个单位，Y 增大 0.20 个单位
b）X 增大 1 个单位，Y 减少 0.05 个单位
c）X 增大 1 个单位，Y 增大 0.05 个单位
d）X 增大 1 个单位，Y 减少 0.20 个单位
e）X 增大 1 个单位，Y 减少或增大 0.20 个单位都有可能

10. 为探讨缺碘地区与母婴促甲状腺激素（thyroid-stimulating hormone，TSH）水平有无关系，随机检测 9 名孕妇及分娩时脐带血 TSH 水平（mU/L），资料如表 3-6-7 所示。请问需要做何种统计分析（　　）

表 3-6-7　9 名孕妇分娩时母血和脐带血 TSH 测量结果（mU/L）

	\multicolumn{9}{c}{编号}
	1	2	3	4	5	6	7	8	9
母血	1.21	1.3	1.39	1.42	1.47	1.56	1.68	1.72	1.98
脐带血	3.9	4.5	4.2	4.83	4.16	4.93	4.32	4.99	4.7

a）t 检验　　　　　　b）方差分析　　　　　c）χ^2 检验
d）相关分析　　　　　e）回归分析

参考答案与操作指南

第二篇 流行病学实习

实习一 疾病频率测量

问题1 请分析该地 2010 年、2011 年和 2012 年每年的肺癌发病情况，以及 3 年总的发病情况。

答：发病情况分析可以计算累积发病率。

$$累积发病率 = \frac{观察期内新发病例数}{观察开始时人口数} \times k$$

其中，k=100%、1000‰或 10000/万，本例 k 取 10000/万，根据公式计算各年的累积发病率为 12/万、10/万和 6/万；3 年的累积发病率为 28/万。

问题2 请分析该地 2010 年、2011 年和 2012 年每年的肺癌患病情况。

答：患病情况可以计算时期患病率。

$$时期患病率 = \frac{观察期内人群中出现的新旧病例数}{同期被观察人口数} \times k$$

其中，k=100%、1000‰或 10000/万，本例 k 取 10000/万，根据公式计算各年的时期患病率分别为 12/万、22/万和 20/万。

问题3 分析发病情况时，可以计算哪些指标？这些指标各有什么特点？其应用条件如何？

答：分析发病情况时，可以计算发病密度和累积发病率；发病密度反映人群在致病因子作用下疾病发生的速率，即单位时间内观察人群中某病的瞬时发生率。累积发病率反映某一定时期内某人群中任意个体发生某病的危险性或可能性。

发病密度在一般队列研究均可使用，但因其计算比较复杂，故多在人口动态变化较大、资料不整齐、样本量小且不能用累积发病率时应用发病密度。累积发病率适用于研究人群的数量比较多、人口比较稳定、资料比较整齐时。

问题4 患病率和发病率有哪些区别与联系？

答：患病率和发病率主要存在以下几个方面的区别与联系：

（1）两者分母可能一样，但分子不同。

（2）发病率常用于病程短的急性病调查，患病率常用于病程长的慢性病调查。

（3）当某地某病的发病率和该病的病程在相当长时间内保持稳定时，患病率=发病率×病程。

问题5 影响患病率升高或降低的因素有哪些？

答：影响患病率升高或降低的因素，如答案表 2-1-1 所示。

答案表 2-1-1　影响患病率升高或降低的因素

影响患病率升高的因素	影响患病率降低的因素
病程延长	病程缩短
患者寿命的延长	病死率增高
新病例增加（发病率增高）	新病例减少（发病率下降）
病例迁入	病例迁出
健康者迁出	健康者迁入
诊断水平提高	治愈率提高
报告率提高	

问题6　请计算甲、乙两镇家庭伤寒续发率，填入表中并进行比较。

答：计算结果见答案表2-1-2。

答案表 2-1-2　甲、乙两镇家庭伤寒续发率（%）

		病家人口							
		1	2	3	4	5	6	7	8	合计
甲镇	A 家庭数	0	7	28	18	10	7	1	0	71
	B 人口数	0	14	84	72	50	42	7	0	269
	C 原发病例	0	7	28	18	10	7	1	0	71
	D（B–C）	0	7	56	54	40	35	6	0	198
	E 续发病例	0	2	1	3	1	2	0	0	9
	F 续发率	0	28.6	1.8	5.6	2.5	5.7	0	0	4.5
乙镇	A 家庭数	2	25	47	36	22	7	3	1	143
	B 人口数	2	50	141	144	110	42	21	8	518
	C 原发病例	2	25	47	36	22	7	3	1	143
	D（B–C）	0	25	94	108	88	35	18	7	375
	E 续发病例	0	6	8	14	4	3	2	1	38

问题7　请计算该地城市和农村人群脑卒中的发病率、死亡率、病死率，将结果填入表中相应栏内（假设年初没有人患病）。

答：计算过程及结果如下：

城市脑卒中发病率=（1356÷1105860）×100000/10万=122.62/10万；

农村脑卒中发病率=（1024÷904706）×100000/10万=113.19/10万；

城市脑卒中死亡率=（926÷1105860）×100000/10万=83.74/10万；

农村脑卒中死亡率=（812÷904706）×100000/10万=89.75/10万；

城市脑卒中病死率=（926÷1356）×100%=68.29%；

农村脑卒中病死率=（812÷1024）×100%=79.30%。

问题8　甲、乙两县的食管癌死亡率可否直接进行比较？如果不能请说明理由。

答：不能直接比较，因为甲乙两县的人口年龄构成不同，不具备可比性。

问题9 请计算并比较两县食管癌标准化死亡率（采用直接法进行计算）。

答：用直接法计算甲、乙两县的食管癌标准化死亡率（/10万），见答案表2-1-3。

答案表 2-1-3　甲、乙两县的年龄别人口数及原食管癌死亡率（/10万）

年龄组	标准人口数（甲、乙两县各年龄组人口之和）	甲县 原食管癌死亡率	甲县 预期食管癌死亡人数	乙县 原食管癌死亡率	乙县 预期食管癌死亡人数
0~	2137799	0	0	0	0
30~	363867	6.2	23	9.1	33
40~	331409	42.6	141	52.3	173
50~	258604	112.3	290	156.7	405
60~	171870	288.6	496	291.7	501
70~	108257	352.2	381	326	353
合计	3371806	42.6	1331	39.9	1465

甲县食管癌标准化死亡率=（1331÷3371806）×100000/10万=39.5/10万；

乙县食管癌标准化死亡率=（1465÷3371806）×100000/10万=43.4/10万。

问题10 标准化法的目的和用途是什么？常见的方法有哪些？

答：标准化法的目的是消除资料内部构成不同的影响，使各组的率之间具有可比性。

标准化法的用途：

（1）监测外部因素对某特定群体死亡率的影响：通过比较某一特定群体与同年龄段标准群体的标准化死亡率，研究者可以观察或推断出特定因素对死亡率的影响。

（2）评估某群体的健康状况：研究者可以通过计算不同性别、不同年龄段、不同疾病等群体的标准化死亡率，来观察群体死亡率的变化趋势，进而评估某个群体的健康水平和生活质量。

常用标准化法有直接法和间接法，当已知被标化组的年龄别死亡率时，宜采用直接法计算标准化率；当被标化组的年龄别死亡率未知，只有年龄别人口数和死亡总数时，可采用间接法。

实习二　流行病描述性研究

问题1　请分析该地疟疾疫情的流行特点，并分析该地疟疾流行疫情出现短期时间波动的可能原因。

答：该地疟疾疫情的流行呈现短期波动的特点，其原因可能是：

（1）自然因素发生改变：主要为温度、湿度、雨量等自然因素，其对按蚊的生存和繁殖起重要作用，当这些自然因素发生改变后，可能造成疟疾的传播媒介按蚊的分布密度发生改变，从而导致疟疾疫情呈现短期波动。

（2）社会因素影响：大量无免疫力的人员进入该地；环境卫生不良，积水过多；过度垦荒或开发森林，造成野生动物减少；药物等干预减少，都可使疟疾发病出现短期波动。

问题2　请描述该地流行性乙型脑炎的时间分布规律，并分析出现这种时间分布特点的可能原因。

答：该地 2000~2003 年流行性乙型脑炎分布呈现明显的季节性增高规律，每年的 7~9 月份发病人数均出现显著的增加。其可能原因为：由于流行性乙型脑炎传播主要依赖于其媒介——节肢动物，7~9 月份的气候条件正好适合节肢动物的繁殖、发育和活动等，从而导致其分布密度增加、吸血频率提高、体内病原体的发育和致病力等明显增强，最终造成人群中的流行性乙型脑炎分布呈现明显的季节性增高特点。

问题 3　该市的麻疹流行有何特点？请结合有关背景知识分析其出现周期性变化的原因。

答：该市麻疹流行呈现周期性增高的变化特点。引起麻疹周期性流行是因为麻疹疫苗出现之前，在人口较多的地区，由于经常有传染源存在，当人群中免疫水平下降，而麻疹传播途径又易于实现，在没有特效的预防措施或措施不力的情况下，易感宿主积累到一定比例就会引起周期性流行。

问题 4　疾病出现周期性流行的常见原因有哪些？周期性间隔时间的长短取决于哪些因素？

答：疾病出现周期性流行的常见原因有：①足够数量的易感人群；②该病的传播机制容易实现；③病后可以获得稳固的免疫力；④病原体变异。

周期性间隔时间的长短取决于：①易感者积累的速度；②病原体变异的速度；③病后免疫持续时间的长短。

问题 5　试描述上图中我国艾滋病流行的时间分布特征？根据你了解的我国艾滋病流行的现状，试分析一下产生上述特征的原因。

答：我国艾滋病的时间分布从长期来看，总体上表现为 HIV 感染者、艾滋病患者及死亡人数不断增加的趋势，但艾滋病患者及死亡人数自 2019 年开始出现一定的下降。

艾滋病数量的上升，一方面和全国扩大监测有一定关联。2008 年时全国艾滋病病毒检测量仅 0.45 亿人，十年来检测力度逐渐加大。另一方面，在每年报告的新发现 HIV 感染者、艾滋病患者中，性传播艾滋病的病例占比在逐渐扩大，其他途径传播的病例占比在逐渐缩小。性观念的逐渐开放和性教育、性安全教育的缺乏，使得性传播成为艾滋病的主要增长点。艾滋病患者死亡率高的主要原因是人群的检测意识比较低，发现得比较晚，有很大一部分是进入艾滋病期，发生严重的机会性感染才被发现的，并发多种感染，还没来得及治疗，或者药物还没来得及起作用就死于机会性感染。

问题 6　请查阅最新的登革热全球分布数据，并结合登革热传播方式，分析影响全球登革热分布的主要因素有哪些。

答：登革病毒主要通过伊蚊（如埃及伊蚊和白纹伊蚊）叮咬传播。这些蚊子在叮咬感染者时摄取病毒，然后在叮咬其他人时将病毒注入新的宿主，从而完成病毒的传播。这是登革热传播的最主要途径。登革病毒也可垂直传播，如果妊娠期妇女感染了登革病毒，病毒可通过胎盘传染给胎儿。此外，在极少数情况下，病毒也可能通过血液传播。

影响全球登革热分布的因素主要包括以下几个方面。

1. 环境因素

1）气候条件：高温和高湿的气候条件为蚊子繁殖和登革病毒繁殖提供了理想环境。这样的气候条件使得蚊子在疫区中大量繁殖，从而加剧了登革热的传播。

2）积水与垃圾：积水、废弃容器、花瓶、轮胎等垃圾中的水体是蚊子产卵和孳生的场所，也是病毒在蚊子中传播的关键环节。因此，长时间处于这样的环境中，是很容易感染登革热的。

2. 社会因素

1）人口密度与流动性：较高的人口密度和流动性使得病毒更容易在人群中传播。人口迁徙，如旅行者从感染地区返回非感染地区，或在不同地区之间的人口迁徙，都可能在新地区导致登革热的暴发。

2）居住条件与卫生习惯：不良的居住条件和卫生习惯可能增加感染登革热的风险。例如，居住在卫生条件较差的环境中，或缺乏防蚊措施，都可能使个体更容易受到蚊子的叮咬和病毒的感染。

3. 个体免疫状况

个体的免疫状况对登革热的感染和临床表现有影响。初次感染者可能表现为轻度症状，但在二次感染时，可能发生更严重的病症，如登革出血热和登革休克综合征。免疫抑制状态、营养不良和其他健康问题也可能增加感染的风险和疾病的严重程度。

问题 7　结合上述表格，描述我国部分地区布鲁氏菌病疫情病例分布情况，并阐述对病例进行地区分布描述的意义。

答：我国 2004 年和 2005 年布鲁氏菌病疫情病例分布主要以畜牧业发达的省份或自治区较为严重，尤其以内蒙古自治区和黑龙江省的发病情况较为突出。对病例进行地区分布描述可为研究疫情流行的原因提供线索，为对疫情开展针对性的重点防控和相关政策制定提供依据。

问题 8　请结合上表分析中国城乡居民前 10 位疾病死亡专率的顺位差别及其原因。

答：随着工业化、城镇化、人口老龄化发展及生态环境、生活行为方式变化，慢性非传染性疾病已成为居民的主要死亡原因和疾病负担。心脑血管疾病、癌症、慢性呼吸系统疾病等成为导致我国人群死亡的主要病因。心脏病是位居城市人群疾病死亡的首位，农村则以恶性肿瘤位居首位。造成居民城乡间疾病死亡专率顺位差别的原因较为复杂，这与城乡间居民的生活环境、生活方式、经济状况、饮食习惯、心理压力以及卫生服务水平等的不同有较大关系，同时也可能存在城乡间疾病死亡统计数据准确性的差异。

问题 9　结合以上数据请分析我国地方病防治的现状，并分析地方病的特点。

答：以上数据说明地方病已不再成为危害人民健康的重点问题。我国已基本控制和消除了碘缺乏危害及燃煤污染型氟、砷中毒、大骨节病和克山病危害，有效控制饮水型氟、砷中毒、饮茶型地方性氟中毒和水源性高氟危害，防治成效显著，成绩斐然。需要注意的是，地方病作为生物地球化学性疾病，必须长期巩固、维持防治措施，才能防止疾病卷土重来。地方病的特点：①地方性，即地域的特异性。②当地居住的人群均可患病，患病率一般随年龄而升高。③非病区迁入的健康人与病区居民同样生活一定时间后也会发病。④迁出病区的患者，病情可逐渐减轻或自愈。

问题 10　请结合上表描述该省 2006 年与 2007 年流行性乙型脑炎发病的年龄分布情况，并联系相关知识解释其原因。

答：该省流行性乙型脑炎发病人群主要集中在 10 岁以下，以 1～、4～和 7～三个年龄组发病占比较高，是重点防护人群，尤其是 1～6 岁发病占比最高。流行性乙型脑炎以隐性感染为主，临床发病者少，显性感染与隐性感染之比为 1：1000～1：300。成人大多通过隐性感染已获稳固免疫力，二次感染可能性比较小，因此成人发病者极少。1 岁以下婴儿可从母体获得抗体而具有保护作用，因而发病者也较少。流行性乙型脑炎发病以 1～10 岁以下儿童为主，约占患者总数的 80%以上，这是因为一方面这一年龄组自身免疫力比较低，体质相对虚弱；另一方面由于孩子相对好动，代谢旺盛，产生的乳酸等代谢物相对也较多，对蚊子的吸引力和诱惑力更强。孩子的皮肤柔嫩，对温度更敏感，也更容易吸引蚊子，造成感染概率增加。

问题 11　请结合上表描述该省布鲁氏菌病感染者性别分布特点，并解释出现性别差异的原因。

答：该省布鲁氏菌病感染者各年龄组性别分布均以男性感染者显著高于女性为主，存在明显的性别分布差异，尤其是青壮年男性的感染占比很高。这是由于在国内布鲁氏菌病感染以牧民接羔为主要传染途径，兽医为病畜接生也极易感染。此外，剥牛羊皮、剪打羊毛、挤乳、切病畜肉、屠宰病畜等均可被感染，病菌从接触处的破损皮肤进入人体。人群对布鲁氏菌普遍易感，青壮年男性由于其身强力壮的生理特征，较多地从事接羔、屠宰、兽医、皮毛处理加工等职业，暴露概率明显高于女性，从而造成其发病率显著高于女性。

问题 12　请描述我国布鲁氏菌病发病的职业分布特点，并解释其职业分布不同的原因。

答：2005 年全国布鲁氏菌病发病的职业分布差异明显，主要人群以农民为主，占 70%，其次为牧民，占 15%，其他人员包括学生、家务及待业人员等。整体上的职业分布范围较广。布鲁氏菌病通常是由动物传染给人，很少有人传人的情况。农民和牧民之所以发病较高，主要是由于其职业特点，决定了农民和牧民有更多的机会接触各类动物，暴露概率明显高于其他职业，此外农民和牧民的自我保护意识较差也是重要的影响因素。

实习三　病例对照研究

问题 1　本研究是什么类型的研究？

答：本研究是一项以人群为基础的病例对照研究。本研究中，病例组为 1400 例上海市区所有 30 岁以上的男性肺癌新发病例，对照为 1500 例未患该病的上海市区 30 岁以上正常男性；研究因素为吸烟，研究的疾病为肺癌；本研究为观察性研究，体现在本次研究中未给予任何干预措施。

问题 2　本研究的目标人群是什么，源人群又是什么？

答：本研究中的病例组为 2000 年上海市区 30 岁以上男性肺癌新发病例，即目标人群；研究的源人群是 2000 年上海市区所有 30 岁以上男性，所有病例均是从该人群中产生的。

问题 3　本次研究的暴露因素是什么？是否有明确的定义？

答："暴露"是流行病学研究常用的术语，指研究对象接触过某物质、具备某些特征，或处于某种状态。这些因素、特征或状态若与研究疾病有关，即为暴露因素。暴露因素要有明确而统一的定义，调查时对病例组和对照组采用相同的方法调查，本次研究中的暴露因素是指"吸烟"，有研究表明"吸烟"可能增加肺癌的发病危险。本研究中，将吸烟定义为"每天至少吸 1 支"，持续 6 个月以上，有明确的定义，这样便于在病例组和对照组采用相同的标准进行调查，也便于本研究结果与其他同类研究进行比较。

问题 4 对该研究可以进行哪些流行病学分析？

答：在对所收集的资料进行全面检查与核实，保证资料完整和正确的基础上，对原始资料进行分组、归纳和编码输入计算机，建立数据库后，可以进行如下流行病学分析：①描述性分析：对病例组和对照组的一般性特征进行描述，如性别、年龄、职业、居住地、疾病临床类型等特征在两组的分布情况，一般以均数或构成比表示。②均衡性检验：对病例组和对照组的某些特征进行均衡性检验。采用 t 检验和 χ^2 检验等，以评价两组的可比性。③推断性分析：a.暴露与疾病关联性分析，检验病例组某因素的暴露比例与对照之间的差异是否有统计学意义，如果两组有统计学意义，说明该暴露因素与疾病存在统计学关联，检验一般采用四格表 χ^2 检验。b.关联强度分析，分析的目的是推断暴露因素与疾病关联的密切程度，是病因学研究中资料分析的核心内容。常用的指标为比值比（odds ratio，OR）。比值比是指病例组某因素的暴露比值与对照组该因素的暴露比值之比，反映了病例组某因素的暴露比值为对照的若干倍。

问题 5 请将本研究结果绘制成相应的表格。

答：根据课题资料绘制分析表，如答案表 2-3-1 所示。

答案表 2-3-1 研究资料分析表

暴露因素	病例组	对照组	合计
有	966	600	1566
无	434	900	1334
合计	1400	1500	2900

问题 6 请利用研究数据进行相关指标的计算及解释。

答：①首先进行暴露与疾病关联性分析，采用四格表 χ^2 检验。公式如下：

$$\chi^2 = \frac{(ad-bc)^2 N}{(a+b)(c+d)(a+c)(b+d)}$$

将表中数据代入公式中，$\chi^2 \approx 243.17$，经判断 $P<0.05$，有统计学意义，暴露因素与疾病存在统计学关联。

②关联强度计算，计算 OR 值，公式为：OR=ad/bc，代入数值得 OR$\approx$3.34。结果表明，有吸烟史者患肺癌的危险性为没有吸烟史者患肺癌危险性的 3.34 倍，提示吸烟与肺癌呈正相关关系，吸烟是肺癌的危险因素。

问题 7 小李想在上海市开展一项以医院为基础的乳腺癌病例对照研究，他与肿瘤医院合作，想以肿瘤医院今后两年确诊的女性乳腺癌新发病例为病例组，他该如何选对照？

答：对照必须来自产生病例的人群，且能代表产生病例的人群。由于小李合作的医院为肿瘤医院，为专科医院，缺少肿瘤之外的其他患者作为对照。理想的方法是：首诊病例的对照从门诊排除肿瘤的女性中抽取，而转诊病例的对照从转诊医院非肿瘤病例中抽取。此外，还要注意对照所患疾病与乳腺癌无共同病因。

问题 8 本研究的研究类型存在哪些偏倚？如何控制？

答：由于病例对照研究在设计、实施、资料分析乃至推论的过程中可能会受到多种因素的影响，使研究结果偏离了真实情况，即产生了偏倚。常见的偏倚有：①选择偏倚：主要产生于研究的设计阶段,是由研究对象的选择不当造成的,主要表现为病例不能代表目标人群中病例的暴露特征,或对照不能代表目标人群的特征。减少选择偏倚关键在于严密的设计。②信息偏倚:主要发生于研究的实施过程中。这种偏倚是在收集整理信息过程中,由于测量暴露与疾病的方法有缺陷而造成的系统误差。控制信息偏倚主要通过提高测量的准确性和可靠性来实现。③混杂偏倚:在病例对照研究中在所难免,它是由于多个因素相互作用、相互关联而产生,通常在研究的设计阶段,可通过随机化、限制和匹配的方法来控制。

问题9 病例对照研究有何优缺点?

答:优点有:①适用于罕见病、潜伏期长的疾病研究,有时往往是罕见病病因研究的唯一选择;②节省人力、物力、经费和时间,并且较易于组织实施;③不仅应用于病因探讨,也可用于疾病预后、临床疗效、药物不良反应、疫苗免疫学效果的评价及影响因素的研究,也可在疾病暴发调查中为寻找病因提供线索。缺点:①不适用于研究人群中暴露比例很低的因素,因需要的样本量较大,从而降低研究的可行性;②易发生各种偏倚,影响病例对照研究结果的可靠性;③难以确定暴露与疾病的时间先后顺序,无法直接推论因果关系。

实习四 队列研究

问题1 本研究是什么类型的研究?研究的目的是什么?

答:本研究是前瞻性的队列研究。研究目的是探讨非职业性环境接触青石棉与肺癌和间皮瘤发生之间的关系。

问题2 本研究的暴露人群与目标人群分别是什么?

答:本研究中的暴露人群为非职业性接触青石棉人群,对照人群为与暴露人群具有可比性的非职业性接触青石棉人群。

问题3 本研究中,研究者开展随访观察的前提条件是什么?

答:要开展随访观察应重点考虑:①应有明确的检验假设,检验的因素必须明确;②所研究疾病的发病率或死亡率应较高;③应明确规定暴露因素,并且应有把握获得观察人群的暴露资料;④应明确规定结局变量,如发病或死亡,并且要有确定结局的简便而可靠的手段;⑤应有把握获得足够的观察人群,并将其清楚地分成暴露组和非暴露组;⑥大部分观察人群应能被长期随访下去,并取得完整可靠的资料,应有足够的人力、财力、物力支持该项工作。

问题4 请将本研究结果绘制成相应的表格。

答:根据课题资料绘制分析表,如答案表2-4-1所示。

答案表2-4-1 研究资料分析表

组别	发病人数	未发病人数	合计
有青石棉接触史	250	2250	2500
无青石棉接触史	50	2450	2500
合计	300	4700	5000

问题 5　请利用上述研究数据进行相关指标的计算及结果解释。

答：（1）累积发病率的计算：

$$累积发病率 = \frac{观察期内发病人数}{观察开始时人口数} \times k$$

暴露组的累积发病率=250/2500×100%=10%；对照组的累积发病率=50/2500×100%=2%。

（2）显著性检验：队列研究中暴露组与对照组发病率的比较需要做统计显著性检验，可采用四格表 χ^2 检验。公式如下：

$$\chi^2 = \frac{(ad-bc)^2 N}{(a+b)(c+d)(a+c)(b+d)}$$

将表中数据代入公式中，$\chi^2 \approx 1418$，经判断 $P<0.05$，有统计学意义，暴露因素与疾病存在统计学关联。

（3）关联强度的估计：若暴露组与对照组的发病率的差异有统计学意义，说明暴露与发病有联系，可进一步估计暴露与发病之间的联系强度，常用的指标如下。

1）相对危险度：是反映暴露与发病关联强度最常用的指标，也叫率比，是暴露组和对照组的发病率之比。

$$RR = \frac{I_e}{I_0}$$

RR 表示暴露组发病的危险是非暴露组的多少倍。

代入数值得：RR=10%/2%=5，表示接触青石棉者的肺癌或间皮瘤的发病率是非接触者的 5 倍，说明接触青石棉是肺癌或间皮瘤的危险因素。

2）归因危险度：又叫特异危险度、率差，是暴露组发病率与对照组发病率相差的绝对值，说明发病危险特异地归因于暴露因素的程度，即由于暴露因素的存在使暴露人群发病率增加或减少的程度。

$$AR = I_e - I_0$$

代入数值：AR=10%−2%=8%。

问题 6　相对危险度与归因危险度（attributable risk，AR）有何联系与区别？

答：RR 和 AR 都说明暴露的生物学效应，即暴露的致病作用有多大，但其意义却不同。RR 说明暴露组与对照组比较发生相应疾病危险的倍数，具有病因学的意义；AR 则是暴露组与对照组比较，所增加的疾病发生率，亦即如果消除该暴露因素就可以减少这个数量的疾病发生，它在疾病预防和公共卫生学上具有重要的意义。

问题 7　队列研究有哪些优缺点，与病例对照研究相比，队列研究最突出的优势是什么？

答：队列研究的优点：①由于研究对象暴露资料的收集在结局发生之前，并且都是由研究者亲自观察得到或来自历史记录，所以资料可靠；②可以直接获得暴露组和对照组的发病率，直接计算出 RR 和 AR 等反映暴露与疾病关联强度的指标；③由于暴露在前，疾病发生在后，因果时间顺序明确，加之偏倚较少，故检验病因假说的能力较强，可证实因果联系；④随访观察过程有助于了解人群疾病的自然史。缺点：①研究耗费的人力、物力、财力和时间较多，不易实施；②不适合发病率很低的疾病病因研究；③由于随访时间较长，容易产生失访偏倚。与病例对照研究相比，队列研究最突出的优势是观察方向由因及果，检验病因假说的能力较强，可证实因果关系。

实习五　筛 检 试 验

问题1　请结合下列疾病讨论筛检试验的应用原则。

答：2008年世界卫生组织对筛检试验的应用原则进行了综合和修订，并颁布了10条准则，其主要内容如下：①筛检项目应该是公认确实需要的。②筛检之初一定要明确筛检的目的。③筛检的目标人群应该明确。④有筛检项目有效的科学证据。⑤筛检项目应该与教育、检测、临床服务及项目管理相结合。⑥筛检项目应该有质量保证机制，使筛检的潜在风险降至最低。⑦筛检项目应做到知情同意，保护隐私，并尊重筛检对象的自主选择权利。⑧筛检应该保障整个筛检目标人群的公平性和可及性。⑨项目开始就应该规划项目的评价。⑩筛检的总体益处应该大于危害。

（1）宫颈癌：非常适合筛检。疾病严重，30岁以上的女性发病率高，疾病的临床期长，自然史基本明确；脱落细胞涂片灵敏度和特异度都比较高，方法简单价廉，容易被接受，疾病早期发现的预后要明显好于晚期发现。

（2）肺癌：目前还暂时不适合筛检。虽然疾病严重，发病率高，但尚缺乏合适的筛检手段，疾病的病程一般较短，及时筛检对预后的改善也不明显。

（3）高血压：非常适合筛检。发病率高，测量血压方法非常简单，容易确诊，而且有简单有效的治疗方法，如果合理控制血压，可以降低心脑血管疾病的发生，某种意义上讲有一级预防的效果。

（4）胆石症：不适合筛检。不符合"重大公共卫生问题"，虽然因为人群饮食问题，其发病率并不低，但是在卫生资源有限的情况下，不适合流行病学意义上的筛检。

问题2　请根据上表，计算直肠指检在这些患者中应用的灵敏度和特异度。

答：灵敏度也称敏感度、真阳性率，是指评价诊断试验发现患者的能力，即实际有病的人且被该诊断试验正确判断为有病的概率。特异度也称真阴性率，是诊断试验排除没有病的人的能力，即实际无病的人，按该诊断试验被正确地判断为无病的概率。

$$灵敏度 = \frac{a}{a+c} \times 100\%$$

$$特异度 = \frac{d}{b+d} \times 100\%$$

本研究中，灵敏度=48/69×100%=69.56%，特异度=206/231×100%=89.18%

问题3　本筛检试验的约登指数、阳性预测值、阴性预测值分别是多少？

答：约登指数，也称正确诊断指数，为灵敏度与特异度之和减1。该指数表示诊断试验能正确判断患者和非患者的能力。在0~1之间，可用于两个或多个诊断试验的比较。理想的约登指数为1。阳性预测值反映筛检试验结果阳性者患目标疾病的可能性，即某诊断试验诊断为有病的人中，真正有病的人占多少。阴性预测值反映检测结果为阴性受试者中真正未患病的可能性，即某诊断试验诊断为无病的人中，真正无病的人占多少。

本研究中，约登指数=（灵敏度+特异度）−1=（69.56%+89.18%）−1=0.59

$$阳性预测值 = \frac{a}{a+c} \times 100\% = 65.75\%$$

$$阴性预测值 = \frac{d}{b+d} \times 100\% = 90.75\%$$

问题 4 第一步进行血糖检测，若该方法的灵敏度为 70%，特异度为 80%，请列出血糖检测试验结果的四格表。

答：根据条件得出糖尿病患者应为 5%×10000=500 人，非糖尿病患者为 10000−500=9500 人。灵敏度为 0.7=a/500，a=350，则 c=500−350=150；特异度为 0.8=d/9500，d=7600，则 b=9500−7600=1900，四格表如下（答案表 2-5-1）。

答案表 2-5-1　血糖检测试验结果

血糖检测试验	糖尿病 患者	糖尿病 非患者	合计
阳性	350	1900	2250
阴性	150	7600	7750
合计	500	9500	10000

问题 5 血糖检测试验阳性的再进行葡萄糖耐量试验检查，若该方法的灵敏度为 90%，特异度也为 90%。请列出葡萄糖耐量试验结果的四格表。

答：根据第一次试验得知，血糖试验阳性的糖尿病患者总人数为 350，葡萄糖耐量试验的灵敏度为 90%，因此 a=350×90%=315，则 c=350−315=35。非患者为 1900 人，特异度为 90%，则 d=1900×90%=1710，b=1900−1710=190，四格表如下（答案表 2-5-2）。

答案表 2-5-2　葡萄糖耐量试验结果

葡萄糖耐量试验	糖尿病 患者	糖尿病 非患者	合计
阳性	315	190	505
阴性	35	1710	1745
合计	350	1900	2250

第三篇　医学统计学实习

实习一　医学统计学基本概念与统计图表

实习作业 1

（1）错误，即"不是"如下：
1）标题太简单，不能说明统计表要反映的问题。
2）表头不清，安排混乱，无法说明表格内数字的含义。
3）线条凌乱，线条过多，两边不需要封闭。

（2）绘制正确的统计表，Word2016 制作步骤

1）在 Word 文档中，通过菜单【插入】/【表格】/【插入表格】命令，插入 4 行 4 列表格（答案图 3-1-1、答案图 3-1-2）。

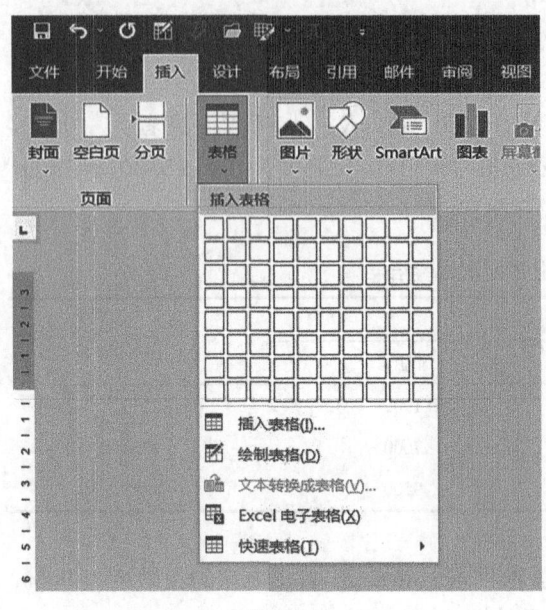

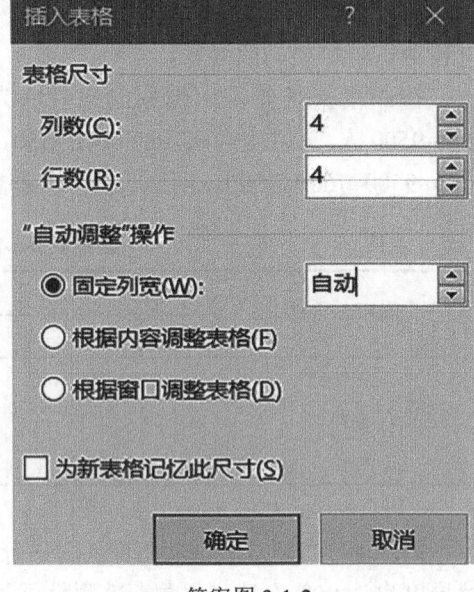

答案图 3-1-1

答案图 3-1-2

2）制作三线表

A. 选定整个表格，通过菜单【表格工具】/【设计】/【边框】/【边框和底纹】命令，去除表格所有竖线（答案图 3-1-3、图 3-1-4）。

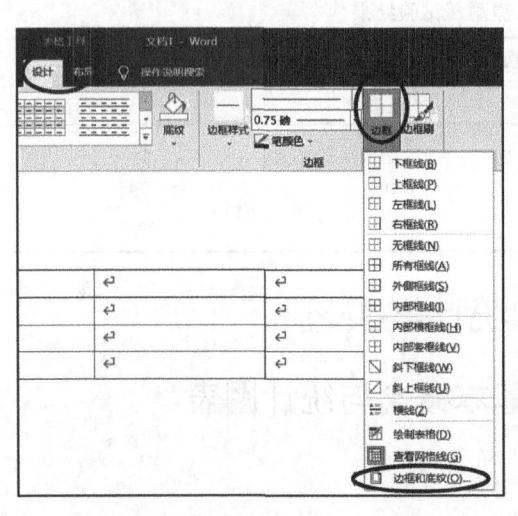

答案图 3-1-3

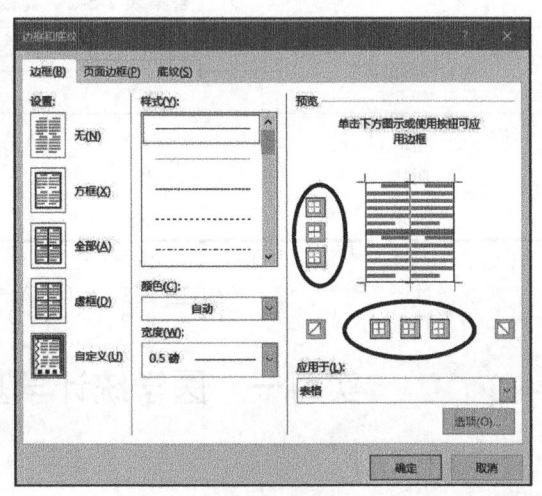

答案图 3-1-4

B. 选定表格的第三和第四行，去除中间横线，使表格保留四条线。

3）合并单元格

A. 选定第一列的第一、第二行的单元格，利用菜单【表格工具】/【布局】/【合并单

元格】命令,合并单元格(答案图 3-1-5)。

B. 选定 第二列 的第一、第二行的单元格,合并第二列的第一、第二行的单元格。

C. 选定 第一行 的第三、第四列的单元格,合并单元格。

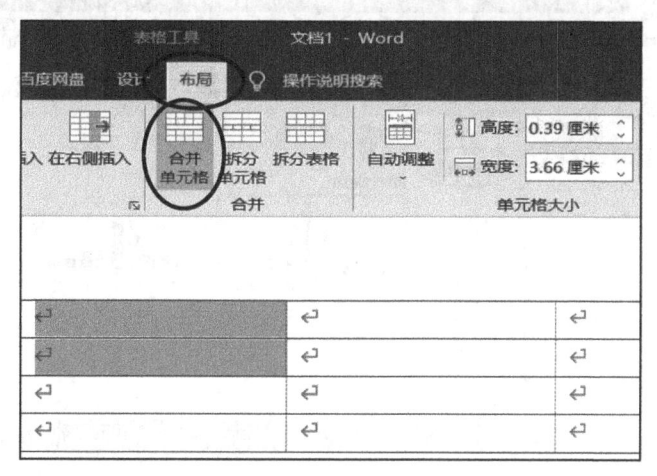

答案图 3-1-5

4)添加表格的标题、表头文字和表内数字,表格参见答案表 3-1-1。

答案表 3-1-1　某年某医院中药和西药治疗某病并发休克的疗效观察

治疗组	治疗例数	疗效	
		良好	死亡
西药组	13	6	7
中药组	10	10	0

5)表格内容对齐:选定表格,通过菜单【表格工具】/【布局】/【水平居中】命令,使各个单元格中的文字和数字呈垂直、水平居中方式(答案图 3-1-6)。

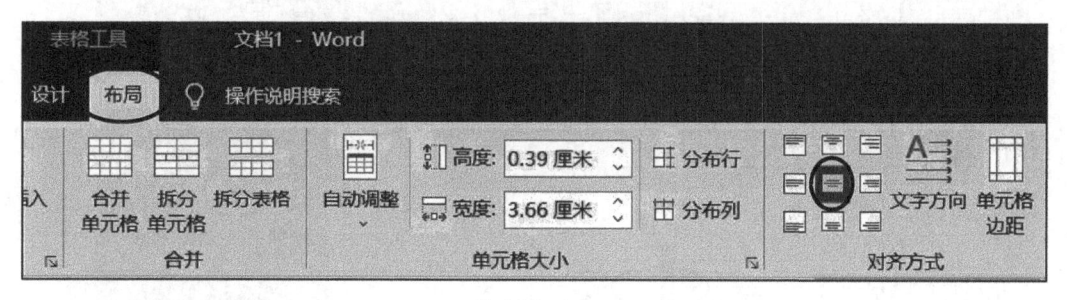

答案图 3-1-6

实习作业 2

Excel2016 绘制步骤:

(1)在 Excel 文档中按照表 3-1-2 输入数据。

(2)选定数据区域。

(3)选择【插入】/【推荐的图表】/【所有图表】/【柱形图】命令(答案图 3-1-7)后点击【确定】。

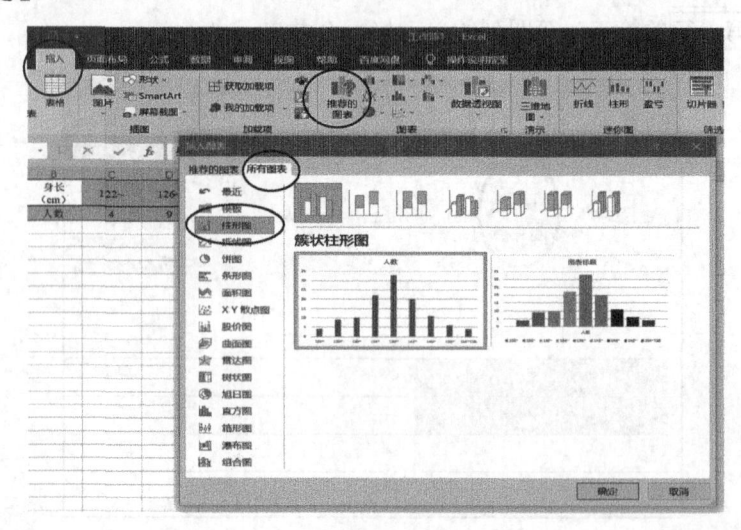

答案图 3-1-7

(4)设置柱形图:双击制作出的统计图中的直条,在出现的【设置数据系列格式】菜单中,将【系列选项】下的【系列重叠】和【间隙宽度】都调整为 0%(答案图 3-1-8)。

1)选定统计图,选择菜单【图表工具】/【设计】/【添加图表元素】/【坐标轴标题】/【主要横坐标轴】和【主要纵坐标轴】命令,添加横、纵坐标轴标题(答案图 3-1-9)。

2)双击纵坐标轴标题,在【文本选项】下的【文字方向】选择【横排】(答案图 3-1-9)。

(5)修饰

1)双击横轴,在【设置坐标轴格式】/【坐标轴选项】/【标签】,将"指定间隔单位(S)"改成 2(答案图 3-1-10),使横坐标轴上的刻度数字能够水平排列。

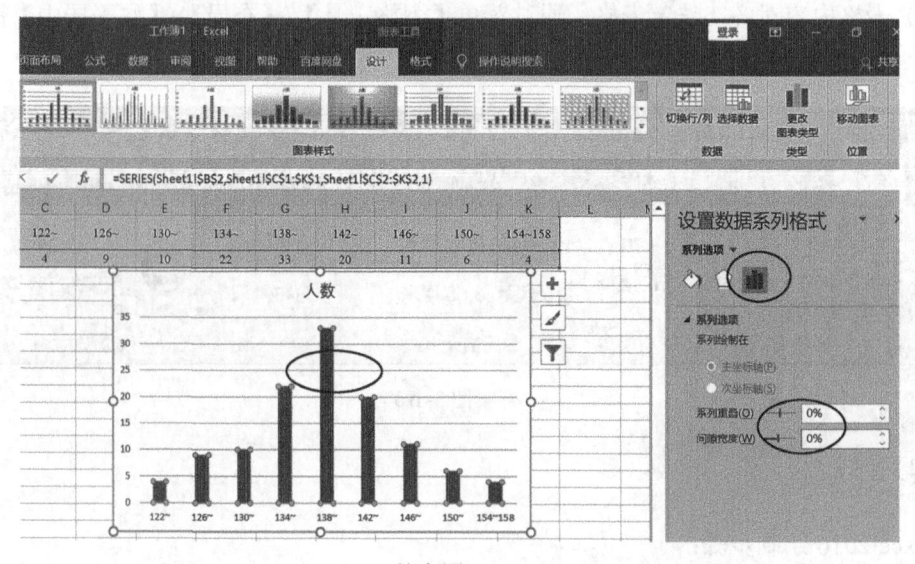

答案图 3-1-8

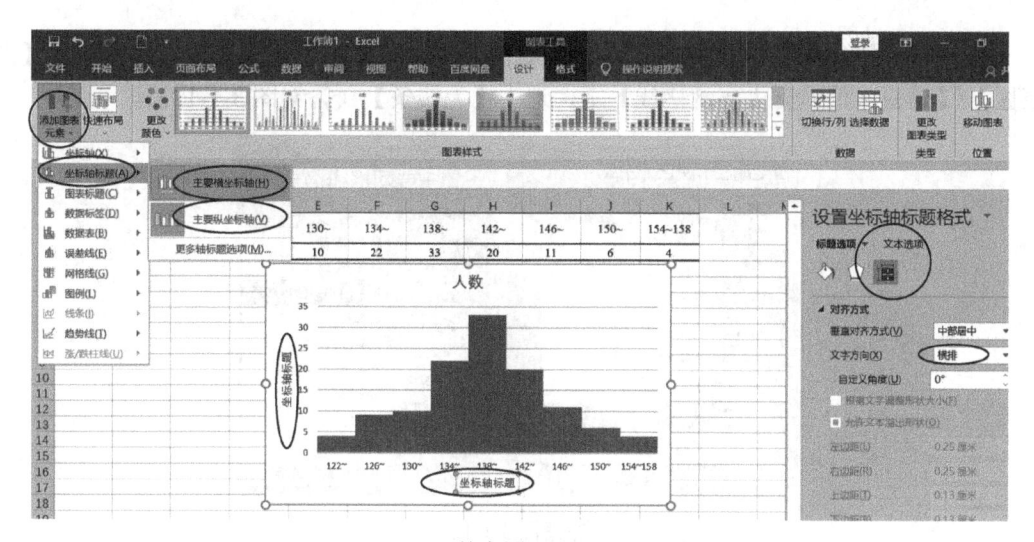

答案图 3-1-9

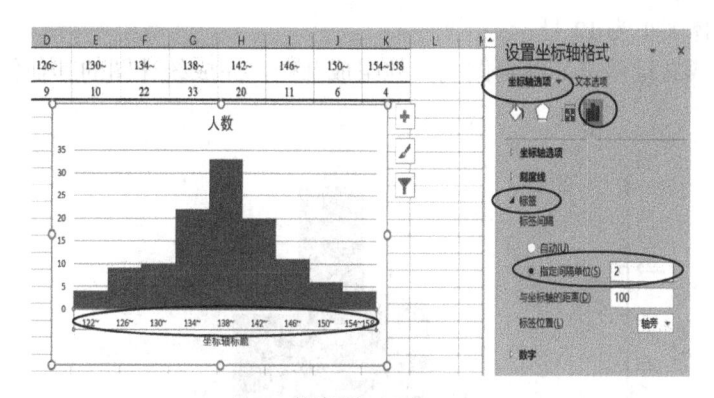

答案图 3-1-10

2) 添加数据标签，调整图形大小和比例（10∶14）（答案图 3-1-11）。

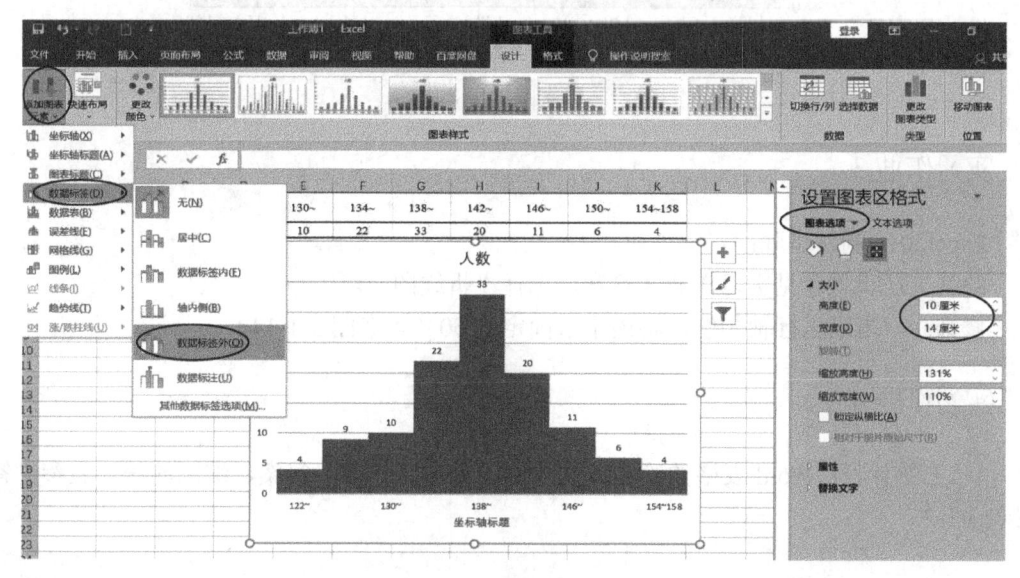

答案图 3-1-11

3）去除图形外框线和网格线：单击图表区，分别在【图表选项】下拉菜单中的【图表区】/【垂直（值）轴主要网格线】下，选中【无线条】（答案图 3-1-12）。

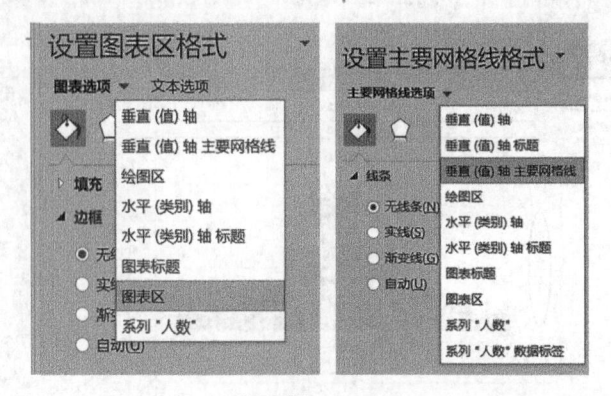

答案图 3-1-12

4）设置字体大小为 12 号。
5）双击（或右键单击）统计图的其他组成部分，完成统计图的其他修饰。参照答案图 3-1-13。

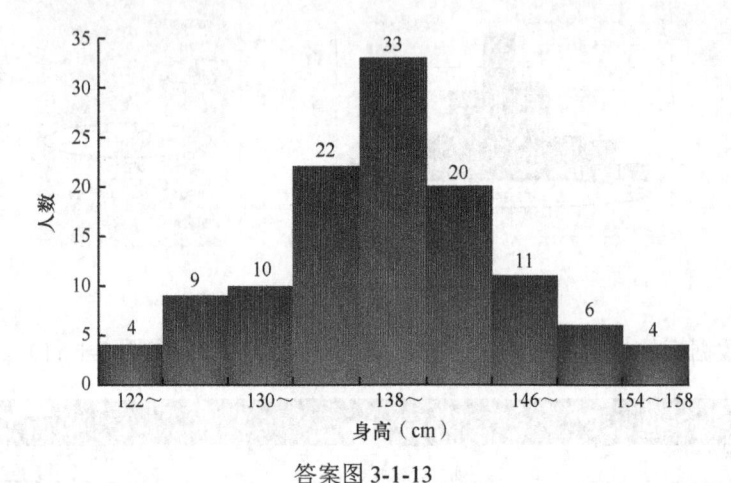

答案图 3-1-13

实习作业 3

Excel2016 制作步骤：
绘制方法步骤详见实习作业 2 答案，选择"折线图"。
修饰：双击纵坐标轴刻度，将最小值固定到 50（答案图 3-1-14）。

实习作业 4

（1）统计表：Word 表格的绘制方法步骤详见实习作业 1 答案，编制的统计表参见答案表 3-1-2。

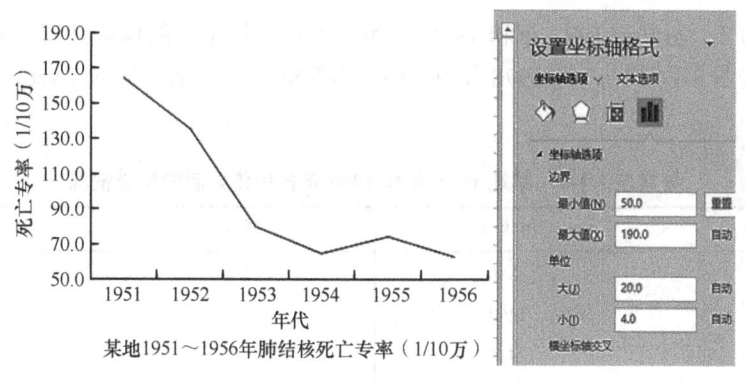

答案图 3-1-14

答案表 3-1-2　某地 1978 年和 1980 年各种传染病患病情况

传染病	1978 年 患病例数	构成比（%）	1980 年 患病例数	构成比（%）
痢疾	6026	50.4	3685	48.6
肝炎	2336	19.5	2111	27.9
流脑	900	7.5	522	6.9
麻疹	1260	10.5	410	5.4
其他	1440	12.1	850	11.2

（2）统计图：

根据本题资料的性质，可选择绘制"柱形图"（答案图 3-1-15），或"饼形图"（答案图 3-1-16）。

分析目的 1：为表示 1978 年和 1980 年各种传染病患者的人数对比情况，选择绘制"柱形图"（答案图 3-1-15），在绘制时只将 1978 年和 1980 年的患病例数输入，如答案表 3-1-3，柱形图绘制方法步骤参见实习作业 2 答案。

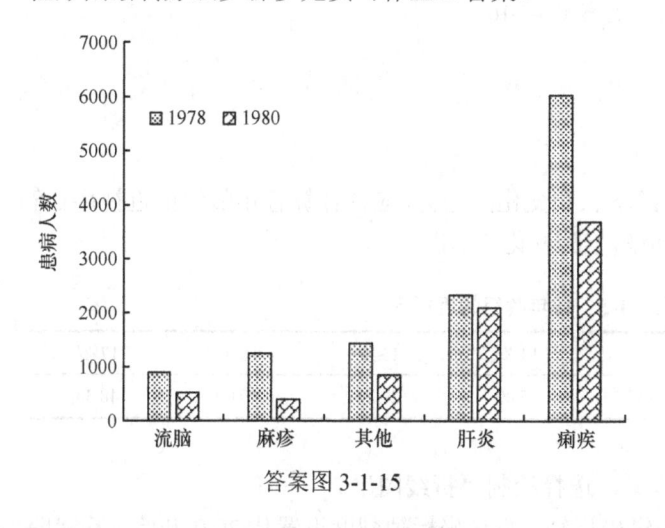

答案表 3-1-3　某地 1978 年和 1980 年的患病例数

传染病	1978	1980
流脑	900	522
麻疹	1260	410
其他	1440	850
肝炎	2336	2111
痢疾	6026	3685

答案图 3-1-15

分析目的 2：为表示 1978 年和 1980 年两年中各种传染病的构成情况，选择绘制"饼形图"（答案图 3-1-16）。将 1978 年和 1980 年的资料分别按列输入 Excel 表格（答案表 3-1-4）。

答案表 3-1-4　某地 1978 年和 1980 年各种传染病的构成情况

传染病	1978 年	传染病	1980 年
流脑	900	流脑	522
麻疹	1260	麻疹	410
其他	1440	其他	850
肝炎	2336	肝炎	2111
痢疾	6026	痢疾	3685

先绘制 1978 年和 1980 年的饼形图，绘制方法步骤参见第 2 题。利用插入【文本框】方法，输入图的标题，在 Excel 中，通过按住【Shift】键，用鼠标左键同时选定绘制好的两个饼形图和含有标题的文本框，利用选择性粘贴的命令，粘贴到 Word 中，参见答案图 3-1-16。

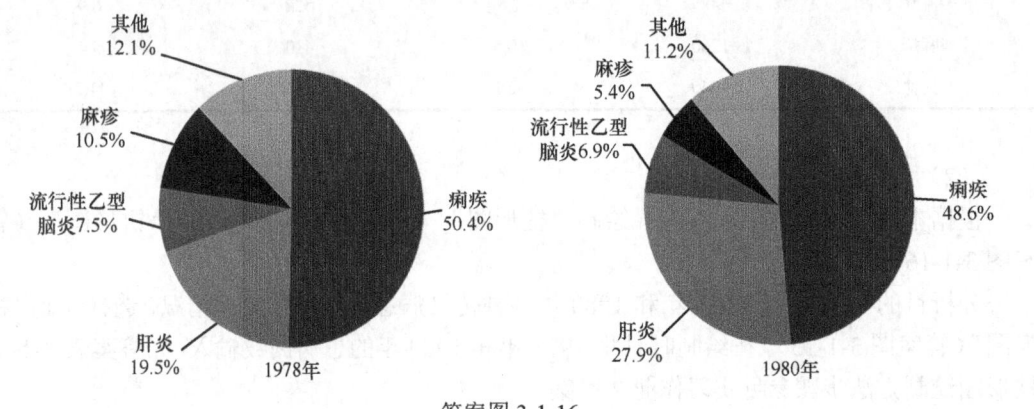

答案图 3-1-16

实习作业 5

绘制步骤：

根据资料性质，为表示近视随年龄增长和变化的趋势，应该计算各年龄组的近视率（答案表 3-1-5），然后用线图表示近视率随年龄变化的情况。

答案表 3-1-5　各年龄组的近视率

	12 岁	13 岁	14 岁	15 岁	16 岁	17 岁
近视率（%）	23.33	22.73	25.00	29.23	40.00	48.33

绘制方法步骤参见实习作业 2 答案，选择绘制"折线图"。

修饰：根据资料数据特点，双击纵坐标轴，将纵坐标轴刻度设置从 20.0 开始（答案图 3-1-17）。

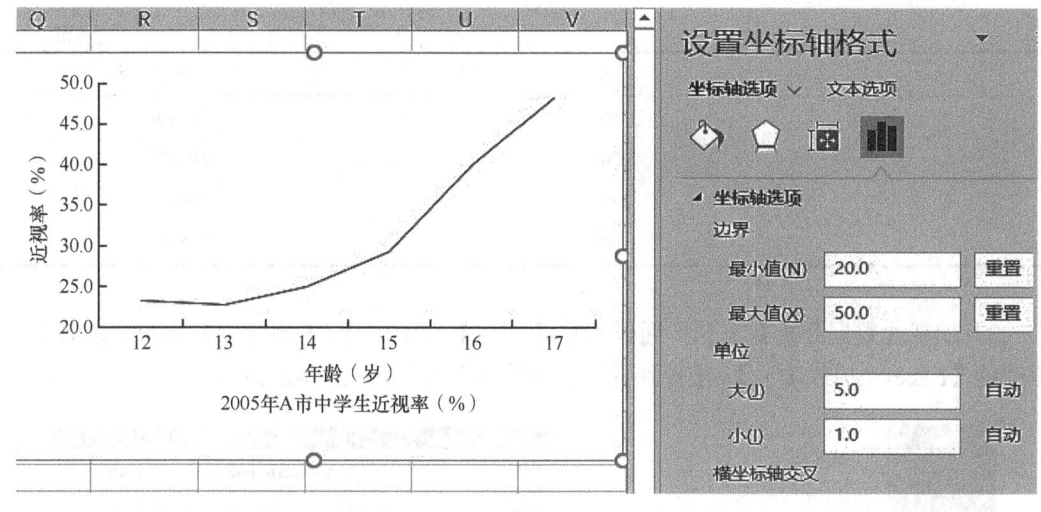

答案图 3-1-17

思考练习题答案：

题号	1	2	3	4	5	6	7	8	9	10	11	12	13	14	15	16	17	18
答案	d	e	d	d	c	e	e	e	c	b	c	a	d	b	c	a	c	e

题号	19	20	21	22	23	24	25
答案	a	e	b	b	c	d	d

实习二　计量资料（数值变量资料）统计描述

实习作业 1

（1）编制频数分布表并绘制频数分布图的步骤。

1）在 Excel 文档中输入原始数据并分组。

A. 全距：278.8-104.2=174.6

B. 组距：174.6/10=17.46≈20

C. 分组：100～，120～，140～，160～，180～，200～，220～，240～，260～。

2）建立分组数据：确定分组组段数据，并确定第 1 组到最后 1 组的上限值，如 119.99，139.99，159.99…（答案表 3-2-1）。

答案表 3-2-1　某地 101 名 30～49 岁健康男子血清总胆固醇值分组数据

	A	B
1	胆固醇值	上限值
2	100～	119.99
3	120～	139.99
4	140～	159.99
5	160～	179.99
6	180～	199.99

续表

	A	B
7	200~	219.99
8	220~	239.99
9	240~	259.99
10	260~	279.99

3）加载【数据分析】工具：通过菜单【文件】/【选项】/【加载项】命令，选择对话框中的【Excel（加载项）】/【转到】（答案图3-2-1、答案图3-2-2）。

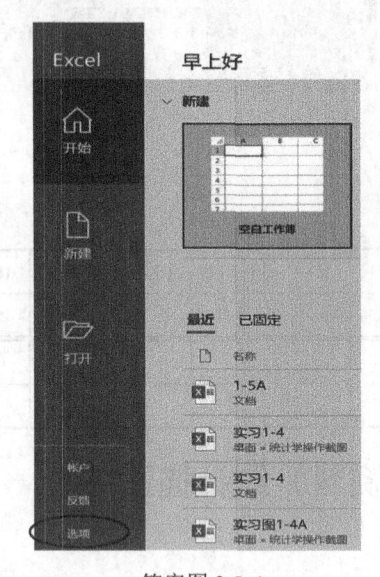

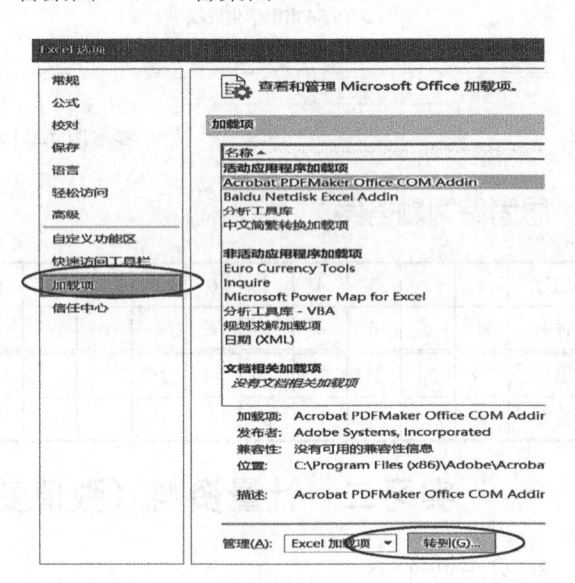

答案图3-2-1 答案图3-2-2

4）加载【分析工具库】：见答案图3-2-3。利用【数据分析】中【柱形图】命令编制频数表。

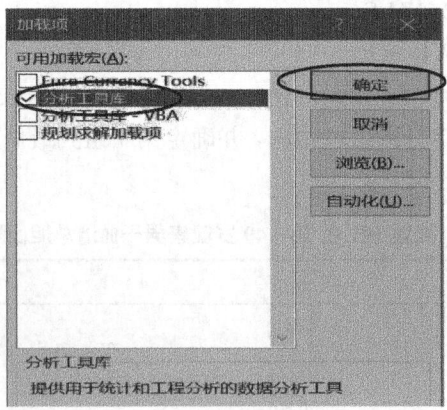

答案图3-2-3

A. 选择【数据】/【数据分析】命令（答案图3-2-4）。

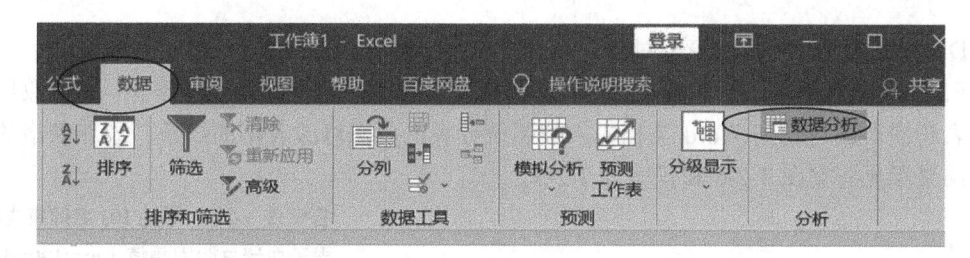

答案图 3-2-4

B. 在"输入区域"用鼠标选定原始数据区域,在"接收区域"用鼠标选定分组数据中的"上限值"区域,选中【图表输出】复选框;单击【确定】(答案图 3-2-5)。

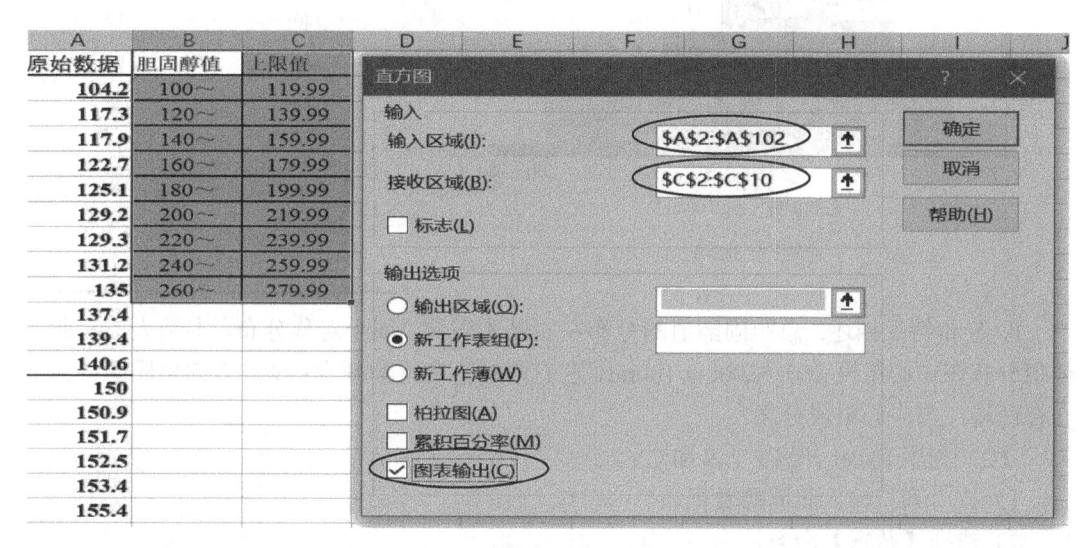

答案图 3-2-5

C. 修改频数表和柱形图:频数表编辑,在输出的结果频数表中,将"接收"改成"胆固醇",将分组数据改成频数表的分组组段,将"频率"改成"人数",删除"其他"行(答案表 3-2-2)。

答案表 3-2-2　某地 101 名 30~49 岁健康男子血清总胆固醇值频数表

	A	B			A	B
1	接收	频率		1	胆固醇	人数
2	119.99	3		2	100~	3
3	139.99	8		3	120~	8
4	159.99	12		4	140~	12
5	179.99	27		5	160~	27
6	199.99	24		6	180~	24
7	219.99	11		7	200~	11
8	239.99	8		8	220~	8
9	259.99	7		9	240~	7
10	279.99	1		10	260~	1
11	其他	0		11		

注:左侧为修改前;右侧为修改后

D. 添加标题、线条，表格对齐。

E. 柱形图修饰方法和步骤：参见实习一实习作业 2 柱形图绘制步骤答案。将修改后的频数表和柱形图复制到 Word 文档中，按照统计表的要求修改表格的线条，添加表格的标题。结果参见答案图 3-2-6 和答案表 3-2-3。

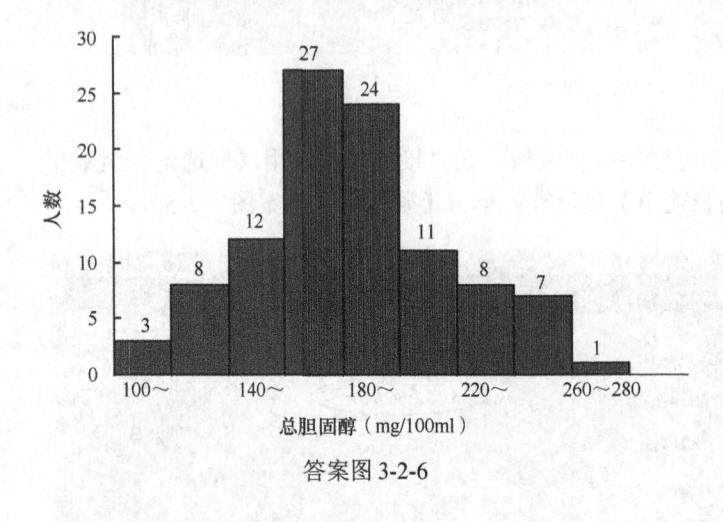

答案表 3-2-3　某地 101 名健康成年男子血清总胆固醇值（mg/100ml）

胆固醇	人数
100～	3
120～	8
140～	12
160～	27
180～	24
200～	11
220～	8
240～	7
260～	1

答案图 3-2-6

F. 分布特征描述：总胆固醇值的分布左右基本对称，属于对称分布，多数人的总胆固醇值分布在中心组段 160～200mg/100ml，左右两端人数逐渐减少；少数人的总胆固醇值分布在两端，与中心组段分离。

（2）利用 Excel 计算 $\bar{x}$、S 和 CV。

1）按"列"输入胆固醇数据。

2）选择【数据】命令。

3）选择【数据分析】命令（答案图 3-2-4）。

4）选择【描述统计】，【确定】（答案图 3-2-7）。

5）在【输入区域】用鼠标选择原始数据区域；选择【汇总统计】选项。

6）单击【确定】按钮（答案图 3-2-8）。

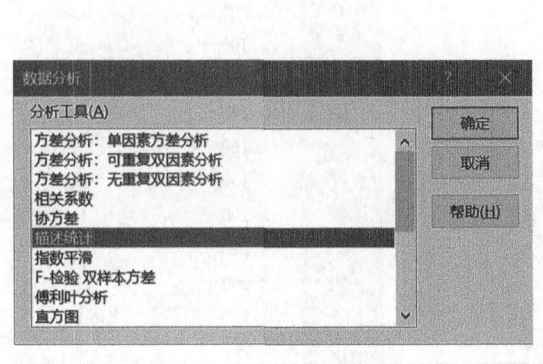

答案图 3-2-7　　　　　　答案图 3-2-8

Excel 计算输出结果见答案表 3-2-4，需要计算的统计指标为：

$\bar{x}$ =183.19（mg/100ml）

S=33.88（mg/100ml）

$\mathrm{CV} = \dfrac{S}{\bar{x}} \times 100\%$ =33.88÷183.19=18.5%

（3）因为资料为近似正态分布资料，且 n=101 为大样本，采用 95%参考值范围制定公式 $\bar{x} \pm 1.96s$ 估计：

$\bar{x} - 1.96s$ =183.19−1.96×33.88=116.79，

$\bar{x} + 1.96s$ =183.19+1.96×33.88=249.59

95%参考值范围为（116.79～249.59）mg/100ml。

答案表 3-2-4　Excel 计算输出结果

平均	183.1921	偏度	0.252858
标准误差	3.371438	区域	174.6
中位数	180	最小值	104.2
众数	184	最大值	278.8
标准差	33.88253	求和	18502.4
方差	1148.026	观测数	101
峰值	0.03456		

（4）按照 95%参考值范围（116.79～249.59）标准衡量，270 超过了参考值范围，故不正常。

实习作业 2

某地 52 例麻疹患者恢复期抗体滴度频数表计算，见答案表 3-2-5。

答案表 3-2-5　某地 52 例麻疹患者恢复期抗体滴度频数表计算

抗体滴度	例数 f	滴度倒数 X	$\lg X$	$f \lg X$
1∶40	3	40	1.6021	4.8062
1∶80	22	80	1.9031	41.8682
1∶160	17	160	2.2041	37.4697
1∶320	9	320	2.5251	22.7259
1∶640	0	640	2.8062	0
1∶1280	1	1280	3.1072	3.1072
合计	52			109.9772

$G = \lg^{-1}(\sum f \lg X / \sum f) = \lg^{-1}$（109.9772÷52）$= \lg^{-1}$（2.1149）=130.3005，所以平均抗体滴度为 1∶130。

实习作业 3

某地 50 例链球菌咽峡炎患者平均潜伏期计算，见答案表 3-2-6。

答案表 3-2-6　某地 50 例链球菌咽峡炎患者平均潜伏期计算

潜伏期	例数	累计频数	累计频率（%）
12~	1	1	2
24~	7	8	16
36~	11	19	38
48~	11	30	60
60~	7	37	74
72~	5	42	84
84~	4	46	92
96~	2	48	96
108~	2	50	100

$P_x = L + i/f_x(nx\% - \sum f_L) = 48 + 12 \div 11 \times (50 \times 50\% - 19) = 54.55$（h），平均潜伏期为 54.55h。

实习作业 4

某地 107 名正常人尿铅含量参考值计算，见答案表 3-2-7。

答案表 3-2-7　某地 107 名正常人尿铅含量参考值计算表（mg/L）

尿铅含量	例数	累计频数	累计频率（%）
0~	14	14	13.08
4~	22	36	33.64
8~	29	65	60.75
12~	18	83	77.57
16~	15	98	91.59
20~	6	104	97.19
24~	1	105	98.13
28~32	2	107	100.00

因为资料为正偏态分布资料，且观察例数大于 100，可用百分位数法，由于尿铅含量以低为好，故用单侧界值，计算 P_{95}，95%参考值范围为（0~P_{95}）。

$P_{95} = L + i/f_{95}(nx\% - \sum f_L) = 20 + 4 \div 6 \times (107 \times 95\% - 98) = 22.43$（mg/L），该地正常人的尿铅含量 95%参考值范围是 0~22.43mg/L（或 <22.43mg/L）。

实习作业 5

（1）利用 Excel 编制频数表和绘制柱形图：

全距：$R=21.79-0.35=21.44$。

组距：$i=21.44/10≈2$。

分组：$0\sim$，$2\sim$，$4\sim$，$6\sim$，$8\sim$，$10\sim$，$12\sim$，$14\sim$，$16\sim$，$18\sim$，$20\sim$。

上限值：1.999，3.999，5.999，7.999，9.999，11.999，13.999，15.999，17.999，19.999，21.999。

其他步骤参见本实习作业 1 利用 Excel 编制频数表和绘制柱形图步骤答案。

（2）Excel2016 操作步骤：

1）选择【公式】/【插入函数】/【统计】/【PERCENTILE.INC】（答案图 3-2-9）。

2）在【Array】文本框用鼠标选定原始数据区域，在【K】文本框输入"0.01"；单击【确定】，计算出 $P_1=0.3985$（答案图 3-2-10）。

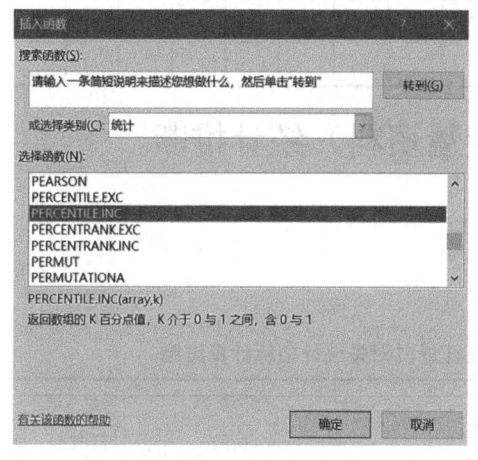

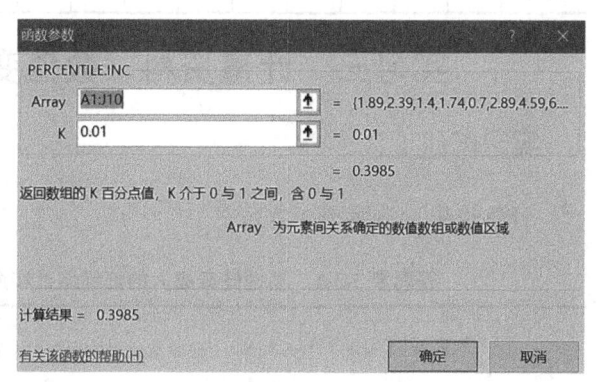

答案图 3-2-9　　　　　　　　　　答案图 3-2-10

重复上述步骤，分别在【K】文本框输入"0.025""0.05""0.25""0.5""0.75""0.95""0.975"和"0.99"，计算出 $P_{2.5}$、P_5、P_{25}、P_{50}、P_{75}、P_{95}、$P_{97.5}$、P_{99}。计算结果如答案表 3-2-8 所示。

答案表 3-2-8　计算结果

百分位数	结果	百分位数	结果
P_1	0.3985	P_{75}	3.9975
$P_{2.5}$	0.6713	P_{95}	7.5850
P_5	0.7850	$P_{97.5}$	10.8618
P_{25}	1.8150	P_{99}	18.6375
P_{50}	2.2400		

通过编制频数表和绘制柱形图得知，由于该资料为偏态分布，不能使用均数计算平均值，也不能使用标准差表示变异程度，而应该通过计算中位数获得其平均值，通过计算四分位数间距（quartile range，QR）表示变异程度。

（3）由本题第一步计算结果得知：$M=P_{50}=2.2400$，所以尿汞含量的平均值为 2.24nmol/L。

QR=$P_{75}-P_{25}$=3.9975−1.8150≈2.18nmol/L。所以尿汞的变异程度 QR=2.18nmol/L。

(4) 由于尿汞含量值分布为偏态分布,应该用百分位数法制定参考值范围。由于尿汞含量过高异常,应制定单侧界值的上限 P_{95}。由本题第一步计算结果得知 P_{95}=7.59,该地正常人尿汞 95%参考值范围是<7.59nmol/L(或 0~7.59nmol/L)。

实习作业6:参见第1题参考答案。

思考练习题答案:

题号	1	2	3	4	5	6	7	8	9	10	11	12	13	14	15	16	17	18
答案	a	d	e	e	b	c	c	e	c	c	b	c	b	d	b	d	b	a
题号	19	20	21	22	23	24	25	26										
答案	a	e	d	c	c	e	e	c										

实习三　计量资料(数值变量资料)统计推断

实习作业1

计算结果见答案表 3-3-1。

答案表 3-3-1　某地健康成人的红细胞数和血红蛋白相关统计指标计算结果

	性别	例数	样本均数	标准差	总体均数	CV	$S_{\bar{x}}$	t值	95%置信区间	95%参考值范围
红细胞数	男	360	466.02	57.46	483.50		3.03	5.77	460~472	
(10^4/mm³)	女	255	417.80	29.10	433.20	6.97	1.82	8.46	414~421	
血红蛋白	男	360	134.50	7.10	140.20		0.37	15.41		120.58~148.42
(g/L)	女	255	117.60	10.20	124.70	8.67	0.64	11.09		97.61~137.59

(1) 计算变异系数并比较:CV 血红蛋白>CV 红细胞数,所以血红蛋白变异大于红细胞数。

(2) 抽样误差计算 $S_{\bar{x}}$(答案表 3-3-1)。

(3) 男性红细胞数的 95%置信区间为(460~472)×10^4/mm³;女性为(414~421)×10^4/mm³。

(4) 男性血红蛋白的 95%参考值范围为(120.58~148.42)g/L;女性为(97.61~137.59)g/L。

(5) 进行 t 检验

1) H_0:$\mu=\mu_0$=483.5×10^4/mm³;H_1:$\mu\neq\mu_0$ α=0.05

2) 计算 t 值:男红细胞数 $t=\dfrac{\bar{x}-\mu}{s_{\bar{x}}}$=5.77

3) 查 t 值表,确定概率:$t_{0.05/2,359}$=1.965,$t>t_{0.05/2,359}$,$P<0.05$

4) 判断结果:因 $P<0.05$,按 α=0.05 水准,拒绝 H_0,接受 H_1,差异有显著性,认为男

性红细胞数与表中的总体均数不同,结合样本均数认为该地男性红细胞数低于总体均数。

同理,其他指标的 t 值分别为 8.46、15.41 和 11.09,可以认为该地男、女两项血液指标均低于表中的总体均数。

根据制定出的男女血液指标的 95%置信区间来判断:

男性红细胞数的 95%置信区间为 $(460\sim472)\times10^4/mm^3$;总体均数为 $483.50\times10^4/mm^3$,高出该区间,故该地男性红细胞数指标低于总体均数。其他同理。

实习作业 2

本例为样本均数和总体均数的比较,行 t 检验:

1)H_0:$\mu=\mu_0$;H_1:$\mu\neq\mu_0$ $\alpha=0.05$

2)计算 t 值:$t=\dfrac{\overline{X}-\mu}{s_{\overline{x}}}=0.4$

3)查 t 值表,确定概率:$t_{0.05/1,15}=1.753$,$t<t_{0.05/1,15}$,$P>0.05$

4)判断结果:因 $P>0.05$,按 $\alpha=0.05$ 水准,拒绝 H_0,接受 H_1,差异无显著性,认为当地现在 20 岁男子并不比以往高。

实习作业 3

(1)甲乙两药是否都有效,为同一受试对象接受某种处理前后的资料,属于配对资料,应该进行配对资料的 t 检验

1)H_0:$\mu_d=0$;H_1:$\mu_d\neq0$ $\alpha=0.05$

2)计算 t 值和概率 P(Excel2016 计算 t 值和 P 值):

由下表计算结果可知(答案表 3-3-2、答案表 3-3-3):

$t_甲=5.237$;$P_甲=0.001$

$t_乙=5.303$;$P_乙=0.000$

答案表 3-3-2　甲药结果

t-检验:成对双样本均值分析(XXX计算)		
	治疗前	治疗后
平均	8.7	5.5
方差	5.789	9.611
观测值	10	10
泊松相关系数	0.782	
假设平均差	0	
df	9	
t Stat	5.237	
P(T<=t) 单尾	0.000	
t 单尾临界	1.833	
P(T<=t) 双尾	0.001	
t 双尾临界	2.262	

答案表 3-3-3　乙药结果

t-检验:成对双样本均值分析(XXX计算)		
	治疗前	治疗后
平均	9.6	4.6
方差	3.378	3.822
观测值	10	10
泊松相关系数	-0.235	
假设平均差	0	
df	9	
t Stat	5.303	
P(T<=t) 单尾	0.000	
t 单尾临界	1.833	
P(T<=t) 双尾	0.000	
t 双尾临界	2.262	

3)判断结果:因 $P_甲=0.001<0.05$,$P_乙=0.000<0.05$,按 $\alpha=0.05$ 水准,拒绝 H_0,接受 H_1,差异有显著性(有统计学意义),认为甲乙两药都有效。

Excel2016 计算 t 值和 P 值——方法 1(t 检验:平均值的成对二样本分析):

1）加载【分析工具库】，使【数据】菜单出现【数据分析】命令（加载方法参见实习二的加载【数据分析】）。

2）选择【数据】/【数据分析】命令，选择"t-检验：平均值的成对二样本分析"（答案图 3-3-1）。

3）在【变量 1 的区域（1）】用鼠标选定甲药治疗前数据区域，在【变量 2 的区域（2）】选定甲药治疗后数据区域；选定【标志】选项；单击【确定】（答案图 3-3-2）。

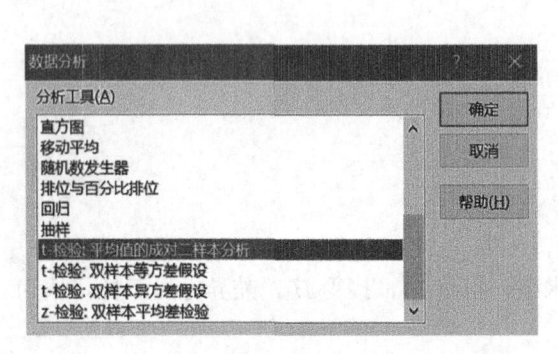

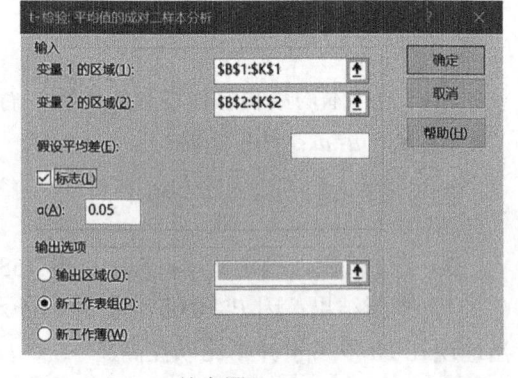

答案图 3-3-1

答案图 3-3-2

（2）甲乙两药疗效有无差别，进行两个随机样本均数的 t-检验来判断

1）H_0：$\mu_1=\mu_2$；H_1：$\mu_1\neq\mu_2$　　$\alpha=0.05$

答案表 3-3-4　t-检验结果

t-检验：双样本等方差假设（XXX计算）		
	甲药差值	乙药差值
平均	3.2	5
方差	3.7333	8.8889
观测值	10	10
合并方差	6.3111	
假设平均差	0	
df	18	
t Stat	−1.6022	
P(T<=t) 单尾	0.0633	
t 单尾临界	1.7341	
P(T<=t) 双尾	0.1265	
t 双尾临界	2.1009	

2）计算 t 值和概率 P（Excel2016 计算 t 值和 P 值）。

由答案表 3-3-4 计算结果可知：

$t=-1.602$；$P=0.127$

3）判断结果：因 $P=0.127>0.05$，按 $\alpha=0.05$ 水准，拒绝 H_1，接受 H_0，差异无显著性（无统计学意义），还不能认为甲乙两药疗效有差别。

Excel2016 计算 t 值和 P 值——方法 2（t-检验：双样本等方差假设）：

1）在 Excel 文档中输入甲、乙治疗前后血沉差值数据、患者号，如答案表 3-3-5 所示。

答案表 3-3-5　甲、乙两药治疗前后血沉差值

患者号	1	2	3	4	5	6	7	8	9	10
甲药差值	4	4	3	1	3	0	6	3	2	6
乙药差值	3	7	4	10	5	1	2	9	3	6

2）选择【数据】/【数据分析】命令，选择"t-检验：双样本等方差假设"（其余操作同方法 1）。

3）在【变量 1 的区域（1）】用鼠标选定甲药差值数据区域，在【变量 2 的区域（2）】选定乙药差值数据区域。

4）选定【标志】选项；单击【确定】(同方法 1)。

实习作业 4

本例需要进行两样本均数 t 检验：

1）H_0：$\mu_1=\mu_2$；H_1：$\mu_1\neq\mu_2$　　$\alpha=0.05$

2）计算 t 值，确定概率（SPSS19.0 计算 t 值和 P 值）。

答案表 3-3-6 中健康人、患者的尿 17-酮类固醇正态性检验 SPSS 软件输出结果显示：$P_{慢支}=0.799$，$P_{健康}=0.712$，P 值均大于 0.05，资料符合近似正态分布条件。

答案表 3-3-6　正态性检验

	分组 g	K-S 检验			S-W 检验		
		统计量	df	Sig.	统计量	df	Sig.
尿 17-酮类固醇	慢支	0.133	20	0.200*	0.972	20	0.799
	健康	0.142	18	0.200*	0.966	18	0.712

*.这是真实显著水平的下限

答案表 3-3-7 中 Levene 方差齐性检验 SPSS 软件输出结果显示：$F=0.075$，$P=0.785>0.05$，方差齐；t 值和 P 值计算结果：$t=2.178$，$P=0.036$。

答案表 3-3-7　独立样本检验

		方差方程的 Levene 检验		均值方程的 t 检验						
		F	Sig.	t	df	Sig.（双侧）	均值差值	标准误差值	差分的 95%置信区间	
									下限	上限
尿 17-酮类固醇	假设方差相等	0.075	0.785	−2.178	36	0.036	−0.89600	0.41144	−1.73043	−0.06157
	假设方差不相等			−2.176	35.447	0.036	−0.89600	0.41180	−1.73163	−0.06037

3）判断结果：因 $P=0.036<0.05$，按 $\alpha=0.05$ 水准，拒绝 H_0，接受 H_1，差异有显著性（有统计学意义），认为慢支患者和健康人尿 17-酮类固醇排出量不同。

两样本 t 检验 SPSS19.0 软件操作方法：

新建 SPSS 文档

1）定义变量：点击窗口左下角"变量视图"

在"变量视图"窗口：

a. 定义"分组 g"变量（答案图 3-3-3）

赋值：

1=慢支

2=健康

b. 定义"尿 17-酮类固醇"变量。

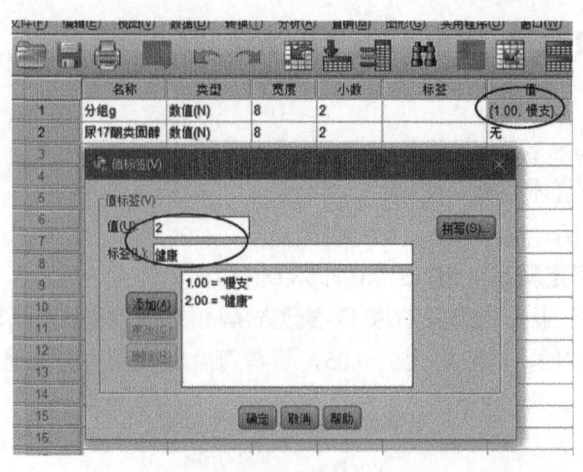

答案图 3-3-3

2）输入数据：在"数据视图"窗口输入数据；分组 g：输入 1 或 2；尿 17-酮类固醇：输入相应数据。

3）正态性检验：菜单选择【分析】/【描述统计】/【探索】命令，参见答案图 3-3-4、答案图 3-3-5。

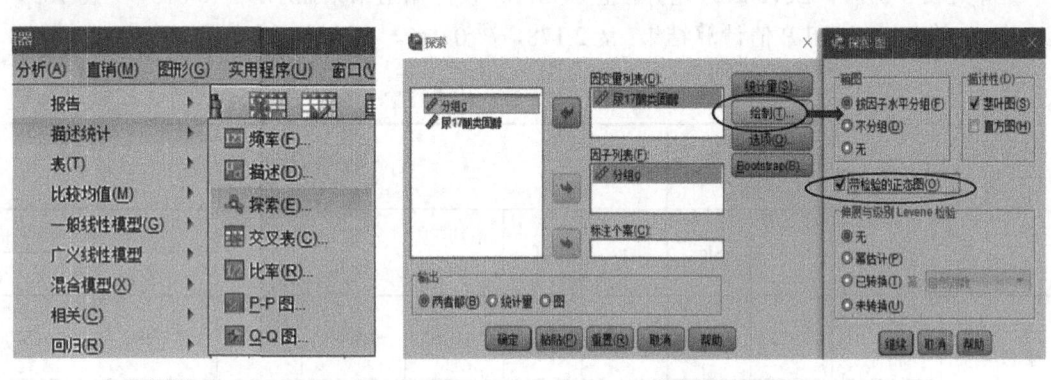

答案图 3-3-4

答案图 3-3-5

4）t 检验：菜单命令选择【分析】/【比较均值（M）】/【独立样本 T 检验（T）】，参见答案图 3-3-6。

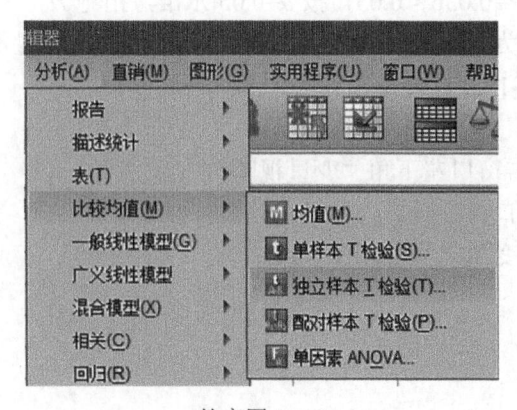

答案图 3-3-6

a.【检验变量】：选择"尿 17 酮类固醇"
b.【分组变量】：选择"分组 g"
c.【定义组】定义：

组 1：1

组 2：2

步骤参见答案图 3-3-7。

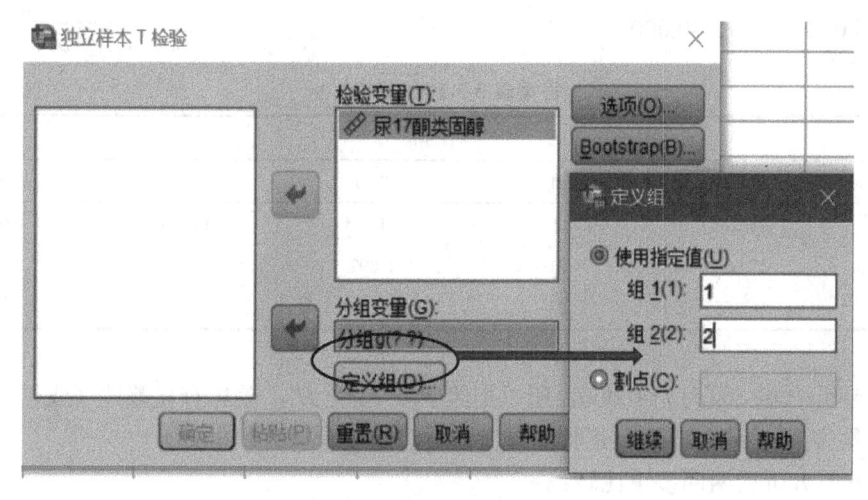

答案图 3-3-7

实习作业 5

（1）假设检验及统计分析如下：

1) H_0：$\mu_1=\mu_2=\mu_3$，H_1：μ_1、μ_2、μ_3 不等或不全等，$\alpha=0.05$

2) 计算统计量 F 和概率 P（SPSS19.0 计算 F 值和 P 值）。

正常人、糖尿病患者、IGT 患者胆固醇值正态性检验 SPSS 软件输出结果显示（答案表 3-3-8）：$P_{正常人}=0.984$，$P_{糖尿病患者}=0.509$、$P_{IGT 患者}=0.679$，P 值均＞0.05，符合近似正态分布条件。

答案表 3-3-8　正态性检验

	分组	K-S 检验			S-W 检验		
		统计量	df	Sig.	统计量	df	Sig.
胆固醇	正常人	0.103	13	0.200*	0.981	13	0.984
	糖尿病患者	0.156	11	0.200*	0.939	11	0.509
	IGT 患者	0.181	10	0.200*	0.951	10	0.679

*. 这是真实显著水平的下限

Levene 方差齐性检验（答案表 3-3-9）结果显示 $P=0.245＞0.05$，三组资料方差齐，满足方差分析检验条件。

答案表 3-3-9　方差齐性检验

胆固醇

Levene 统计量	df1	df2	显著性
1.474	2	31	0.245

单因素方差分析（答案表 3-3-10）结果显示：

F=16.074　　　P=0.000

答案表 3-3-10　ANOVA

胆固醇

	平方和	df	均方	F	显著性
组间	28.690	2	14.345	16.074	0.000
组内	27.665	31	0.892		
总数	56.355	33			

3）判断结果：因为 P=0.000，所以拒绝 H_0，接受 H_1，差异有显著性（或差异有统计学意义），认为 3 种人群的血浆胆固醇含量不等或不全等。

4）方差分析后两两多重比较：

A. LSD-t 检验结果显示（答案表 3-3-11）：正常人、糖尿病患者、IGT 患者两两比较 P 值分别为 0.000、0.004、0.033，均<0.05，因此认为三类人群的血浆胆固醇均有差别。

答案表 3-3-11　多重比较

因变量：胆固醇

	（I）分组	（J）分组	均值差(I-J)	标准误	显著性	95%置信区间 下限	95%置信区间 上限
LSD	正常人	糖尿病患者	−2.17636*	0.38701	0.000	−2.9657	−1.3870
		IGT 患者	−1.25500*	0.39736	0.004	−2.0654	−0.4446
	糖尿病患者	正常人	2.17636*	0.38701	0.000	1.3870	2.9657
		IGT 患者	0.92136*	0.41276	0.033	0.0795	1.7632
	IGT 患者	正常人	1.25500*	0.39736	0.004	0.4446	2.0654
		糖尿病患者	−0.92136*	0.41276	0.033	−1.7632	−0.0795
Dunnett t（双侧）[a]	糖尿病患者	正常人	2.17636*	0.38701	0.000	1.2771	3.0757
	IGT 患者	正常人	1.25500*	0.39736	0.007	0.3317	2.1783

*. 均值差的显著性水平为 0.05

a. Dunnett t 检验将一个组视为一个控制组，并将其与所有其他组进行比较

B. q 检验结果显示（答案表 3-3-12）：正常人、糖尿病患者、IGT 患者两两比较 P 值均<0.05，因此认为三类人群的血浆胆固醇均有差别。

答案表 3-3-12　*q* 检验

	分组	N	α=0.05 的子集		
			1	2	3
纽曼-科伊尔斯检验	正常人	13	3.1700		
	IGT 患者	10		4.4250	
	糖尿病患者	11			5.3464
	显著性		1.000	1.000	1.000

将显示同类子集中的组均值。

a. 将使用调和均值样本大小=11.201。

b. 组大小不相等。将使用组大小的调和均值。将不保证 I 类错误级别。

（2）单因素方差分析 SPSS 软件计算方法：

新建 SPSS 文档

1）定义变量（答案图 3-3-8）：

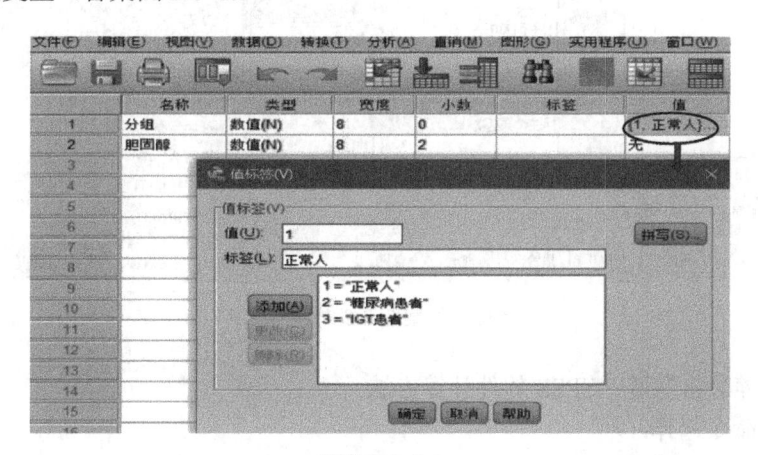

答案图 3-3-8

A.定义"分组"变量；

赋值：

1=正常人

2=糖尿病患者

3=IGT 患者

B.定义"胆固醇"变量。

2）输入数据（答案图 3-3-9）：

在"数据视图"窗口输入数据，

分组：输入 1 或 2 或 3

胆固醇：输入相应数据

3）正态性检验，菜单命令选择：【分析】/【描述统计】/【探索】（答案图 3-3-10，答案图 3-3-11）。

答案图 3-3-9

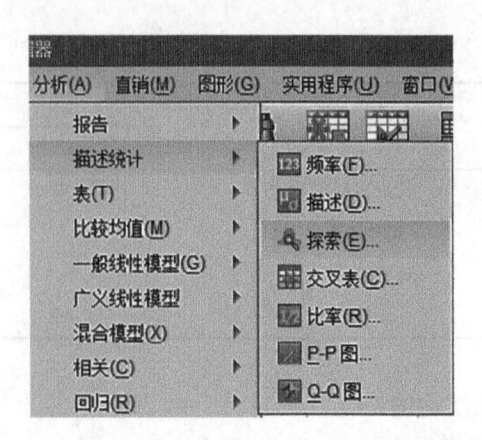

答案图 3-3-10

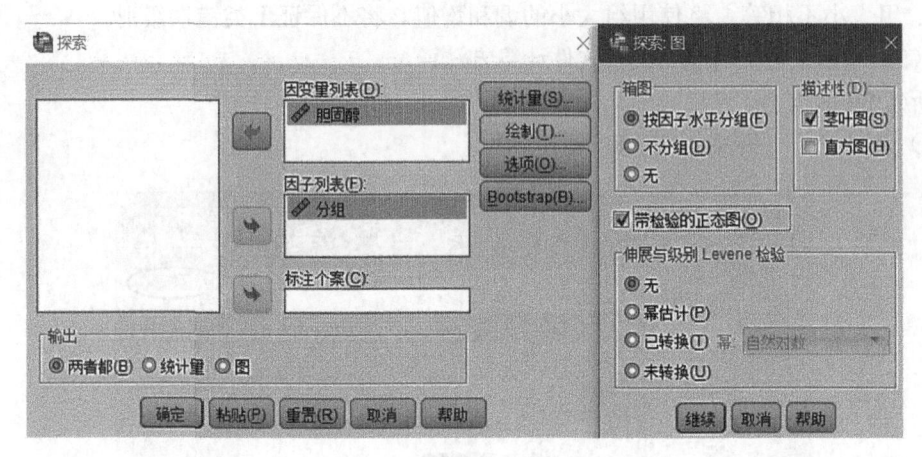

答案图 3-3-11

（3）方差分析检验：SPSS 软件计算方法：

1）菜单命令选择：

【分析】/【比较均值】/【单因素 ANOVA】，参见答案图 3-3-12。

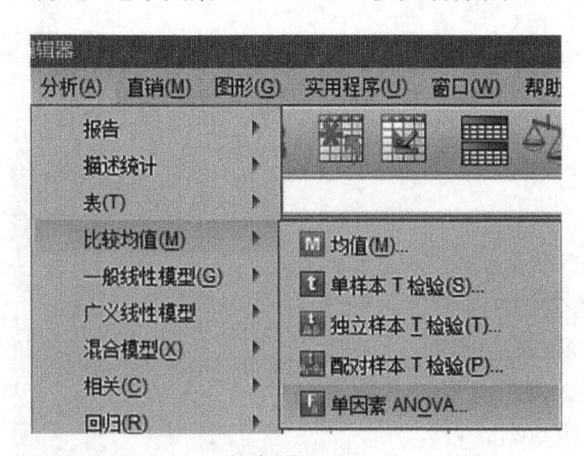

答案图 3-3-12

【因变量列表】选择"胆固醇"（答案图 3-3-13）。

【因子】选择"分组"(答案图3-3-13)。

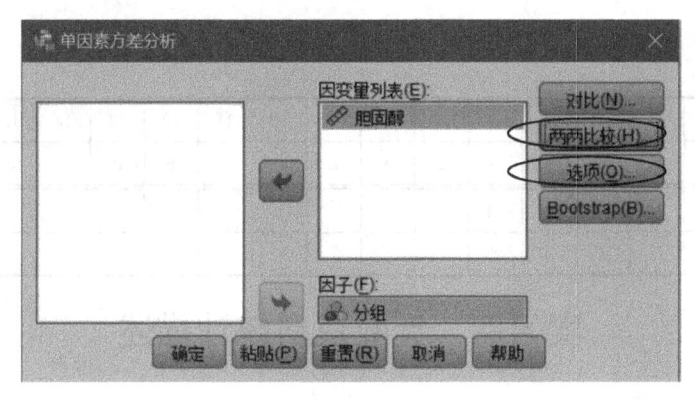

答案图3-3-13

【选项】进行"方差同质性检验"(答案图3-3-14)

【两两比较】进行多重比较,步骤见答案图3-3-15。

【选项】:选择"方差同质性检验",结果见答案表3-3-13。

答案表 3-3-13　方差同质性检验

胆固醇				
Levene 统计量	df1	df2	显著性
1.474	2	31	.245

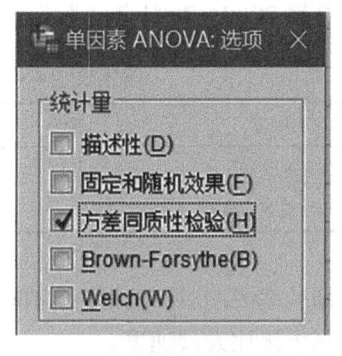

答案图3-3-14

2)【两两比较】:选择方法(答案图3-3-15)。

【LSD(L)】:LSD-t 检验;

【Dunnett(E)】:Dunnett t 检验,选定对照组:第一个;

【S-N-K(S)】:q 检验。

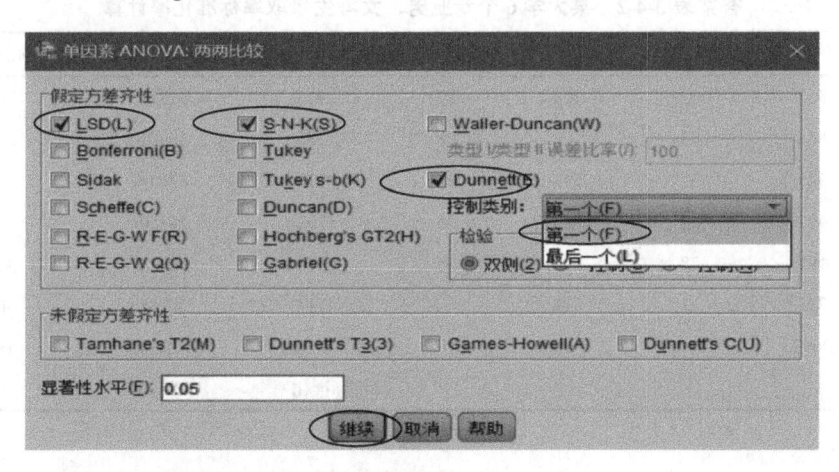

答案图3-3-15

实习作业 6：参考实习作业 5。

思考练习题答案：

题号	1	2	3	4	5	6	7	8	9	10	11	12	13	14	15	16	17	18
答案	a	d	d	b	a	e	d	e	a	c	c	b	d	c	e	c	d	b
题号	19	20	21	22	23	24												
答案	b	c	b	a	d	d												

实习四 计数资料统计描述

实习作业 1

某地 2000～2004 年乙脑发病率年增长率计算（答案表 3-4-1）。

答案表 3-4-1 某地 2000～2004 年乙脑发病率年增长率

年份	2000	2001	2002	2003	2004
发病率（1/万）	1.38	2.29	2.31	2.47	2.76
年增长率（%）	—	65.94	0.87	6.93	11.74

增长率=甲指标/乙指标×100%–100%，年增长率是以前 1 年指标为基数计算增长速度的，属于环比发展速度。

实习作业 2

由于男女考生性别构成差别，造成男女考生录取总率比较结论错误，应用标准化率比较，消除男女考生在不同专业上录取率的构成差别后再比较。从答案表 3-4-2 的标准化率可看出，女生高于男生。

答案表 3-4-2 某大学 6 个专业男、女考生录取率标准化率计算

专业	男考生人数	录取率（%）	女考生人数	录取率（%）	标准考生人数	男预期考取人数	女预期考取人数
A	825	62	108	82	933	578.46	765.06
B	561	63	25	68	586	369.18	398.48
C	325	37	593	34	918	339.66	312.12
D	417	33	375	35	792	261.36	277.2
E	191	28	398	24	589	164.92	141.36
F	373	6	341	7	714	42.84	49.98
合计	2692	44.5	1840	30.3	4532	1756.42	1944.2
					标准化率	38.76	42.90

实习作业 3

该医师观念错误,他引用的 44.2% 与 3.4% 和 51.9% 与 5.2% 是构成比指标,属于率比误用。构成比只能说明痢疾和乙脑分别在 1968 年和 1971 年所占的比重,不能比较两个年代的疾病发病情况,要想说明疾病发病强弱应该用发病率指标,而计算发病率必须要知道当地的人口数,但此表中没有这个数据,所以不能计算发病率指标,也就无法得出痢疾和乙脑在两个年代发病强弱的结论。

实习作业 4

该资料不能说明 40~岁组的恶性肿瘤死亡率最高,因为 24.4% 是构成比指标,属于率比误用。构成比不能说明恶性肿瘤死亡现象的强弱,要想说明必须计算各个年龄组的死亡率。

年龄组恶性肿瘤死亡率=(该年龄组因恶性肿瘤死亡人数/该年龄组人口数)×k,通过计算结果可以得知(答案表 3-4-3),60~岁组恶性肿瘤死亡率最高,为 34.15/万。

答案表 3-4-3　某年某地各年龄组恶性肿瘤死亡情况

年龄(岁)	人口数	死亡总数	恶性肿瘤死亡数	恶性肿瘤死亡占死亡总数的比例(%)	恶性肿瘤死亡率(1/万)
0~	82920	138	4	2.9	0.48
20~	46639	63	12	19.0	2.57
40~	28161	172	42	24.4	14.9
60~	9370	342	32	9.4	34.15
合计	167090	715	90	12.6	5.38

实习作业 5

需要进行标准化处理后进行甲、乙两矿的工人尘肺病患病率比较,选用甲、乙两矿同工龄组的人口之和为标准人口计算标准化率(答案表 3-4-4)。

答案表 3-4-4　甲、乙两矿工人尘肺病标准化率计算表

工龄(年)	标准人口	甲矿 原患病率(%)	甲矿 预期患病人数	乙矿 原患病率(%)	乙矿 预期患病人数
<6	15021	0.86	129	0.20	30
6~9	6190	3.92	242	0.42	26
≥10	3556	12.43	442	11.53	410
合计	24767	2.90	813	3.25	466

标准化率=预期患病总人数÷标准人口总数×k

甲矿标准化率=813÷24767×100%=3.28%,

乙矿标准化率=466÷24767×100%=1.88%。

通过标准化率计算,排除工龄构成不同对患病率的影响后,甲矿患病率比乙矿高。

实习作业 6

该院"年收治患者数"动态分析见答案表 3-4-5，"平均住院天数"动态分析见答案表 3-4-6。

答案表 3-4-5　某医院 2003～2010 年年收治患者数动态分析

年份（1）	年收治患者数（2）	发展速度（%）（4）定比	发展速度（%）（5）环比	增长速度（%）（6）定比	增长速度（%）（7）环比
2003	10174	—	—	—	—
2004	9621	94.6	94.6	-5.4	-5.4
2005	8972	88.2	93.3	-11.8	-6.7
2006	8669	85.2	96.6	-14.8	-3.4
2007	8542	84.0	98.5	-16.0	-1.5
2008	9210	90.5	107.8	-9.5	7.8
2009	9652	94.9	104.8	-5.1	4.8
2010	10561	103.8	109.4	3.8	9.4

注：定比以 2003 年数据为基数，环比以前一年数据为基数，增长速度=增长率

答案表 3-4-6　某医院 2003～2010 年患者平均住院天数动态分析

年份（1）	平均住院天数（3）	发展速度（%）（4）定比	发展速度（%）（5）环比	增长速度（%）（6）定比	增长速度（%）（7）环比
2003	25.7	—	—	—	—
2004	26.3	102.3	102.3	2.3	2.3
2005	25.2	98.1	95.8	-1.9	-4.2
2006	24.9	96.9	98.8	-3.1	-1.2
2007	22.0	85.6	88.4	-14.4	-11.6
2008	22.6	87.9	102.7	-12.1	2.7
2009	21.8	84.8	96.5	-15.2	-3.5
2010	20.6	80.2	94.5	-19.8	-5.5

注：定比以 2003 年数据为基数，环比以前一年数据为基数，增长速度=增长率

思考练习题答案：

题号	1	2	3	4	5	6	7	8	9	10	11	12	13	14
答案	b	b	b	a	e	a	e	a	c	c	b	c	d	e

实习五　计数资料统计推断

实习作业 1

计算率的抽样误差，制定血吸虫感染率的总体率置信区间，由于总体率不知道，用估

计公式计算抽样误差。$s_p = \sqrt{\dfrac{p(1-p)}{n}} = \sqrt{\dfrac{15\% \times (1-15\%)}{4000}} = 0.56\%$，由于阴性和阳性人数都大于 5，且总例数大于 100，可用近似正态法。

99%置信区间：$p \pm 2.58 s_p$，$15\% \pm 2.58 \times 0.56\% = 13.55\% \sim 16.44\%$

下限人数 705000×13.55%=95528 人，至少有 95528 人感染，

上限人数 705000×16.44%=115902 人，至多有 115902 人感染。

实习作业 2

该案例为样本率和已知总体率差别的检验，由于阳性人数=16，阴性人数=104 人，均大于 5，且 n=120 大于 100，符合正态近似法条件，采用 u 检验。

（1）H_0：$\pi=\pi_0$；H_1：$\pi\neq\pi_0$　　$\alpha=0.05$

（2）计算统计量 u 值：因为 n=120＞100，为大样本，且 np=16，$n(1-p)$=104 均＞5，符合近似正态分布条件，可以用 u 检验。

$\sigma_p = \sqrt{\dfrac{\pi(1-\pi)}{n}} = \sqrt{\dfrac{8.27\% \times (1-8.27\%)}{120}} = 2.51\%$，$u = \dfrac{|p-\pi|}{\sigma_p} = \dfrac{|13.33\%-8.27\%|}{2.51\%} = 2.01$

（3）确定概率：u=2.01＞$u_{0.05/2}$（1.96），P＜0.05

（4）判断结果：因 P＜0.05，按 α=0.05 水准，拒绝 H_0，接受 H_1，差异有显著性，结合样本率，认为该县发病率高于全国。

实习作业 3

（1）采用四格表卡方检验：

1）H_0：$\pi_1=\pi_2$；H_1：$\pi_1\neq\pi_2$　　$\alpha=0.05$；

2）计算 χ^2 值和概率：（SPSS19.0 计算 χ^2 值和概率 P）；

软件输出结果见答案表 3-5-1：因为 N=126＞40，且 $T_{最小}$=13.78＞5，所以选取四格表卡方检验结果：χ^2=6.133，P=0.013

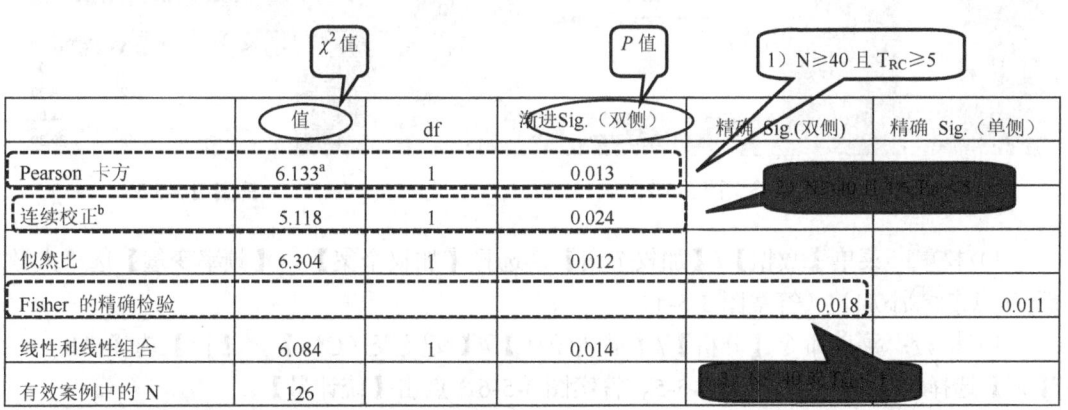

答案表 3-5-1　卡方检验

	值	df	渐进Sig.（双侧）	精确 Sig.(双侧)	精确 Sig.（单侧）
Pearson 卡方	6.133[a]	1	0.013		
连续校正[b]	5.118	1	0.024		
似然比	6.304	1	0.012		
Fisher 的精确检验				0.018	0.011
线性和线性组合	6.084	1	0.014		
有效案例中的 N	126				

a. 0 单元格（.0%）的期望计数少于 5。最小期望计数为 13.78

b. 仅对 2×2 表计算

3）判断结果：因 $P=0.013<0.05$，按 $\alpha=0.05$ 水准，拒绝 H_0，接受 H_1，差异有显著性，认为两种方法治疗效果有差别。

（2）四格表 χ^2 检验的 SPSS19.0 操作方法：

新建 SPSS 文档

1）定义变量：点击窗口左下角的"变量视图"，

A. 定义"R"变量：赋值，1=呋喃硝胺；2=西咪替丁，参见答案图 3-5-1。

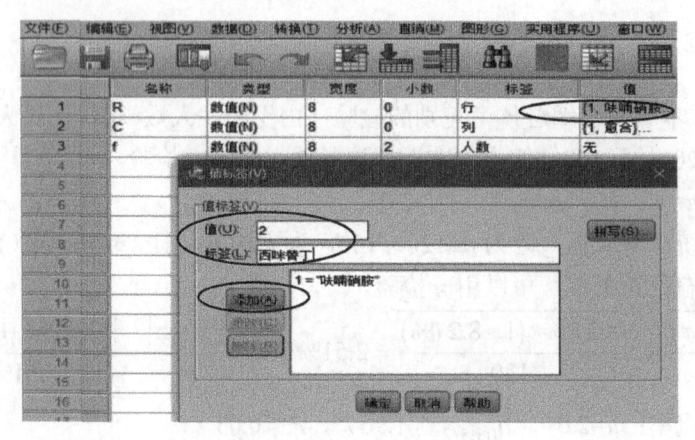

答案图 3-5-1

B. 定义"C"变量：赋值，1=愈合；2=无效，参见答案图 3-5-2。

C. 定义"f"变量。

2）输入数据："数据视图"窗口输入数据，参考答案图 3-5-3。变量 R 输入 1、2；变量 C 输入 1、2；变量 f 输入相应人数。

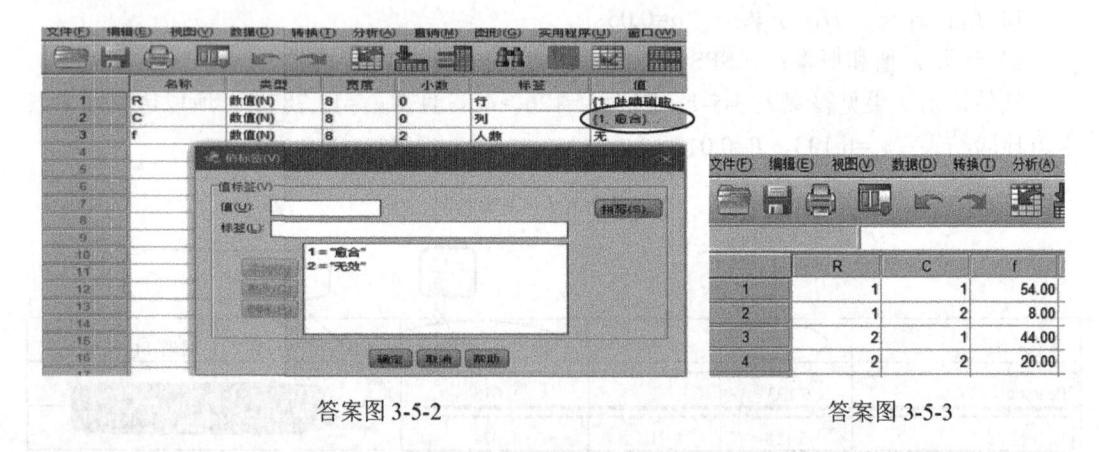

答案图 3-5-2　　　　　　　　　　答案图 3-5-3

3）权重：菜单【数据】/【加权个案】，选择【加权个案】，【频率变量】选"人数 f"（点击 添加）（答案图 3-5-4）。

4）检验：菜单命令【分析】/【描述统计】/【交叉表（C）】，【行】选择"R"，【列】选择"C"，见答案图 3-5-5、答案图 3-5-6，点击【统计量】。

【统计量】选项：选择"卡方"，见答案图 3-5-7。

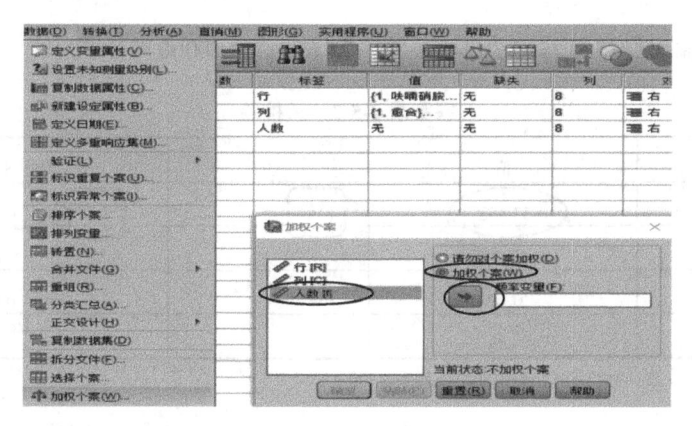

答案图 3-5-4

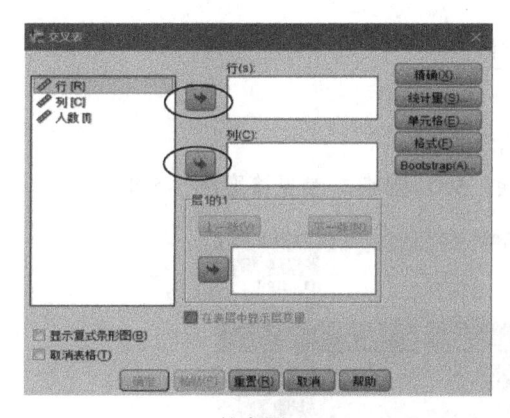

答案图 3-5-5

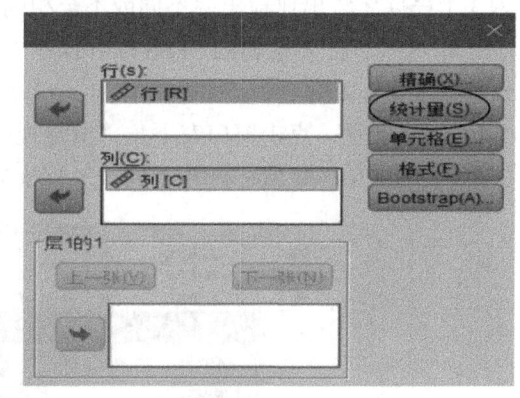

答案图 3-5-6

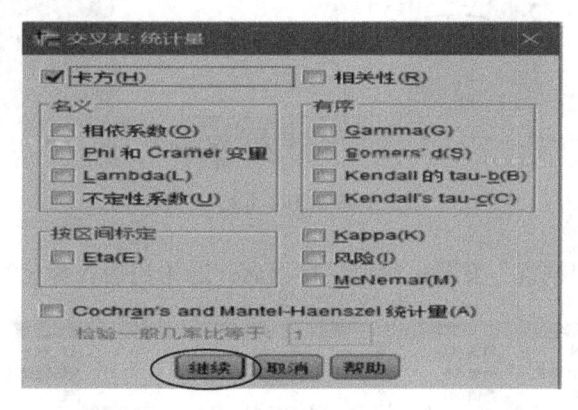

答案图 3-5-7

实习作业 4：参考实习作业 3 操作。

实习作业 5：

（1）本题采用 R×C 表 χ^2 检验：
1) H_0：$\pi_1=\pi_2=\pi_3$；H_1：π_1、π_2、π_3 不等或不全等，$\alpha=0.05$
2) 计算 χ^2、P 值（SPSS 软件 19.0 计算 χ^2 值和 P 值）：

SPSS 软件输出结果见答案表 3-5-2，χ^2=33.652；P=0.000。

答案表 3-5-2　χ^2 检验

	值	df	渐进 Sig.(双侧)
Pearson 卡方	33.652[a]	2	0.000
似然比	32.208	2	0.000
线性和线性组合	21.431	1	0.000
有效案例中的 N	445		

a. 0 单元格(.0%)的期望计数少于 5。最小期望计数为 27.70

3）判断结果：P=0.000＜0.05，拒绝 H_0，接受 H_1，差异有显著性（有统计学意义），认为 3 个民族牙龈出血检出率不同或不全相同。

（2）R×C 表 χ^2 检验的 SPSS 软件操作方法：

新建 SPSS 文档

1）定义变量：点击窗口左下角"变量视图"

A. 定义变量：赋值：1=东乡族；2=保安族；3=裕固族，参见答案图 3-5-8。

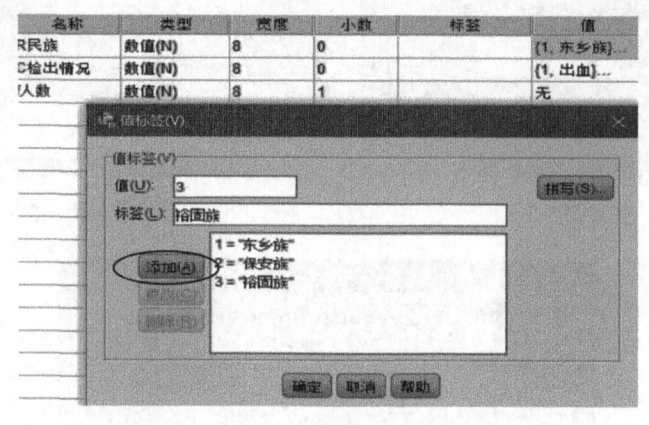

答案图 3-5-8

B. 定义"C 检出情况"变量：赋值，1=出血；2=未出血，参见答案图 3-5-9。

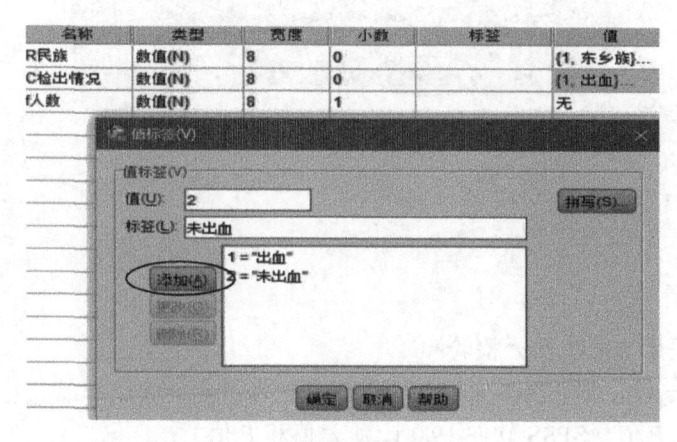

答案图 3-5-9

C. 定义"f人数"变量。

2）输入数据："数据视图"窗口输入数据；参考答案图 3-5-10。变量 R 输入 1、2 和 3；变量 C 输入 1、2；变量 f 输入相应人数。

3）权重：菜单【数据】，选择【加权个案】，【频率变量】选"f人数"，见答案图 3-5-11、答案图 3-5-12。

答案图 3-5-10

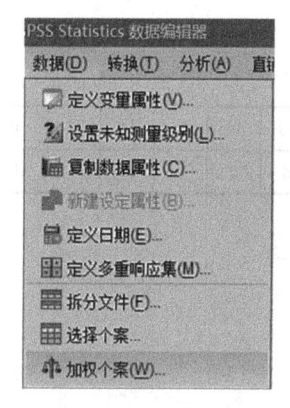

答案图 3-5-11

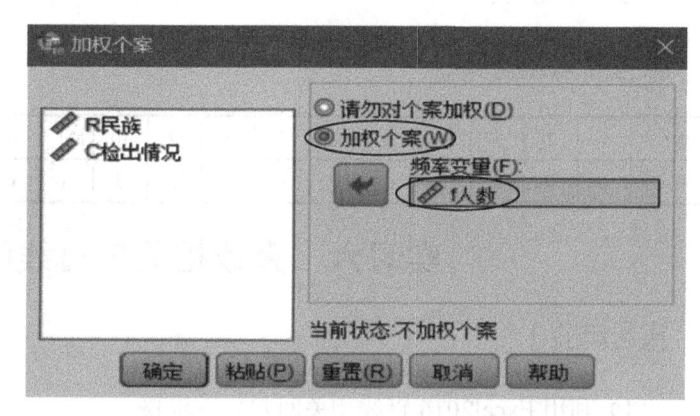

答案图 3-5-12

4）检验：菜单命令【行】选择"R 民族"，【列】选择"C 检出情况"，见答案图 3-5-13、答案图 3-5-14；【统计量】选项：选择"卡方"。

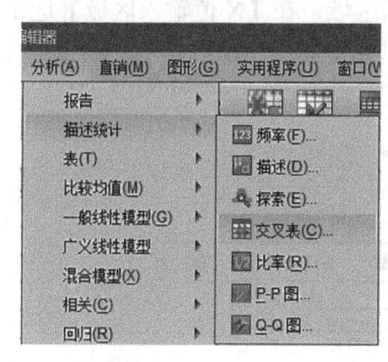

答案图 3-5-13

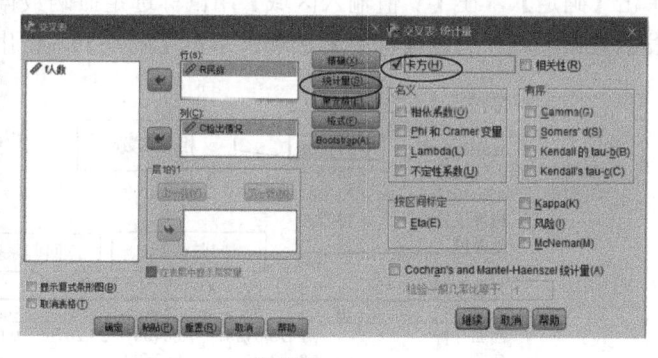

答案图 3-5-14

实习作业 6：参考实习作业 5 操作。

实习作业 7

（1）由题中的软件输出结果可知，三项检验计算结果及各自的选取条件如下：

1）Pearson Chi-Square：选取条件：$N \geq 40$ 且 $T_{RC} \geq 5$；计算结果：$\chi^2=4.755$，$P=0.029$。

2）Continuity Correction：选取条件：$N \geq 40$ 且 $1 \leq T_{RC} < 5$；计算结果：$P=0.064$。

3）Fisher's Exact Test：选取条件：$N<40$ 或 $T_{RC}<1$；计算结果：$\chi^2=4.755$，$P=0.045$

（2）假设检验步骤：

1）H_0：$\pi_1=\pi_2=\pi_3$；H_1：π_1、π_2、π_3 不等或不全等，$\alpha=0.05$

2）计算 χ^2、P 值（SPSS 软件 19.0 计算 χ^2 值和 P 值）：

由软件输出结果知：

因为 $N\geqslant40$ 且 $1\leqslant T_{RC}<5$；所以选取 Continuity Correction 检验结果，$P=0.064$。

3）判断结果：

因为 $P=0.064>0.05$，所以按 $\alpha=0.05$ 水准，拒绝 H_1，接受 H_0，差异无统计学意义，认为两个总体率无差别。

思考练习题答案：

题号	1	2	3	4	5	6	7	8	9	10	11	12	13	14	15	16	17	18
答案	e	d	d	b	d	b	c	c	d	d	a	c	d	c	c	b	d	d

实习六　直线相关与直线回归

实习作业 1

（1）利用 Excel2016 直线相关回归分析步骤

1）设发硒为 x 变量，血硒为 y 变量。

2）加载【分析工具库】（具体见实习二的实习作业 1 参考答案），使菜单出现【数据分析】命令；按照列输入发硒和血硒数据，选择【数据】/【数据分析】/【回归】命令，单击【确定】，在【Y 值输入区域】用鼠标选定血硒数据区域，在【X 值输入区域】选定发硒数据区域；选定【标志】选项；单击【确定】，得出如答案图 3-6-1 输出结果：

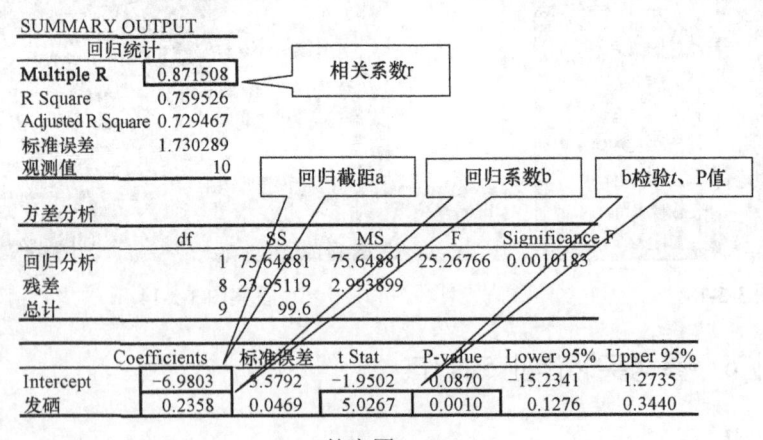

答案图 3-6-1

3）由上表得知：$t_b=5.027$，$P_b=0.001$，差异有显著性，认为二者有直线回归关系；回归系数 $b=0.236$。

4）相关系数 $r=0.872$，因为 $t_r=t_b=5.027$，$P_r=P_b=0.001$，r 和 b 的检验结果等价，所以

有回归关系就有相关关系，故可认为二者有直线相关关系。

5）直线回归方程公式为：$\hat{y} = a + bx$

由上表得知，回归截距 $a=-6.980$，回归系数 $b=0.236$；

所以直线回归方程式为 $\hat{y} = 0.24x - 6.98$。

（2）利用 Excel2016 制作散点图及回归方程：制作散点图步骤：数据第 1 列为 X 变量，第 2 列为 Y 变量；

1）选定数据区域；

2）选择【插入】/【散点图】命令；

3）添加标题、X 轴题目、Y 轴题目，见答案图 3-6-2。

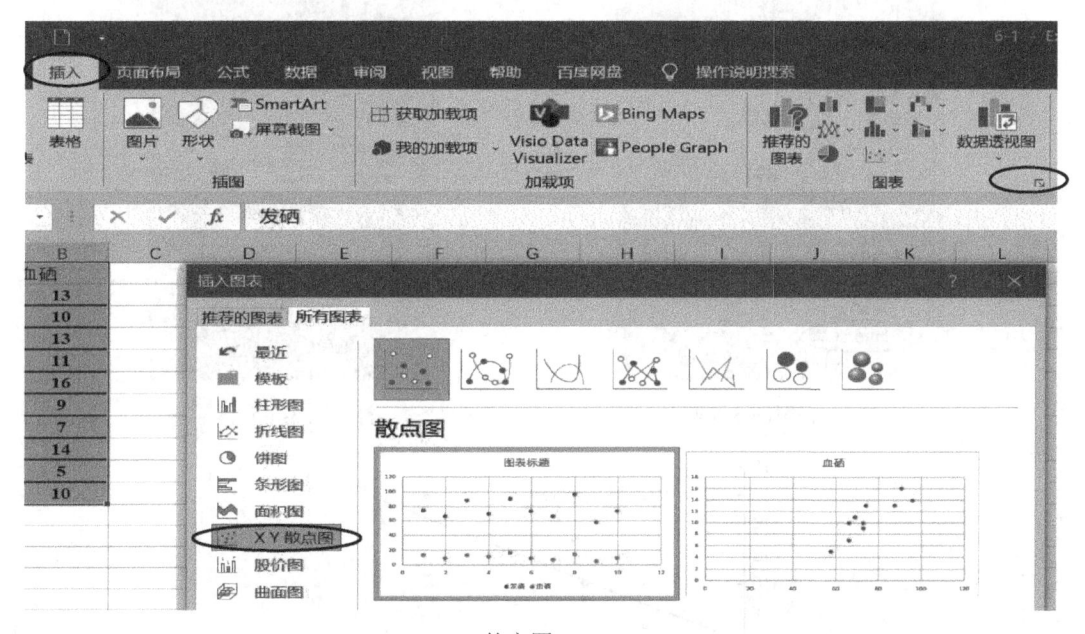

答案图 3-6-2

4）修饰散点图的大小、字体、比例等（详细步骤参见实习一统计图制作答案图示）。

（3）绘制回归直线及回归方程步骤

1）右键点击散点图中的散点，在出现的菜单中选择【添加趋势线】（答案图 3-6-3）；在出现的菜单中【设置趋势线格式】下，选择【显示公式】命令，添加回归直线和回归方

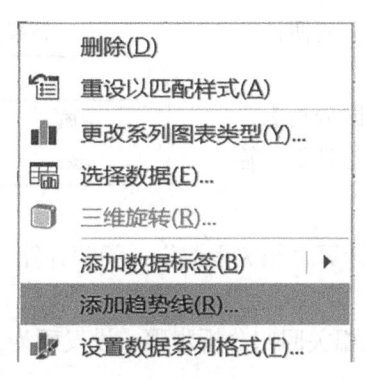

答案图 3-6-3

程（答案图 3-6-4）。

2）双击 X 轴，在出现的"设置坐标轴格式"菜单中，修改 X 轴刻度最小值为 55（答案图 3-6-5），最终散点图绘制结果如答案图 3-6-6 所示。

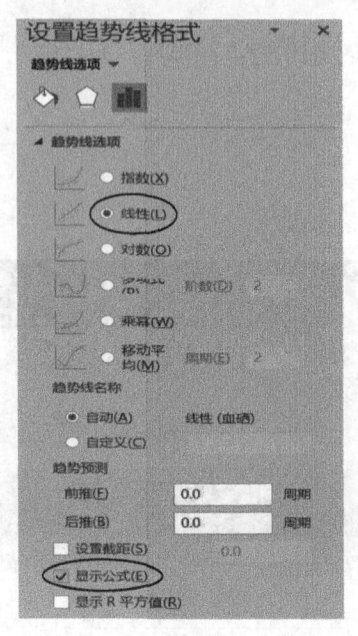

答案图 3-6-4　　　　　　　　　　答案图 3-6-5

答案图 3-6-6

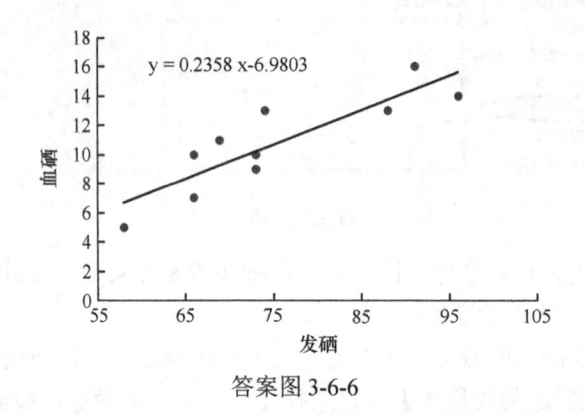

（4）Excel 中"相关系数"其他计算方法：

1）利用"【数据】/【数据分析】"命令中的"相关系数"工具进行计算，输出结果（答案表 3-6-1）。

答案表 3-6-1　相关系数

	发硒	血硒
发硒	1	
血硒	0.871508	1

2）使用函数"Pearson"计算"相关系数"：函数计算方法参见实习二中 Excel 函数使用方法。

（5）利用 SPSS19.0 直线相关回归分析步骤：设发硒为 x 变量，血硒为 y 变量。

SPSS19.0 的相关回归分析计算步骤：
新建 SPSS 文档
1）定义变量：定义"x 发硒"变量；定义"y 血硒"变量，参见答案图 3-6-7。

答案图 3-6-7

2）输入数据：参考答案图 3-6-8，输入数据。

	x 发硒	y 血硒
1	74.00	13.00
2	66.00	10.00
3	88.00	13.00
4	69.00	11.00
5	91.00	16.00
6	73.00	9.00
7	66.00	7.00
8	96.00	14.00
9	58.00	5.00
10	73.00	10.00

答案图 3-6-8

3）计算：菜单命令见答案图 3-6-9；【分析】/【回归】/【线性】；因变量选择"y 血硒"；自变量选择"x 发硒"，见答案图 3-6-10。
SPSS 软件输出结果，如答案表 3-6-2～答案表 3-6-4 所示。

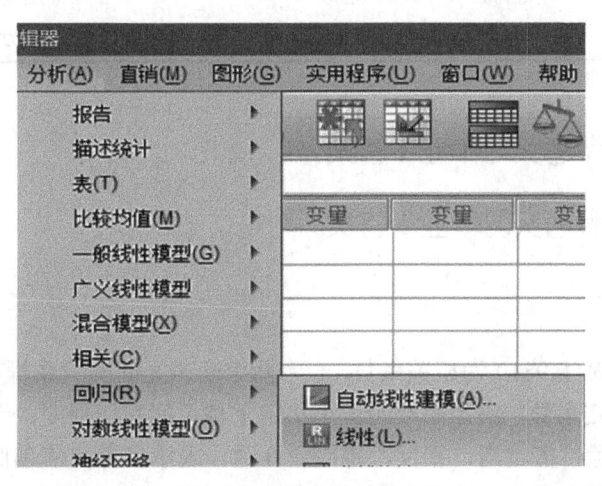

答案图 3-6-9

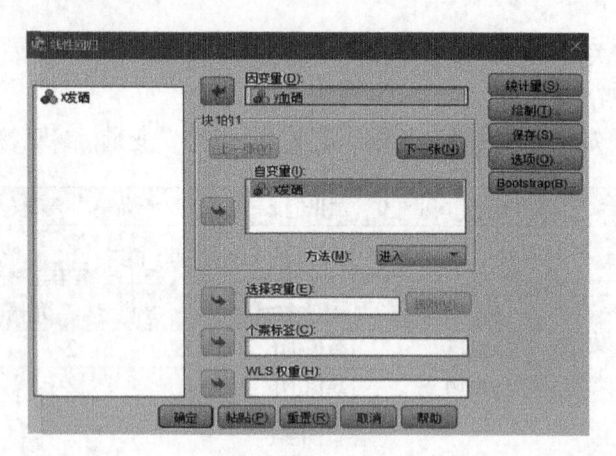

答案图 3-6-10

答案表 3-6-2　模型汇总

模型	R	R^2	调整 R^2	标准估计的误差
1	.872[a]	.760	.729	1.73029

a. 预测变量：（常量），x 发硒

答案表 3-6-3　ANOVA[b]

模型		平方和	df	均方	F	Sig.
1	回归	75.649	1	75.649	25.268	.001[a]
	残差	23.951	8	2.994		
	总计	99.600	9			

a. 预测变量：（常量），x 发硒；b. 因变量：y 血硒

答案表 3-6-4　系数[a]

模型		非标准化系数		标准系数	t	Sig.
		B	标准 误差	试用版		
1	（常量）	−6.980	3.579		−1.950	.087
	x 发硒	.236	.047	.872	5.027	.001

a. 因变量：y 血硒

实习作业 2：参考实习作业 1 答案。

实习作业 3：参考实习作业 1 答案。

实习作业 4

第 1 个表格的 $R(0.981)$ 为相关系数，表示两个变量之间的关系程度，取值范围为 [−1,1]；表中的 R^2 为决定系数，决定系数的大小决定了相关的密切程度，当其越接近 1 时，表示相关的方程式参考价值越高，相反，越接近 0 时，表示参考价值越低。

第 2 个表格表示方差分析结果，是对整个回归方程的总体检验，主要看 F 和 Sig 值两个，F 值为方差分析的结果，是一个对整个回归方程的总体检验，其 F 值对应的 Sig 值小于 0.05 就可以认为回归方程是有统计学意义的，即可以认为变量 x 和 y 之间有直线关系，反之则无意义。

第 3 个表格中的 B 列为回归系数，常数项（Constant）为回归截距 a，$x1$、$x2$、$x3$ 为回复系数 b，$b>0$ 时，y 变量随 x 变量增大而增大，$b<0$ 时，y 变量随 x 变量增大而减小；表中的 t 和显著性为 t 检验的 t 值和 P 值，显著性值小于 0.05 就可以认为回归系数有统计学意义，反之则无意义。

由于父母身高及锻炼因素和儿子身高的 t 检验结果显示，Sig 值均小于 0.05，因此认为父母身高及锻炼因素和儿子身高有回归关系。回归方程为：
$$\hat{y} = +0.303x1 + 0.880x2 + 0.059x3 - 23.669$$

思考练习题答案：

题号	1	2	3	4	5	6	7	8	9	10					
答案	a	d	c	b	e	b	e	a	a	d					

参 考 文 献

段广才, 2005. 流行病学实习指导[M]. 北京: 人民卫生出版社.

范杉, 王南平, 覃思, 2021. 预防医学实习指导[M]. 3版. 北京: 科学出版社.

方积乾, 徐勇勇, 陈峰, 2014. 卫生统计学学习指导与习题集[M]. 2版. 北京: 人民卫生出版社.

傅华, 段广才, 黄国伟, 等, 2018. 预防医学[M]. 7版. 北京: 人民卫生出版社.

罗家洪, 郭秀花, 2018. 医学统计学(案例版)[M]. 3版. 北京: 科学出版社.

唐军, 2007. 预防医学(案例版)[M]. 北京: 科学出版社.

王朝旭, 樊立华, 闻颖, 等, 2012. 预防医学实习指导[M]. 北京: 科学出版社.

徐望红, 赵根明, 王伟炳, 等, 2014. 流行病学案例分析[M]. 上海: 复旦大学出版社.

许国璋, 董红军, 易波, 等, 2016. 现场流行病学案例教程[M]. 北京: 人民卫生出版社.

张青碧, 王金勇, 杨艳, 2019. 预防医学实习和学习指导[M]. 2版. 北京: 清华大学出版社.

郑玉建, 王家骥, 2007. 预防医学(案例版)[M]. 北京: 科学出版社.